次世代香粧品の「香り」開発と応用

Fragrance Development and Application of Cosmetic, Toiletry and Household Products for Next-Generation

《普及版／Popular Edition》

監修　丸山賢次

シーエムシー出版

まえがき

「香り」の開発とは新しい香料を作ることであるが，実際には製品との相性を考慮しない香料開発はあり得ない。異なるメーカーやブランドのシャンプー基材に同じ香料を賦香しても，決して同じシャンプーの「香り」にはならない。基材臭や基材の特性によって，同じ香料成分でも「香り」の立ち方，香り方は変わってしまう。つまり，製品の「香り」開発は，単に香料の処方を作成するだけでなく，その製品のコンセプト，基材，商品イメージに最も適した香料を開発することで，製品と一体となった香料デザインとその安定な生産と供給までを意味する。現在では「香り」の開発と応用は，安全性や安定性のみならず，完全に製品と一体化したものでなくてはならなくなった。

製品における「香り」の役割は時代と共に変わってきたが，最近の傾向は「香り」本来の役割にスポットライトが当てられ，「香り」の重要性が見直され，非常に望ましい方向になってきているといえる。以前の香料は単に基材のマスキングや賦香にその主体が置かれていたが，近年は抗菌性や消臭機能，さらにリラックス効果などの心理効果を持つ香料も開発され，「香り」だけでない付加価値のある機能性香料がもてはやされてきた。機能を重視するあまり，「香り」自体の質に疑問を感じる製品も見られた。しかしながら現在では，「香り」が主役となるファイン・フレグランスではなくとも製品における「香り」の主体性と存在感が大きくなってきており，「香り」の果たす役割やそれ自体が製品の売り上げに直接大きな影響を及ぼすようになってきた。日本人は元来，爽やかでライトな「香り」を好んできたが，今の柔軟剤の「香り」などは衣類に残る香料成分の消臭効果だけでなく「香り」そのものを楽しむ商品になってきている。また，ボディソープなど「香り」の違いだけでその製品のバリアントの差別化を行う商品も非常に多くなってきた。

本書は，近年から次世代への「香り」開発とその応用に関するトレンドの総論と，幅広いアプリケーションを網羅した各論からなる「香り」開発の専門書である。総論は国内のみならず，アジアを中心とした国外の流れにも言及して，今後の「香り」の方向性を示唆している。各論は，それぞれの製品における現在のトップ企業とその担当責任者により執筆されており，まさに最新の情報と現場の生の声が反映される内容となっている。こうした点から，本書が「香り」の開発者やその関係者にとって待望の書となることを期待したい。

2011年12月

丸山賢次

普及版の刊行にあたって

本書は2011年に『次世代香粧品の「香り」開発と応用』として刊行されました。普及版の刊行にあたり，内容は当時のままであり加筆・訂正などの手は加えておりませんので，ご了承ください。

2018年7月

シーエムシー出版　編集部

執筆者一覧（執筆順）

丸山賢次	高砂香料工業㈱　上海高砂鑑臣香料有限公司　開発本部　本部長
大沢さとり	㈱パルファンサトリ　代表取締役；調香師
窪田正男	㈱カネボウ化粧品　スキンケア研究所　商品設計第4グループ　グループ長
吉沢弘美	フレグランス・コンサルタント
藤本礼子	花王㈱　香料開発研究所　上席主任研究員；グループリーダー
綱川光男	㈱バスクリン　製品開発部　開発1グループ　グループ長
一ノ瀬昇	ライオン㈱　研究開発本部　調香技術センター　副主席研究員
野村竜志	エステー㈱　R＆D部門　研究グループ　マネージャー
岡崎渉	東洋大学　生命科学部　応用生物科学学科　教授
永友茂美	小林製薬㈱　日用品事業部　香り開発グループ　課長
江村誠	高砂香料工業㈱　研究開発本部　部長
八木健司	高砂香料工業㈱　研究開発本部　主管
石田賢哉	高砂香料工業㈱　研究開発本部　部長
川上幸宏	高砂香料工業㈱　研究開発本部　分析技術研究所　所長
松尾弘幸	高砂香料工業㈱　日本香料工業会IFRA特命委員　IFRA科学委員会委員　IFRAアジアパシフィック技術委員会委員　IFRA/IOFI職業安全健康環境委員会委員　IFRA/IOFI GHSタスクフォース委員
関根基伸	高砂香料工業㈱　マーケティング部　部長
小林千恵美	高砂香料工業㈱　研究開発本部　研究主任

執筆者の所属表記は，2011年当時のものを使用しております。

目　　次

総論　「香り」開発のトレンド　丸山賢次

〔第1編　アプリケーション〕

第1章　ファイン・フレグランス　大沢さとり

第2章　コスメティック　窪田正男

第3章　シャンプー・コンディショナー用香料の開発トレンド　吉沢弘美

第4章　パーソナルウォッシュ　藤本礼子

第5章　浴用剤　　綱川光男

第6章　ファブリックケア　　一ノ瀬　昇

第７章　エアケア　野村竜志

〔第２編　機能と製品への応用〕

第８章　抗菌性とその評価　岡崎　渉

第９章　消臭　永友茂美

第10章　生理的・心理的効果　江村　誠

第11章　冷感・温感　八木健司，石田賢哉

〔第３編　分析・評価・素材開発〕

第12章　香気成分分析　川上幸宏

第13章　安全性と各種規制　松尾弘幸

第14章　評価・消費者調査　関根基伸，小林千恵美

第15章　素材開発と香料の安定性　丸山賢次

総論 「香り」開発のトレンド

丸山賢次*

1 国内編

1.1 「香り」の方向性 ―足し算の「香り」から楽しむ「香り」へ―

ひと昔前の日本人の「香り」に対する認識は石鹸や洗剤の基材臭のマスキングであり，体臭やトイレの悪臭など嫌な匂いを隠すもの（消臭）であった。「香り」があることよりない方（消臭）を好んだ。考え方はまさに引き算の「香り」であった。近年はLong-LastingとかSubstantivityとかと呼ばれる残香性の高い「香り」の製品が多くなった。残香性の高い「香り」は，悪臭に対するマスキングとかマッチングとかの機能も含め，柔軟剤（ファブリック・ソフナー）や洗剤などのファブリック・ケアだけでなくほとんどの製品に求められる要素である。髪に長く残って洗いあがりの清潔感やしっとり感を表現するシャンプーやコンディショナーの「香り」，湯上りの肌に長く残って温かさやリラックス感をより長く感じさせる入浴剤の「香り」，しっとりしたスキンケアイメージがやさしく持続するコロンの「香り」など，これら存在感のある「香り」はマスキングや消臭とは違い香料の機能を前面に押し出した足し算の「香り」ともいえる。最近の台所用洗剤（Dish Wash）のコンセプトは家事を楽しむためにこの「香り」を選ぶというようになってきた。また最近のファブリック・ソフナーの「香り」も高残香だけを謳うだけではなく，「香り」の違いで製品の差別化をしている。家事が楽しくなる製品の「香り」は足し算の「香り」から楽しむ「香り」へ進化したものではないだろうか。

「香り」の残香性といってもLong-LastingとSubstantivityでは，微妙に意味合いが異なってくる。Long-Lastingとは単にどこまで「香り」が長続きするかという意味で，Substantivityとははっきりした特徴のある「香り」が強く持続するというニュアンスになる。同じ楽しむ「香り」でも，ファブリック・ソフナーとDish Washのケースでは残香性の要素はまったく異なる。多くのアプリケーションに求められる残香性であるが，Dish Washでは洗った後のお皿やコップに「香り」が残ることは消費者クレームの対象になってしまうので，残香性はまったく必要とされない。Dish Washでは，香料のTop NoteとMiddle Noteの一部で楽しむ「香り」を演出することになる。

次世代の楽しむ「香り」に必要な残香性のタイプは，当然ながらアプリケーションごとに違ってくる。Long-Lastingな「香り」はMusk，AmberなどのAnimal NoteとWoody Note，それにPowdery Noteが基本となるが，ファブリック・ソフナーにはより拡散性を持ったGreen, Herbal Noteも楽しむ要素のバリエーションとして不可欠となる。ボディ・ウォッシュ（ボディ・ソープ

---

* Kenji Maruyama 高砂香料工業㈱ 上海高砂鑑臣香料有限公司 開発本部 本部長

や石鹸）にはより肌へのケア感が求められ，Substantive な Floral Note をどう開発するかがポイントとなる。シャンプーやコンディショナーなどヘア・ケア製品には新しい Fruity，Marie Note などが求められてくる。すべてのアプリケーションに有用な残香性の要素として外せない Powdery Note については，甘さの質が重要になってくる。ベタ甘く重いタイプものではなく，より Floral でライトなタッチの Powdery Note をどのように構築するかが新しい残香を作り出すためのベースとなると思われる。これまでは不可能と思われた Long-Lasting な Citrus Note も新しいケミカルの開発と共に期待したい。

いつの時代でも消費者はナチュラル志向である。消費者はイメージとして常にナチュラル感を追い求めており，次世代の「香り」に求められるのもナチュラル感のある「香り」になる。ナチュラル感のある「香り」とは，実際にはフレッシュ，ライトでクリーンな「香り」といえる。タイプとしては Green，Citrus，Herbal，Fruity Note などが中心となる。ナチュラル感を創出するためには天然香料の有効利用は避けて通れないが，近年の価格高騰や供給不足，品質のぶれなど天然香料使用の課題は多く，その代替となる素材も必要である。天然型の光学活性（Chiral）ケミカルは天然香料の効果を再現するには最も適した素材である。また，閾値の低い Chiral ケミカルを隠し味的にごく微量使い込むことも高度な調香技術である。

次世代の「香り」を考えるには消費者の嗜好の変化を捉えることも重要である。時代と共に受け入れられる「香り」のタイプやそれらの幅も変わってくる。例えば元来，日本人には好まれなかった Marine や Ozone Note といわれる香調は20年前に比べると驚くほど受け入れられやすくなってきている。CALONE という代表的な Marine Note の素材があるが，日本のトイレタリー製品に使用される調合香料の処方中に CALONE が使用される量は，この20年で20～50倍以上になっていることがわかる。これは日本人の暮らしが完全に欧米型のライフスタイルになったことや，Marine Note を効果的に使用した製品が多く市場に出てくることによって Marine Note に慣れとなじみが出てきたと思われる。これからの「香り」はこうしたライフスタイルの変化とどのような「香り」の新製品が市場の中心になっていくかによって，ますます多様化していくと思われる。

1.2　日本市場の特性（現状と今後）

日本市場の特性を現状から分析して，これからの「香り」がどうなっていくのか考察してみたい。

まず，欧米と最も異なる日本市場の特徴は，極端に小さいファイン・フレグランスのマーケットであるということになる。一言でその原因を語ると，日本人は香水やコロンを使いこなす習慣がないということになるが，最近のファブリック・ソフナーや Dish Wash などの製品で「香り」を楽しむことを求めているマーケットの現状を考えると，今後の見通しは明るいのではないかと思われる。「香り」コンシャスの高い消費者がプライベートブランドの香水に目を向けて，オーダーメードの「香り」を依頼することも増えてきている。メディアもこうしたプライベートブランドの香水やコロンの紹介に紙面を割く流れも加速しており，プライベートブランドの躍進とオーダーメードフレグランスのマーケットも大いに期待できる。“香水ソムリエ”という商標登録をして，消費者にファイン・フレグランスを身近なものに感じてもらうと活動しているプライベートブランドもある。このような新しい切り口のアイデアで，ブームを作っていく必要もあるだろう。次に考えられるのは機能を盛り込んだ製品形態の可能性である。ここでいう機能性とは，デオドラントや冷感，忌避，誘引効果などであるが，デオドラント剤や防虫忌避スプレーなど既存の製品との差別化をどのように行っていくかがキーとなる。ひとつ参考になる製品として，中国の花露水（Florida Water）を挙げておきたい。中国では夏に，デオドラント，冷感，蚊よけの目的で多くの人がこの花露水を古くから使用してきた。GERANIUMの効いた典型的なフゼアの香調で，夏のマーケットの代表的な製品である。

消臭とセットになった巨大な芳香剤，エア・ケアマーケットの大きさは，日本のマーケットの特性である。現在の消臭芳香剤のブランドとバリアント数は膨大であり，商品のライフサイクルを考慮すると，エア・ケア製品への開発スピードはその他のアプリケーションとは比較にならないほど加速している。そのためエア・ケア製品は各香料会社の主要開発種目になっている。車用の芳香剤のマーケットについては頭打ちの傾向にあるが，この分野の「香り」は香水のトリクルダウンなども含まれるが，SQUASHやMUSKなどの独特な香調があり，他の国では見られないほど緻密に創り上げられている。こうした独特の「香り」は今後アジアの車用芳香剤のマーケットに影響するものになるであろう。衣類やカーペットなどに使用する消臭ミストはエア・ケアというよりファブリック・ケアの分野になるが，この消臭ミストがこれほど大きなマーケットになっているのも日本だけである。こうした日本特有の製品を海外の「香り」の嗜好に合わせどのように展開していくのかも次世代の「香り」開発の課題である。エア・ケアの開発は今後も新しいキャリア（基材や蒸散システム）の発掘がポイントになってくると思われる。「香り」の方向性もよりナチュラルなものにシフトしていくのではないだろうか。アロマキャンドルは日本では依然としてポピュラーになっていないが，徐々に受け入れられていくように感じられる。業務用のエア・ケア製品についても，共有スペースでの利用はさらに進んでいくと思われる。

入浴という日本独自の文化の中，入浴剤，バス・アディティブという特殊な製品も忘れてはならない。ほとんど毎日バスタブに入って入浴するという習慣は，世界中を見ても日本人だけのものである。日本の小家族化とシャワー派が増大する脅威の中，製品の形態は液体にシフトしている。中国などでは，スキンケアタイプの粉体入浴剤をスクラブの代わりにシャワー時に体に塗って使用する人たちも増えている。入浴剤の「香り」をスキンケア製品のようにアレンジすることも今後の展開には必要かもしれない。入浴剤のマーケットのない海外には，シャワールームで使えるアロマキャンドルのようなものも考えてもいいのかもしれない。

アプリケーションに関わらず，ひとつのブランドのバリアント数が少ないのも日本市場の特徴である。その分，メーカーは同じアプリケーションにブランドをたくさん持つ傾向にあるのかもしれない。図１にあるように，中国のヘア・ケアにはひとつのブランドに10以上のバリアントを採用し，それぞれに違う「香り」を賦香している。また，同じ香料を使用してもひとつのブランドに５つ以上の異なるコンセプト（髪タイプ別，効果の違い）のバリアントを品揃えしている。

日本でもボディ・ソープなどのパーソナル・ウォッシュのカテゴリーではヘア・ケアに比較して，「香り」のバリアントを多めに持っているブランドもあるが，ファブリック・ケアなどではほとんどのブランドは1つか2つのバリアントしか持たない。主要メーカーの戦略を見ていくと，今後は日本のマーケットも売り上げの取れるブランドの数を絞りバリアントを増やす方向性になっていくのではないだろうか。

CIMR（消費者調査，市場分析）の活用の重要性は2.1の項でも述べていくが，単に製品の「香り」嗜好やコンセプトへの適合性を確認するのではなく，開発の方向性を探る武器になる。質的な調査（Focus Group Discussion）や量的な調査のデータを目的に応じて有効活用しこれからの製品開発に活かしていくことは当然である。同じ製品でも，国や習慣が違えば使用方法が異なり，水などの環境が違えば「香り」に求められる役割も変わってくる。こうした質的な調査は非常に重要で，FGDだけでなく消費者の製品に対する使用習慣（Customer Habit）を調査，分析し，その使用方法に適した「香り」を開発していくべきである。さらに，「香り」コンシャスが高くセンスのいいパネルをうまく選定することによって，CIMRによって次世代の「香り」の方向性を探ることも可能になる。

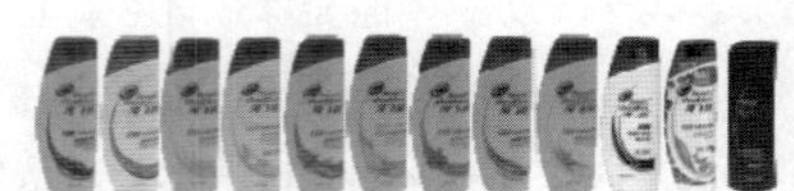

Head Shoulders (Re-launch 2009)
Black Hair, Deep Cleaning, Hydration & Nourishing, Natural & Pure, Ocean Energy, Oil Control, Refreshing & Cooling, Silky Smooth, Soft Caring, Men's Hair Root Strengthen, Anti-itch (2010New), Hair & Scalp
200ml US$ 3.0　200ml US$ 5.7(Hair & Scalp)

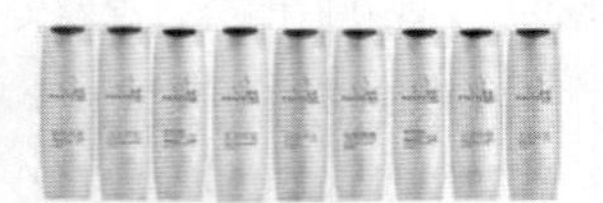

Pantene (Re-launch 2009)
Elastic Curl Care, Color Therapy, Milky Repairing AD, Milky Repairing, Strength anti-loss, Shiny Black, Silky Smooth AD, Silky Smooth, Weighted Straight
200ml US$ 2.8

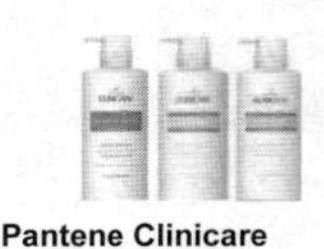

Pantene Clinicare (Re-launch 2009)
Color/perm damage repair
Damaged weak and thin hair repair
Time renewal
750ml US$ 7.6

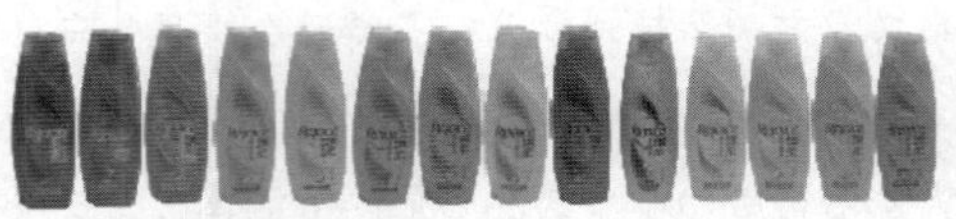

Rejoice Regular (Re-launch 2009)
Black Hair, Deep Hydration, Fruit Essence, Ginseng Nourishing Hot Oil Care, Mint Cooling, Moisture Care for Perm Hair, Multi-Care, Vitamins for Long Hair, Weighted Straight, AD & Fruit Essence, AD & Hot Oil, AD & Hot Spring Scalp Care, AD & Moisturizing
200ml US$ 2.0

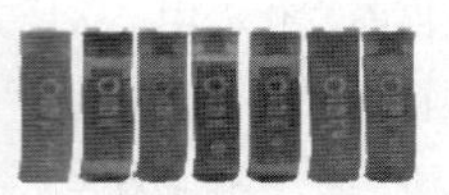

Clairol Herbal Essences (Re-launch 2009)
Anti-Dandruff, Color Protection, Hydration, Repair, Shine, Sleek Smooth, Straight Smooth
200ml US$ 2.3

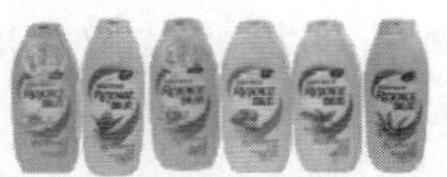

Rejoice Family Care (Re-launch 2010)
Anti-Dandruff with orchid, Anti-Dandruff with Camelia (2010 re-launch), Moisturizing with Orchid, Nourishing with Almond, Oil Control with Green Tea, Anti-itch & Moisture with Aloe (2010 New)
200ml US$ 1.5

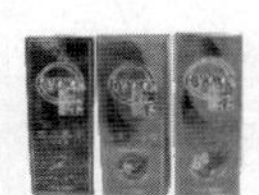

Rejoice TCM (2009)
Hair Blacking
Anti-loss
Anti-itch & anti-dandruff
200ml US$ 2.5

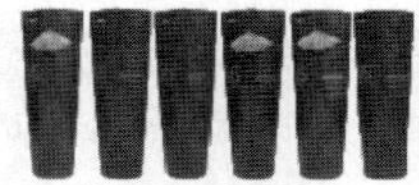

VS Sassoon (Re-launch 2010)
Balance Moisturizing, Color Care, Deep Moisturizing, Elastic Curl Care, Hot oil with Anti-Dandruff, Weighted Straight Texture
200ml US$ 4.0

図1　CHINA-PROCTER & GAMBLE

1.3 アプリケーションへより特化した「香り」開発

これからの「香り」はよりアプリケーションに特化した専属性の高いものになっていくのは当然であろう。製品には保存時だけでなく，使用時にもいくつかの評価ステージがある。例えば洗剤であれば，製品の状態，洗濯機の中で洗浄中の段階，干す前のウエット時の段階，乾いた後のドライ状態など。そうした使用時の段階（ステージ）ごとに，基材特性にマッチし安定な原料を選んで香りを組み立てる流れになる。そのためには製品の基材ごとの香料原料のパフォーマンスと安定性のデータが必要になる。グローバルのトップ企業ではすでにそうしたデータベースは確立されており，香料の処方作成システム内に組み込まれている。しかしながら，同じボディ・ソープ基材でもメーカーごとに成分も比率も異なり，同じアプリケーションとはいえそれぞれの原料のパフォーマンスと安定性は違ってくる。これからの課題は，どこまで細かく各社の基材特性に合わせたデータを持てるかというところになる。

1.4 「香り」の二極化

香料の本来の役割は，製品にごく微量添加した「香り」で製品の付加価値を高め，その商品にアイデンティティや魅力を与えることである。香気成分が「香り」として認知され何らかのイメージやモノの存在，特徴を表すということは，香りが映像や音楽と同様に，人の気持ちやこころに作用していることの証明である。「香り」は，ハロー効果と呼ばれる常に人の気持ちに訴えかけるある間接的な機能性を普遍的に持っている。ここではそれを「香り」本来の役割，“関節的機能性”と呼ぶ。近年，抗菌や悪臭マスキング効果を持つ香料などの機能性香料がポピュラーになってきたが，アロマテラピーなどの生理・心理効果も含め，それらは「香り」の“直接的機能性”の例であろう。今後の香料開発の方向性は，この“直接的機能性”香料と「香り」本来の役割である“間接的機能性”香料という２つの流れが明確に分かれて進むと思われる。最近の楽しむ「香り」の開発は，“間接的機能性”香料の典型的な方向といえる。

「香り」の二極化は，パーソナル（プレステージ）向けとマス向け製品でより顕著になっていくと思われる。パーソナル製品とマス製品では求められるコンセプトやイメージが変わってくるので，CIMRデータを活用すれば，香調面でも「香り」の質としても大きな違いが生まれてくるであろう。

もうひとつの二極化は香料価格である。パーソナルとマスで「香り」の質が違ってくるということは，コスト面でも差別化が明確になることになる。近年，ファイン・フレグランス用の香料価格が大幅に下がったことにより，アプリケーションごとの香料の価格差が少なくなってきているが，今後は同一のアプリケーション内での価格が二極化していくと思われる。

1.5 香料の製剤化

香料に関するテクノロジーで，世界的にホットになってきているのがカプセル化である。以前からスターチ型などオープン系のカプセルは多く商品化されてきたが，近年はメラミン型のクローズタイプが注目されている。日本ではメラミン型のカプセルはフォルマリンを微量含有するため使用できないが，ヨーロッパやアジアのマーケットでは使用される。これからはPMMA（Poly Methyl MethAcrylate）型のカプセルが主流になってくるであろう。

エア・ケアでは，リードディフューザーなどの新しいアプリケーションが登場し，20%以上の香料を含む高濃度バルク処方が均一な蒸散曲線を持つように調整する技術も香料の製剤化技術といえる。さらには香料100%の液体芳香剤も存在し，香料自体を均一に揮散させる設計も香料の製剤化に含められるかもしれない。

香料の可溶化も重要な製剤化技術である。水溶性香料の需要は増えてきていないが，近い将来，できるだけ界面活性剤を使用しない香料開発も必要とされる日が来るかもしれない。

1.6　香料への規制と法規

IFRAを中心としたグローバルの香料への自主規制は厳しくなっていく一方であるが，特に日本では化審法（化学物質審査規制法）や消防法，労安法（労働安全衛生法）などの厳格な法規によって「香り」開発は様々な制約を強いられている。さらに一部の化粧品会社の香料に対する自主規制も複雑で厳しすぎる面があり，香料会社とメーカー両サイドで，規制のためのチェックや書類の作成に膨大な時間を費やさなければならなくなっている。また，化審法の中で少量新規の登録しかされていないケミカルは，どんなに有用な香料原料でも各香料会社に毎年割り当てられる使用可能量が決められ，ポテンシャルの大きい新製品には実質的に使用できないなどの問題点が挙げられる。

ある意味，すでに日本では自由な香料開発と生産が非常に困難な環境になっているともいえる。そのためアジアに別の生産拠点を持つ香料会社は日本での調合香料の生産を中止するとか，製品の枠を限定する動きが加速している。サプライチェーンが整備され，シンガポールや上海から供給される香料が日本での製造と変わらない利便性で調達できるようになると，生産コストの問題も含め，メーカー側も日本での生産のメリットを認めなくなってくる。最終的には日本での製造を縮小する流れになり，生産の空洞化を招くことになる。

このような問題を緩和するには，香料への規制緩和も必要である。化審法などの法律については早急な解決は難しいが，メーカーの自主規制に関してはIFRAの内容を基準にできるだけシンプルなものにしていくことが望まれる。それにはメーカー側の理解と香料会社の働きかけが必要である。日本が世界の香料業界から取り残されないようにするためにも，規制緩和は重要な課題である。

1.7　原料の削減

香料会社の最近の重要な施策のひとつに，原料数の削減がある。近年，ケミカル合成技術の進歩や「香り」の差別化の必要性などから，フレグランス用香料の原料数は増加の一途をたどり，1千を遥かに超えるものとなってきた。しかし同時に，IFRAなどの規制対応や品質管理のコスト削減面から，原料削減は当然のごとく求められてくる。世界のトップにある香料会社の目標は，段階的に減らしながら最終的には600くらいまでにしたいようである。サプライチェーンマネージメントの観点からも，今後は国内の各社とも原料数をできるだけ減らしていかなければ生き残れない。ただし，既存の製品が新しい香料に入れ替わらない限り使われている調合香料の原料を置き換えるわけにはいかないので，簡単に原料の削減は進まない。既存の製品に使用されている原料の分析とこれからの「香り」のトレンドを予測しながら，今後使用する原料をポジティブリストとして早急に設定して，そのポジティブリストの原料だけで新規香料開発を行っていく必要がある。同時に，同じ構造のケミカルや同じタイプの天然香料をできるだけ統合，置き換えを行い，既存の原料数を減らしていかなければならない。

1.8 「香り」開発のための組織

近年は国内の香料会社の組織もグローバル化して，欧米型に近づいているようである。以前は調香師の存在だけが注目された職人的な文化の下にあったが，エバリエーターやマーケティング，さらにアプリケーションの重要性が理解されるようになってきた。次世代の「香り」開発には，それに適した組織とシステムになっていることも非常に大切である。

マーケティングはその定義の曖昧さも伴って日本の職人的な文化の中では評価されにくい分野であったが，「香り」開発のビジネス戦略には不可欠である。香料業界におけるマーケティングとは，市場品および市場分析，トレンドや消費者動向の解析であり，それらの情報を基にした新しい「香り」の提案である。CIMRも関連してマーケティング部門に含まれることが多い。これからのマーケティングの求められる活動は，ターゲットカテゴリー（アプリケーション）やターゲットクライアント（重要得意先）策定のための情報提供と提案，さらにターゲットカテゴリーやクライアントに対する商品アイデア，コンセプト提案などである。CIMRのデータを活用し，香料に対する新技術や機能性に対しても十分な理解をして，これからの「香り」について魅力的なプレゼンテーションを作れるようにならなければいけない。

調香師の役割も大きく変わってきている。エバリエーターやプロジェクトリーダーの存在により，既製の香料リスト（ライブラリーとかバンクとか呼ばれる）から選んでサンプル提出することが多くなり，重要なプロジェクトの創香や改良だけに集中できる環境になっている。そのため調香師も少数精鋭，カテゴリーのスペシャリスト（カテゴリーごとに有能で経験豊富なメンバー）だけが必要とされるようになってきた。反面，今後は調香師の育成ということが難しくなってくるかもしれない。分析技術の進歩と共に市場品の香り成分のデータベース化が可能になり，既存製品の処方と香調などのデータを入力して解析するソフトが開発されれば，近い将来コンピューターによる処方作成も夢ではなくなる。

エバリエーターの存在はさらに重要になっている。香料会社によって名称は様々に呼ばれるが，ただ単に「香り」を評価するだけではなく，調香師へのコーチング，さらにはライブラリーの選定と運営，プロジェクトマネージメントなどエバリエーターの役割は幅広く，開発サイドでのビジネス獲得のキーパーソンになっている。したがって，エバリエーターには創香，アプリケーション技術，マーケティング，得意先との人脈など総合的な資質が求められる。これまでは調香師の出身者がフレグランス開発部門の責任者になるケースが多かったが，これからはシニアエバリエーターの経験者がその役割を担うべきであろう。

現在ではトップレベルの香料会社はどこも同じような「香り」を開発する能力を持っているため，ビジネス獲得の鍵はアプリケーション技術によるところが大きい。基礎研究部門が生み出す新技術を得意先のニーズに合わせ調合香料にどのように応用するかが，Applied R&Dと呼ばれる先進のアプリケーション技術者に求められる資質である。彼らは調香師が処方作成に必要なデータを作成し，その技術の有用性を示す検証も行わなければならない。つまり，基材の特性だけでなく，分析技術や香料原料に対しても幅広い知識が必要になる。残念ながらこうした人材はどこの香料会社でも不足しており，今後は調香師やエバリエーターの育成以上にこの分野の専門家の育成が望まれる。

2　海外編

2.1　試される日本のチカラ（東日本大震災［3.11］の及ぼす影響から）

2011年３月11日に起こった未曾有の大災害は被災地のみならず日本の産業全体に多大な影響を及ぼしているが，「香り」の世界にも今後も長い期間にわたって少なからずダメージを与え続けるのではないかと思われる。“Made in Japan”の価値はこの日［3.11］を境にまったく変わってしまったといえる。品質の高さと安全性に絶対の信頼を得ていた日本産の製品は，海外からは放射能を含んだ危険な物質とみなされるような風評被害を被ってしまった。あれほど日本製品を欲して買い求めるために日本への買い物ツアーを組んでいた中国でも，手のひらを返したように日本の製品を避けるようになり買い物ツアーもなくなってしまった。とはいえ，日本のメーカーに対する信頼は依然として高く，中国で製造されている日本のメーカーの製品は品質と安全性の高さを認められている。以前は日本から輸入される製品を最も高く評価していた中国人が，［3.11］以降は中国で製造される日本メーカーの製品をより信頼するようになった。これを機会に日本製の輸入品のデメリットであったコスト高や流通面での課題も問題視されるようになる。日本で製造する意味がなくなれば，消費者の近くでより安く作ることが当然のごとく望まれてくる。“Made in Japan”の価値は形を変えて“Designed by Japan”に移行している。

アジアの各国でP&GやUnileverのシャンプーやボディ・ソープが評価されてシェアが高いのも“Designed by US”，“Designed by Europe”という考え方によって成功したと思われる。次世代の「香り」の製品も“Made in Japan”ではなく，“Designed by Japan”というコンセプトで考えるべきであろう。その“Designed by Japan”の考え方のコアになるのは，その国のマーケットに適した設計という点である。日本の製品はアジア諸国の市場ではOver Specの傾向にあり，性能はすばらしいがコストが高すぎて所得の高い一部の消費者にしか受け入れられない。さらに「香り」の面からも市場の求めるイメージと嗜好性を兼ね備えることが必要となる。その意味でCIMR（Consumer Insight and Marketing Research）が次世代の「香り」開発の重要な手段でありキーとなってくる。P&GやUnileverの製品と「香り」開発はこうしたCIMRによる市場分析の賜物であるといえる。

香料業界の対応を国内からの視点で見ると，輸出製品に対する放射能汚染へのデータ提供や製品供給のサービス，情報開示もほとんど完璧に近いほどスムーズに対応でき，国内ビジネスへの影響も最小限に食い止めることができたといえる。実際に日本で生産される香料が放射能汚染の安全値を超えることはなかっただろうし，そのための各社の努力はすさまじいものであったと思われる。ただ上記のように，海外から見た視点はまったく異なる。この現実をどこまで理解できるかが，これからの「香り」開発にも問われる問題ではないだろうか。今，日本の持っている日本人が忘れかけている本来のチカラを発揮する絶好のチャンスにも感じられる。この機会をどこまで本質的な問題と捉え，これからの「香り」に対してどのように発揮するかが大切に思える。今はまさに，本質的な日本の「香り」のチカラが問われる時期である。

2.2 北米，ヨーロッパ，アジアの「香り」の違い

言語や歴史が異なると文化が異なるように，世界の各地域で受け入れられる「香り」のタイプや嗜好性は大きく違ってくる。ここからは海外のそれぞれの「香り」の特性と変化を述べながら，次世代の日本の「香り」はどうあるべきかを考察してみたい。

世界の「香り」を大枠でUS，ヨーロッパ，アジアという形で捉えると，それぞれの特徴は一言で表現すると以下のようになる。

- ベタ甘いUS
- コスメティックな西欧
- ハーバルな東欧
- Spicy-Powderyな東南アジア
- Light-Freshな東アジア

こうした「香り」の特徴は当然，歴史，風土，文化などが影響しているが，食文化の違いをヒントにすると理解しやすくなる。その地域の食べ物を感覚的に捉えると見えてくる。では，以下にそれぞれの地域の特徴を細かく述べてみる。

2.3 北米，南米

アメリカ大陸の製品はやはりヨーロッパに強く影響されており，マーケットや製品カテゴリーもヨーロッパのものに近い。「香り」の特徴も比較的シンプルでキャラクターの濃いものが多いため，日本の「香り」として参考にできるものは少ない。USの「香り」はあまりにも日本の嗜好と異なり，原色のイメージで甘さが強すぎる。ただし，USの新製品のコンセプトや機能などのアイ

デアは最先端で，今後も注目していくべきものがある。US市場の特徴でユニークなのは，アロマキャンドルのマーケットが大きいところである。このアロマキャンドルは主に中国，インドなどで製造され輸出されている。ファイン・フレグランスと同じように，クリスマスやバレンタインデーなどのギフトシーズンに向けて戦略的に新しい企画で新製品を発表している。日本でも徐々にアロマキャンドルは使用されてきたが，イベントに関連したマーケティングが必要かもしれない。

南米では，ブラジルの市場が注目されている。BRICSとして，中国，インド，ロシアと成長の期待できるマーケットとして投資の対象となっているが，日本企業や日本人が関われる要素はまだ少ないと思われる。言葉や食文化の面でも関連する部分が弱いし，「香り」の嗜好も異なる。

2.4 ヨーロッパ

ヨーロッパはもちろん「香り」の本場であるが，ここのところのファイン・フレグランスの停滞が気にかかるところである。21世紀になって発売された香水には名作と呼ばれるものがほとんど見当らない。ファイン・フレグランスのマーケットはやや下降傾向にあり，新発売される香水の「香り」も深みのないケミカル的なものや，どこかで嗅いだことのあるものが多くなってきている。それでも新規香調はヨーロッパのファイン・フレグランスから生まれてくるし，それを表現する新規アロマケミカルもヨーロッパの香料会社が開発してキャプティブ（外販しないで自社のみで使用する原料）として使用しているものである。また，ヨーロッパは香料の安全性の発信地であり，100％天然香料や“ECOCERT”など天然志向の最先端でもある。やはり香料産業の中心はまだまだヨーロッパにあるといえる。ナチュラル感の高いFruity Noteなど今後はファイン・フレグランスだけでなく，ヘア・ケアなどのトイレタリーの「香り」に注目していきたい。

2.5 アジア（全体）

これまでの日本企業におけるアジアの位置付けは，日本向け製品の生産拠点としてのものであったが，現在ではターゲット市場として捉えていく企業が増えてきた。それはつまり，次世代の「香り」とその応用を考える上でも，アジアが最も重要視する地域といえる。そのためにはアジアマーケット各地域の嗜好や製品の詳細を把握することがより重要になる。アジアにおける「香り」開発の中心拠点は，インドや東南アジアをカバーできるシンガポールが今後も重要視されてくる。

東南アジアでは，インド市場の大きさとポテンシャルはすでに認識されているが，あまりに大きな土地であるため，これからはどの都市に開発と生産拠点を置くかも重要である。中国とインドについては複数の拠点を置くところも出てくると思われる。インドの製品の特徴は線香のマーケットが大きいことにあるが，これからはどのような製品に移行していくかも注意してみる必要がある。また，天然Sandalwood Oilがほとんど入手不可能になっており，それに代わるナチュラル感あるケミカルや安価な代替ベースを開発しプロモーションするのも大きなビジネスチャンスになる。

日本，中国，韓国，台湾の東アジアについては，それぞれのマーケットでもかなり大きな違い

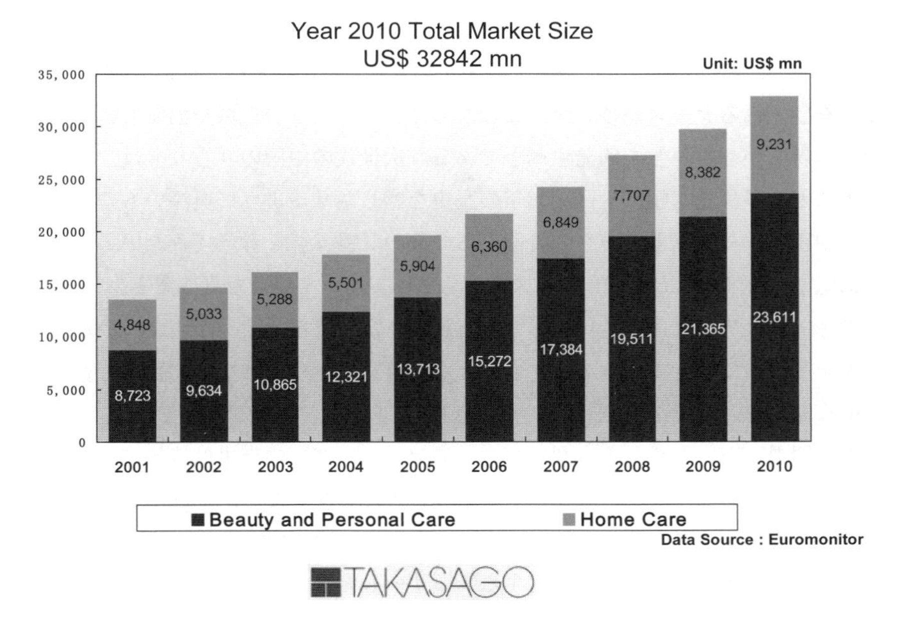

図2　Non-Food Industry Review-Market Evolution

がある。歴史，言語，食文化などにより，非常に近い三角関係のような関連性があるが，中国の場合は地域が広すぎて一言では語れない。ただし，「香り」については中国を中心に見てみるとわかりやすい。上海などの東海岸沿岸は日本の影響を受けやすく，「香り」も日本のタイプに近いものが受け入れられる。広州を中心とした南部は，香港や台湾の嗜好に近い。また，北京など東北地方は韓国の影響が強い。

韓国については，その「香り」の特徴はキャラクターが強く欧米的であるが，製品のコンセプトや技術レベルはすでに欧米，日本と同じところまで来ている。韓国人の嗜好や特性を考えていくと，次世代の「香り」も欧米タイプの変形になっていくと推測される。

2.6　中国

あまりにも広い国土とあまりにも多い人口，異なる民族と言語のため，製品とその「香り」についても各地で大きく違いがある。現在も経済発展は地方都市を中心に進んでおり，図2でもわかるように，これからもまだまだ市場の拡大は期待できる。北京，上海，広州などTier 1と呼ばれる都市から，Tier 2，3 Cityと呼ばれる地方の都市の発展が目覚しく，それらの地域をターゲットにすべきである。一般的にマーケットは以下の4つの地域に分けられる。

- 最も大きな市場は上海を中心とする東海岸沿岸と広州を中心とする南部
- 次に大きなものは北京を中心とする東北部
- さらに四川省や重慶を中心とする内陸部

・その他の地域

今後はこれら4つの地域に合わせた「香り」開発が必要である。「香り」は既存の香料や海外の製品と同タイプを望まれるケースが多いが，これからはターゲットの地域や消費者に向けた新しい製品に見合った新しい「香り」を開発すべきである。次世代の中国の「香り」は，中華料理のレパートリーのごとく多様化し幅広く，5000年の歴史を感じさせるように奥深いものになっていく予感がある。中国のマーケットの現在の特徴から今後の「香り」を考えてみたい。

中国では部屋を閉め切ることを嫌がる（真冬でも，エアコンをつけた夏も窓を少し開けておく）ため，中国のエア・ケア市場は非常に小さい。現状はまだ芳香剤を使う余裕がないが，今後は新しい形態（キャリア）で期待できる市場ともいえる。自家用車の増加などで車用芳香剤の伸びも大きくなりそうである。

湯船に浸かる習慣がないため，入浴剤（バス・アディティブ）の市場は皆無に等しい。バスルームの形態が日本とは異なり，バスタブのある家はほとんどないため，これからどこまで入浴剤が普及するのかは疑問である。ただし，シャワー時にスキンケアタイプの入浴剤を体に塗って，スクラブのように保湿効果を期待して使用するユーザーもいることで，入浴剤ではなくプレボディソープのような新しい製品の開発も考えられる。

国内編のファイン・フレグランスの項でも参考に挙げたが，中国で最もユニークな製品は花露水（Florida Water）である。夏場に使う蚊避けとデオドラント効果も兼ねたクールコロンといえる。長年中国全土で使用されてきた伝統的な製品で，フゼア基調の特徴的な「香り」である。現在は若い世代向けのライトな「香り」のタイプのバリアントも数多く発売されている。今後はより機能重視（冷感やかゆみ止めなど）で，「香り」はよりフレッシュで洗練されたタイプになっていくと思われる。

最も大きい市場はファブリック・ケアとDish Washである。洗剤はパウダーが主体だが，液体のシェアも急激に伸びている。台所用洗剤のレモン中心のシンプルな「香り」は大きく変わらないがFruityなどの新しいタイプも増えていくと思われる。ファブリック・ソフナーはまだ小さな市場でUnileverのCONFORTだけがシェアを持っている状況である。柔軟剤は化学品的なイメージでネガティブに捉えられているが，今後は日本のような傾向を示す可能性も大きい。

中国の製品に見られる特徴のひとつは極端に多いバリアント数である。中国人は同じ製品を使い続けない習慣なので，ひとつのブランドを使い続けさせる手段としてたくさんのバリアントと「香り」を揃える必要がある。当然その分，ブランド数は限定されてくる。日本のメーカーが今後対応すべきところではないだろうか。

2.7　日本の「香り」Global化の必要性とスピード化の促進

これまで述べてきたことをまとめてみると，東アジアで好まれる日本の「香り」をどのようにGlobalの市場に応用するかが，次世代の「香り」開発の結論のひとつになってくる。まさに，“Made in Japan”から“Designed by Japan”のコンセプトである。ターゲット国やそれぞれの地域の文化，製品，嗜好，消費者の製品使用実態を十分に理解し，その国や地域のマーケットに適した「香り」を設計しスピーディに供給していかなければならない。それにはまず，日本や日本のマーケットがどれだけ世界の中で特殊であるのかを認識すべきである。

日本人は自分たちの環境やその製品の基準がどこでも当たり前のものと捉えがちだが，Globalの視点から見ると，日本の環境やサービス，製品の品質は優れた面からもネガティブな点からも標準的であるとはいえない。極端な言い方をすると，日本の常識は世界の非常識ということを肝に銘じなければならない。“Designed by Japan”をP&GやUnileverのレベルで実践するためには，日本の「香り」の特徴や優位なところは把握しながらも，設計の基準，「香り」の評価ポイントを日本人のものとは大きく変えていく必要がある。CIMRや現地の人材を最大限に活用し，日本の「香り」をマーケットに合わせた判断基準（嗜好やパフォーマンス）にしていくことが肝心である。特にコストと品質のバランスは日本の価値観ではとても世界に通じない。

開発や生産のスピード化も非常に重要な要素である。さらに品質管理や流通の過程も日本のシステムはチェック項目が多すぎてスピード感に欠け，世界のスタンダードとはいえない。原料数を減らし，効率的な品質管理と生産体制を組む必要がある。処方作成に関しては以下のような要素は不可欠になる。原料の選択はどこでも調達できるものを中心に，コストパフォーマンス重視で行う。Base香料などをできるだけ含まない，短くてシンプルな処方箋を目指す。

では最後に，Globalで認められる次世代の「香り」とはどんなものであるのだろうか。その地域のマーケットと時代の流れに適合したものであることと同時に，オリジナルの文化や特徴を本質的に受け継いでいるものでなくてはならない。さらにそれは，新しさの中にもどこかに懐かしさや安心できる要素を持つものであると考える。そして，日本のチカラを信じて，その「香り」をこれからも一緒に追い求めていきたい。

第1章　ファイン・フレグランス

大沢さとり*

1　ファイン・フレグランスのマーケット

1.1　データから読む世界の動向

2001年から2010年まで，10年間の世界の香水市場の売上推移を見てみたい。内外のいろいろな調査結果があるが，ここでは海外のデータを参考にしながら，その中から2001年，2005年，2010年結果を取り出して表にまとめてみた（表1）。

世界のファイン・フレグランスの売上は，2001年に259億ドルだったが，2005年に305億ドル，2010年には396億ドルに伸び，10年間で約150%の伸び率になっている。毎年少しずつではあるが，世界全体のマーケットは成長しているわけである。

しかし，地域によって成長に差があることもグラフは示している。当然のように，経済発展の著しい国では販売も拡大。特にラテンアメリカの伸びが大きく，数年のうちにヨーロッパに追いつきそうな勢いである。一方で不況が続くヨーロッパは成長が鈍く，北米地区ではリーマンショックなどの影響からマイナス成長となっている。

図1のファイン・フレグランス売上は，プレミアム・フレグランスとマス・フレグランスを合わせたものであるが，その売上比率によっても市場の特徴を見ることができる。

表1　世界のフレグランス売上推移

地域	2001	2005	2010	成長率
Asia Pacific	1,812	2,086	2,726	1.50
Eastern Europe	1,375	2,535	3,970	2.89
Latin America	3,213	5,366	10,228	3.18
Middle East and Africa	1,241	1,764	3,091	2.49
North America	6,562	6,593	5,936	0.90
Western Europe	11,200	11,655	13,150	1.17
World	25,921	30,557	39,654	1.53

単位　ミリオン$　　*Worldにはオセアニア他を含む

*　Satori Osawa　㈱パルファンサトリ　代表取締役；調香師

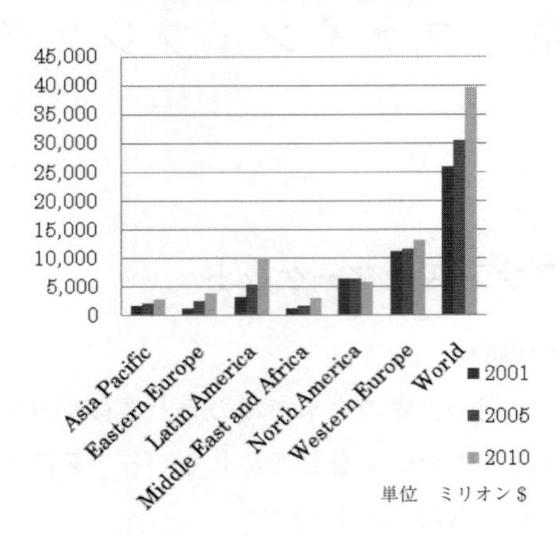

図１　世界のフレグランス売上推移
「Passport Fine Fragrance Global market size data 2011」より

表１から図１を作成し，各地域について以下に述べる。

①Asia Pacific：アジア・マーケットは，世界全体のシェアの６～７％くらいにしか過ぎないが，販売量は1.5倍に伸びている。

特に中国は15億人，インドは12億人と，27億人の人口を抱えているので，これから発展の可能性が高いエリアだ。東南アジアのタイ，フィリピン，インドネシアにおいても，フレグランスへの関心は高い。

これらアジア諸国は所得が低く，まだマスが売上のほとんどを占めるため，総額は経済成長率ほど伸びていないように見える。

しかし豊かさに伴ってライフスタイルの変化が起こるため，販売への波及は少し遅れてやってくる。市場は波紋が広がるように拡大を続け，マス・フレグランスが行き渡れば，次にはプレステージへと移行していくと予想される。したがって，単価の高いプレミアムを買う層が増えれば，売上高も上がってくるだろう。

②Eastern Europe：ロシアを含むこの地域は，10年で３倍近く伸びている。ロシアは西ヨーロッパ文化を吸収しようという意欲が旺盛であり，香水文化も古い。最近の経済の活況もあり，このエリアの伸長率は著しい。

プレミアムとマスの比率を見るとマスが多いが，同時にプレミアムも伸びている。経済の勢いと，香水文化の浸透を感じさせる。

③Latin America：ラテンアメリカは，伸び率は３倍以上とダントツである。これからますます拡大するであろう。

特にブラジルは経済成長に呼応するように，４倍になった。現在はマス・フレグランスの比率が大きいが，これは次第にプレステージへと移っていくので金額も大きくなる可能性がある。

ちなみに世界で最も伸びたのはベネズエラであり，10年で20倍になっている。最大級の原油埋蔵量という背景があり，長く続いた政治の混乱期も収まりつつある。世界の香水市場におけるシェアはまだ小規模だが，その成長ぶりが注目される。

④Middle East and Africa：サウジアラビアをはじめ，中東諸国は豊かな国であり，香水の歴史も古い。しかし，全体としてプレミアムの比率が多く，マーケットは成熟期に向かっている。また，国によって大きな差があるものの，アフリカ諸国もロシア，中国，ブラジルと並ぶ新興勢力としてマーケットは膨張している。

⑤North America：北米エリアは，ヨーロッパと並んで世界のマーケットをリードしている地域だ。プレミアムの割合が多い。しかし過去10年は伸び悩んでいるうえ，2007年のサブプライムローンから始まったリーマンショックの影響から購入意欲が低下し，ここ3年間で1割も下がっている。

⑥Western Europe：最も大きな市場であるヨーロッパは，世界全体の約5割の売上を占めている。

開発途上国に比べて欧州の国民所得は高く，香水文化も長い。そのためプレミアムの売上比率が多い一方で，10年間で1.2倍と成長率は頭打ちとなっており，全体の成長は鈍い。この二点から，マーケットが成熟期ということがうかがえる。

⑦表1，図1には載せていないが，オセアニック，オーストラリア周辺国では欧米と同様に，10年間ほぼ横ばいで変化がない。

1.2　売上比率から見る市場の将来性

経済に活力があり，国民の生活に余裕があると，贅沢品や嗜好品の販売量も増加する。香水のような嗜好品の売上高は，その国の経済指標ともなる。また，どのような香水が売れているかによって，香水文化の成熟度を見ることができる。

図2，図3は，成熟したマーケットと，成長過程のマーケットを比較するために，欧州フランスと南米ブラジルの2国を取り上げ，グラフにしたものである。それぞれ　①高級なプレミアム香水　②大衆向けのマス・フレグランス　③フレグランス全体を3本の棒グラフで表している。

両者のマーケットは対極にあり，特徴を比較してみると興味深い。

フランスとブラジルでは，プレミアムとマスの比率が逆転している。プレミアム比率の多いフランスでは過去10年は横ばい状態で，マス比率の多いブラジルは売上が急成長している。

その国の気候による生活習慣の違いにも影響されるが，この二つの結果から，市場の黎明から衰退までの流れを推測できる。新しいユーザーで膨張する市場はマス・フレグランスの拡大から始まり，マスがひと通り行き渡ると，次はプレミアムへと移行。やがて飽和状態になり成長は鈍化する。

東欧，中東はまさしくこの中間に位置し，プレミアムとマスの比率とマーケットの成長率に関

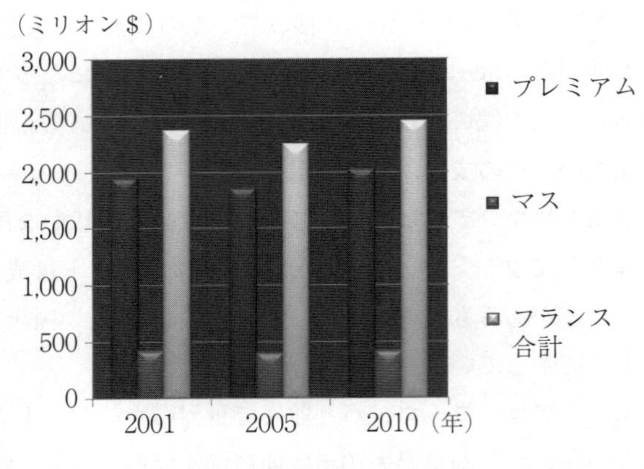

図2　プレミアムとマス　売上比率推移<フランス>

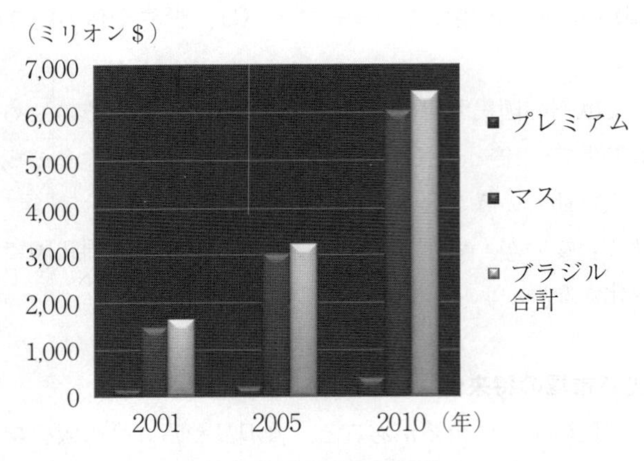

図3　プレミアムとマス　売上比率推移<ブラジル>

連があることを示している。

この市場特性をデータに当てはめることで，各国のマーケットの将来性を推測することができる。

ファイン・フレグランスの世界は大きな転換期を迎えている。欧米マーケットは新しい世代の変化に対応しなければ行き詰まり，今伸びている他のエリアもいずれは同じ道をたどる。

1.3　トレンドの中心だったフランスとアメリカ

今でこそ市場は停滞しているが，これまで香水の流行の中心は先進マーケットであるフランスとアメリカであった。そこで両国の最近の女性用ファイン・フレグランス売上ベスト10のリストを見てみよう（表2，3）。

アメリカとヨーロッパの香りの嗜好性の差ははっきりしている。やはり，アメリカはエスティ

表2　2009 USA Top 10 Sellers Rankings

2009 USA Top 10 Sellers Rankings PRESTAGE FEMININE	
1 Coco Madmoiselle	シャネル
2 Beautiful	エスティー・ローダー
3 Light Blue	ドルチェ&ガッバーナ
4 Chanel N 5	シャネル
5 Cashmere Mist	ダナ・キャラン
6 Pleasures	エスティー・ローダー
※ 7 Viva La Juicy	ジューシー・クチュール
※ 8 Ed Hardy Woman	エド・ハーデイ
9 Happy	クリニーク
※ 10 Sensuous	エスティー・ローダー

※2008年以降のNew　Launch

表3　2009 FRANCE Top 10 Sellers Rankings

2009 FRANCE Top 10 Sellers Rankings PRESTAGE FEMININE	
1 Chanel N 5	シャネル
2 J'adore	ディオール
3 Angel	テュエリー・ミュグレ
4 Coco Mademoiselle	シャネル
5 Flower By Kenzo	ケンゾー
6 Shalimar	ゲラン
7 Lolita Lempika	ロリータ・レンピカ
8 Miss Dior Cherie	ディオール
9 Opium	サン・ローラン
10 Nina	ニナ・リッチ

ー・ローダーやラルフ・ローレン，マーク・ジェイコブスなどのアメリカブランドが多く入っているし，フランスはディオールやゲラン，サン・ローランなど老舗のフランスブランドが中心だ。シャネルはココ・マドモアゼル他，20位までに4つがランクインしている。

アメリカ香水の特徴はいきなりミドルノートから始まり，最初からラストまで同じような香調が続く。インパクトもある。アメリカにおいては，一本調子でわかりやすく強く持続力がある香水が好まれる。ヨーロッパ的な微妙なニュアンスというのはあまり受けないようだ。

例えば，ディオールのジャドールはヨーロッパでは売上ランクの上位にあるが，発売当初アメリカではさほど成功していなかった。

一方のフランス香水はトップ，ミドル，ラストの匂い立ちの変化があり，複雑な香りが特徴と言われてきた。しかしアメリカ市場が大きくなってきた1980年代から，ヨーロッパのブランドもアメリカ的な香水を出すようになった。ディオールのポワゾン（1985年）がその始まりと言われる。

1.4　保守的な傾向の香りユーザー

2009年TOP SELLERS 20のうち，2008年以降に発売された香水でランクインしたのは，アメリカで4つ。フランスではわずか一つしかない。ほとんどが10年以上前に発売された香水である。各ブランドで毎年発売される香水に次々と飛びつくユーザーもいるが，むしろ少数派で，基本的には長く一つの香りを使い続ける人が多い。

例えばシャネルのNo.5（1921年）は，未だにアメリカ4位，フランス1位である。他にもゲランのシャリマー（1925年），ニナ・リッチのレール・デュ・タン（1946年）などもランクインしている。

ファッションの中で，フレグランスは保守的である。人はなじんだ香りに愛着があるので，新しい個性的なフレグランスが本格的に浸透していくのには時間がかかる。また嗅覚は，本能的に慣れていない香りに対して，抵抗がある。

一方，初めはショックを受けるような香りでも，優れたものであれば時とともに受け入れられていく。例えばマリン系も，あのウリのような青臭さに当初は違和感があったものだ。タイプの中では新しい香調と言われるが，登場からすでに20年以上が経過して，子供は大人に，若者は中年になり，世間ではようやく定番の香りになってきたようである。

一つの香調が受け入れられ広がるのには時間がかかるが，一度なじんでしまえば長く地位を保つことができ，ロングセラーになる。

しかし2000年以降，これといった新しい香調は生み出されていない。せいぜい砂糖をまぶしたようなフルーティ・グルマン系が，さらに甘さをエスカレートさせたという程度である。冒険は避けられ，大量生産のありふれた香りがマーケットを席捲している。

アメリカで2006年に発売されたNew Launchは500以上あり，その後も毎年同じかそれ以上の香水が出されている。それにもかかわらず，売上は延びていない。名前とパッケージが新しくても，香りに新鮮さが感じられないからだろう。

そういった香水は，発売当初こそ広告投資によってランク上位に入るだろうが，１～２年後には次の新商品に代わられるだけである。

古い香水がロングセラーとしてランク上位を占めているのは，新しく出た香りに魅力がないことを示しているのではないだろうか。

2　次世代のファイン・フレグランスとは

2.1　転換期にあるファイン・フレグランス

2.1.1　世界のマーケットの栄枯盛衰

第１節のファイン・フレグランスマーケット推移から見ても，従来型のブランドはもはや新しいものを生み出せない。アイデアは枯れ，過去の遺産を消費していくだけの状況になっている。残されたアジア，南米マーケットで，有名ブランドという神通力が利く間は売れ続けるが，それが尽きたら終わってしまう。

過去，一つの香料が流行を作った時代があった。しかしこれからは「来年はこの香調の香水が流行する」といったような，部分的な話にとどまってはならないのではないだろうか。単に，香料の組み合わせの問題を超えているからだ。香りの形態，使用方法，広告，流通など，フレグランスを作るためのあらゆる場面で変化が起こるはずであり，そうならなければファイン・フレグランスの将来は広がらないのである。

2.1.2　「外」から起こる変革

いつも決まった道を歩いていては，出会いは限られてしまう。好奇心を持ち，非日常の時間を作り，専門外の分野に触れる。そこに新しいヒントがある。それゆえファイン・フレグランスの世界の中だけで考えていたら，イノベーションが起こることはない。

それは歴史も語っている。19世紀までの香水は，花の香りを再現したシンプルなタイプが主流であった。しかしエメ・ゲランの作品であるゲランのジッキー（1889年）は，それまでにないタイプの「イメージで調香された」作品であった。これ以降，香水は自然界の模倣から，作者のイメージを表現する芸術作品へと昇華した。

またその頃の香水は，化粧瓶や薬瓶に入れられて店頭に並んでいた。その容器に注目したフランソワ・コティは，宝飾師のラリックにラベルと香水瓶のデザインを依頼する。1905年，魅力的なボトルはコティのブランドを成功させ，これ以後どのブランドもボトル・パッケージの意匠を凝らすようになるのである。

1921年には，モードと香水を結びつけたシャネルが成功し，ファッションブランドは競って香水を発売するようになる。このように，フレグランスの成長の推進力は他の世界からもたらされた。

1970年以降，イブ・サン・ローランによって，マーケティング手法が取り入れられるようになり，香水は洗練されたビジネスとなった。今のメガブランドの香水販売戦略ができあがった一方で，逆にファイン・フレグランスの限界を生み出す原因ともなってしまったのである。

2.1.3　過去の市場調査の限界

基本的に今までの市場調査は，既存の香りをもとに一般人を対象に調査をしている。そのデータはこれからの香り，未知の香りを語っているとは言えない。過去を分析し，裏付けをすることは有用だが，それにしばられていては新しいものを生み出す力が鈍ってしまう。データは過去の集積であって，未来の予測はその延長線上でしか行われない。そのため，調査結果だけに頼るのは避けるべきである。

これからどんなものが流行るのかは，経済状況や時代背景も大きく影響し，ライフスタイル，ファッション，音楽や遊びなど多くの要素がからみあっていく。面白いものはどこで始まっているのか。発信源と流れを見極めるためには，様々な世界に飛び込まなければ知りようがない。紙の上には現れない多角的な情報を，体験によって瞬時に取り込むことができるのだ。

すでに調査手法は進化しており，大手企業ではグループインタビューや対象地域の家庭訪問によって潜在ニーズを探り出しているが，新しいものを生み出すにはまず感性を養うことが必要である。

2.2　「感性」の重要性

2.2.1　人ができる仕事

消費者の嗜好性の調査をし，規制をチェックし，コストを計算して，それらを満たす処方を書く。そんなことなら，コンピューターにもできる。機械にできることは機械化されていくものだ。では，人間にしかできないことは何なのか。

それは「感じること」である。知識だけではなく体験を，いかにたくさん蓄えているか。そしてそれは，五感＋αの「感性」によって育まれてきた人間だけがなせることだ。

コンピューターにはできない新しい組み合わせを創り出す人だけが，クリエイティブ・パフューマーとして残れる。ラボで創造されるたくさんの香りを評価し，その中から消費者に受け入れられるものを選別していく能力のある人が，エバリエーターたりえる。特にパフューマーのサポートとして，優れたエバリエーターを育てることは必須であり，新しい香りの方向性を見つけ，コンサルティングのできる，プロデューサー的な「マーケティング・エバリエーター」は，今後最も必要とされるに違いない。

私は処方を書くのが仕事だが，同時に自分で企画を立て，ボトルデザインをし，素材を調達，製造を指示し，販路を開拓して，広報活動によってブランドを構築してきた。小さな会社で，ファイン・フレグランスの最初から最後までに携わり，香水のビジネスモデルを一通りなぞっているわけだ。

その実体験から常に感じることは，香水の仕事にはいろいろな職種がかかわっており，多くの人が協力して初めて，一つの商品を成功に導くことができるということである。もはや，パフューマーただ一人が香りを創る時代ではない。商品開発にかかわるチームはもちろん，流通から販売も含め，全員の感覚がその役割を担うべきなのである。

商品を使うのは人間である。「香り」そのものはもちろんのこと，目で見て魅力ある「姿かたち」，手に取った時の「感触」，つい欲しくなってしまう「衝動」。全ての感覚においてアピールするには，人の「感性」によって創造されることが重要なのである。

2.2.2 思い出の背景

午後の日差しが斜めにさす居間で，子供が絵を書き，脇では母親が洗濯物をたたんでいる。夜ともなれば，父親とお風呂に入って背中を流し合った。ごく普通の家庭の普通の暮らしの1シーン。それは暖かく平和な子供時代の普遍的なイメージである。情景が違っても，世界中で母親の味と香りがあり，家族の思い出というテーマがある。

今までに香水を使ったことのない人たちでも，石鹸やシャンプーや，季節の香りは好きなはず。それは香りが好きなだけではなくて，香りにまつわる思い出が好きなのである。

母親の香水の匂いは，懐かしい。レールデュタンやミツコは今でも好かれているかもしれない。しかし，本当はその香り自体が好きなのではなくて，その当時の暖かい思い出に触れていたいのだ。昔の恋人の香水が忘れられないのは，その時の甘酸っぱい感傷が好きなのだ。

石鹸の匂いは，親と入った入浴の記憶であり，洗い上がりの洗濯物の匂いは，清潔で快適な家庭環境を脳裏に蘇らせる。

「たまらなく好きな匂い」は人それぞれだ。思い出は個人的なものである。雨上がりのダスティな匂いは，それ自体がいい匂いなのではなくて，そこに紐づく記憶が隠されている。匂い自体を化学的に分析しても，人の求める香りは見えてこない。

2.2.3 開発の仕事

私たちは花を愛でる。それは，花の美しさだけに魅力があるのではない。季節の巡り合いを愛するのだ。冬を耐える梅の香りに希望を見るから，春の訪れに華やぐ桜だからこそ，感動するである。

研究室の分析データだけに基づいて作ったユリの香りは，果たして活きているだろうか。アゲハ蝶を追う少年の夏の日，赤く焼ける河原に咲くヤマユリの濃い甘い匂いを知らなければ，カサブランカを作ってもそれは試験瓶の中の死んだ標本でしかない。

街を歩く，小説を読む，テレビを見る，スポーツをする，子供と遊ぶ，どこにでも新しいアイデアの種子があるはず。開発アイデアとはまったく突拍子もないものを考え出すのではなく，ありふれた物同士の意外な組み合わせの中にも潜んでいる。

フレグランスの特別な訓練だけでなく，香料分野とは別の好きな分野で地力をつけていく。自らの生い立ちの中に，そのエッセンスを見つけ，才能を育てる。組織人としての義務を果たした上で，自分を磨く努力が必要なのだ。それは将来オンリーワンになりえる自分だけのキャラクターにつながる。

自分の個性は一朝一夕に作れるものではない。「好き」を続けた先に，自然ににじみ出てくるものである。

プライオリティは何で，香りを何のために作るのか。香料開発には，「人を幸せにする仕事をしている」のだという自覚が必要である。そしてゆとりのある気持ちが，「心地よい香り」を作る。香料の開発にかかわるにはまず，自らの心を豊かにする努力をしなければならない。

手に取った人がほほ笑んでくれる，そんな香りの開発をしたいものだ。

2.2.4　幸福のトレンド

フルーティやグルマンの流行，それは表層的なことだ。時代，時代で人は幸せを求めたから，トレンドがあった。幸福感が仕事の成果にあるのか，自分の成長にあるのか，世の中の価値観は常に変化している。働くこと稼ぐことが生きがいだった時代は，アグレッシブな香りに酔い，バブル後は愛と結婚が幸福のキーワードになり，女性たちはフロリエンタルタイプをつけた。2000年代には，心の安定を求めた人に甘いグルマン系がもてはやされた。

今世界中で起きている気候変動，政治，経済の大変化は，人々を落ち着かない気分にさせている。子供の頃に帰りたい，自然の中に隠れたい，人は心の隅に弱く無垢な自分を抱えている。みないつか故郷に帰りたいものだ。故郷は，心にある。

しかし，過去に戻ることはできない。ではこれからのフレグランスとは何であろう？

それは今から思い出を作ることである。すなわち，これから生まれてくる子や，今の子供たちが20歳，40歳，60歳になった時，幸せな幼年時代を懐かしめるような社会を育て，情景とともにある香りを作ることである。

いつか帰れる心のふるさとを，子供たちに残したい。それは大人にとっても同様である。将来振り返った時に，今を楽しく思い起こせる香りを作っていくことが大切なのではないか。

2.2.5　未来の思い出を作る

未来を作る努力は大切である。今の若者のクルマ離れの要因の一つは，子供時代にクルマに対する所有価値，つまり憧れを刷りこまなかったからと言われている。香りに対する関心を，子供の頃から育てなくては層が広がらない。「香りって素敵だな」と思う子供たちが，20年後のマーケットを作る。

幼い頃からフレグランスに興味が持てるのは，楽しいもの，例えば，子供用香水を提案する。それは，安全を謳ったおもちゃ香水の類ではない。使い方によっては危険な物，迷惑になるものというマナーを教えるツールであり，将来のガールズ（ボーイズ）ファッション予備軍を作る，特別なおしゃれグッズであるべきだ。

そして昨今の傾向のように，消臭に向かいすぎると人間らしさは薄まってしまう。人臭さ，その地方固有の食べ物の匂い，猥雑な繁華街の匂いは成長する社会の活力を表す。

街や生活に匂いを取り戻したい。春のジンチョウゲ，秋のキンモクセイは，季節を告げるなじみの香りだった。お盆の迎え火に焚く「おがら」の匂い，新しい畳のイグサの香りを今の人は知っているだろうか。家庭で行ってきた年中行事は，香りの思い出を育む揺りかごだった。しかし今，若い人たちは四季を感じにくい環境で育っている。

日本は本来，季節とともに生きてきた民族で，そこに特徴的な文化が開いた。季節感のない子供たちが増えることは，文化が滅びることだ。社会の感性を育む，それには作り手だけでなく買う側，受け手側の感性を伸ばすことも必要だ。

そういう環境づくりには，将来最も影響を受ける今の若い世代に先頭に立ってもらいたい。まずは自分から，季節感を探してみる。家族や友人と話す。ウェブでつぶやいてもいい。仕事の上でも，四季ごとの商品を提案し，売り場を季節の香りで染め変える。

香りを嗅ぐと，昔を思い出す。「香りと思い出」は繰り返し言われ続けてきたテーマだ。しかし，そこで終わりではなく，未来の思い出を作るのは今の香りであり，それに続く明日の香りである。

2.3　香りの多様性

2.3.1　ファイン・フレグランスの概念

日用品のCMで，最近よく耳にする「パフュームの香り」とは何だろう？　香水になじんだものには奇異にも感じるこの言葉は，一般の人たちの「香水に対するイメージ」を象徴しているようだ。「ローズ」や，「レモン」といったシンプルでわかりやすい香りより，もう少し複雑で，高級感を思わせる「パフューム」というフレーズ。柔軟剤や芳香剤の中に，ファイン・フレグランスのイメージが入り込んできている。

香水は使わないが，香りは好き。しかしそれは，アロマで使うエッセンシャルオイルとも違う。スーパーの生活用品売り場のコーナーで1時間も費やして，芳香剤や柔軟剤の香りを嗅いでいるという主婦は少なくないようだ。香りを体につけたいわけではないが，持ち歩いて時々嗅いでみたいとも言う。

90日持つ芳香剤なのに，毎月限定で新しい香りが販売されるたびに，まだ期限が切れる前にもかかわらず次々と買ってしまう。そういう香りの好きな人がたくさんいる。日本ではむしろ，新しい香水に次々と乗り替えるフレグランス・ユーザーよりずっと多いように思われる。今の芳香剤，柔軟剤の市場の活況は，このような人々の存在を明らかにしている。

過去，ヒットしたファイン・フレグランスが，シャンプーや芳香製品などにトリクルダウンされてきた。古くはレールデュタン，その後のプレジャーズなど。トリクルダウン，下への言葉の意味は，ファイン頂点の上から目線である。しかし，今から10年前にすでに「ダウニーの香りのする香水」をオーダーしたいという顧客がいた。昨年，消臭スプレー「ファブリーズ」に，柔軟剤の「ダウニーエイプリルフレッシュの香り」が発売されたのは，そういう潜在的なニーズが顕在化したからである。ファインから日用品へ，あるいはその逆へと，どちらから入るかという道順はいつも決まっているわけでなく双方向である。

日本は香水の歴史が短いために，ファイン・フレグランスの概念を広げやすいかもしれない。香りをもっと楽しめるものが増えれば，フレグランス全体が多様化するだろう。

2.3.2　香りの枠を広げる

例えば香水を体につけるのではなくて，携帯する芳香剤という考え。もともと日本には「匂い袋」というモバイルな香りがあった。

最近よく公共の場に置かれている，手指消毒用のジェルやエタノール。家庭用にも広がっている。ここに香りをつけた商品が出ている。香りをエタノールで希釈するのではなく，消毒用エタノールに香りをつける。内容成分はフレッシュコロンと似たようなものだが，消毒，衛生という機能が主であり，香りが従という逆の発想で作られている。さらに，家庭では母親は子供たちがきちんと消毒したかを香りによってチェックできるという，香りにも機能的な役割が与えられている。

このように，香りが日常的に広がりつつある今，新しい層をファイン・フレグランスへと導くための工夫も必要である。自分の好みを足して遊べるフレグランス商品も面白いだろう。

最近のファイン・フレグランスの特徴は，そもそも10点に満たないベース的な香料素材（ムスク，ヘディオン，リリアール，イソEなど）が処方の9割近くを占め，多種類が組み合わされたアクセント香料が微量入れられて，全体に変化を与えるといったシンプルな作りが多い。

そこで処方を二つに分け，比較的穏やかな香りでできたメインのフレグランスを用意し，顧客自身がアクセント部分を選びほんの少し加えられるようにする。自分で足す行為により，香りをもっと能動的に楽しめるようになるだろう。完全なオーダー・メイドは無理でも，自分のオリジナル感を満足させられる。

可能ならこの考えをトイレタリー，芳香剤，ハウスホールドなどにも応用すると広がって楽しいかもしれない。

「選択」「組み合わせ」「柔軟性」はトレンドのキーワードでもある。

2.3.3　オーダー・メイド

オーダー・メイドは究極のニッチである。個性的なものが欲しいという言葉はよく聞くが，飛び抜けて変わった香りは嫌われ，99％は同じでほんの１％違うことを日本では「個性的」と呼ぶ。逆に言えば，わずかな差に個性を見出せる繊細な感覚を持っているとも言える。

オーダー・メイドの香水に興味を持つ顧客，企業は多いが，既製品にどのような香りがあって，何がないからこのような香りが欲しいと言えるケースはまだ少ない。まずは香りに親しみ，フレグランスに一層の関心と理解が高まることが待たれる。

香りの枠を広げるというのは，香りを大衆化するという意味ではなく，多様性に富んだフレグランスマーケットを作ることだ。それがニッチを充実させ，オーダー・メイドへとつながっていく。

2.3.4 匂い立ちの構成の変化

ファイン・フレグランスの匂い立ちは，トップノート，ミドルノート，ラストノートによる，バランスのとれた三角形で構成されている。

しかし近年は，ラスト部分が大きいペッタリとした香りや最初から最後まで変化がない香水もあり，クラッシックなヨーロッパ型の匂い立ちにとらわれなくなってきた。

トップ，ミドル，ラストは，配合された香料の相対性で決まる。必ずしもムスクを入れなくてもいい。これからは，トップノートが大きい逆三角形で，花のボリュームがそのままラストノートになるタイプや，逆にトップからサンダルウッドのようなラストノートが出てくるような構成もあってしかるべきである。

2.3.5 ベーシックな新規香料素材

ミュゲジャスミン系フローラルと軽いムスクはベースとなる素材である。機能性商品の基剤臭をマスキングして心地よい調和を持たせるためには，この溶剤的に使える香料の開発が必要である。例えばポリサイクリックでない，ギャラクソライドに代わるムスク。リリアールやリラールに代わる柔らかいフローラル。

汎用されてきたミュゲケミカルはアルデヒド主体で，規制によってリーブオン製品には使いにくいものになっている。ミュゲ系アルコールは現在高額であるが，低価格ならばベース香料として使用が可能となり，大量に使われればさらにコストが抑えられるだろう。またこれらのミュゲ系アルコールは，シス体を増やす改良によってさらに香りの透明感を高めることができるはずだ。フレグランス業界以外の参入による安価な出発原料と，効率のよい製造法が求められる。

2.4 販路のアイデア

2.4.1 香水の販売形態

販売形態にも新しい形が必要だろう。今まで香水の場合は，販売ネットワークが必要で，販売網やディストリビューターをいかに多く持っているかによって，大きく成功できるかどうかが決まってきた。いくらよい香りでも，店の立地が悪く，香りを顧客に試してもらうチャンスがなければ埋没してしまう。

1970年代に，マーケティング手法が香水ビジネスを変えて以来，販売網を制する者が香水界を制してきた。大資本が巨額な広告費をかけ，人々の喚起を高め，たやすく手に取ってみることのできる場所に商品を置き，サンプルを大量に配る。今の香水はこのようにして，エンドユーザーの手に渡っている。

上位から①L'Oreal，②LVMH，③P＆G、④Coty，⑤Estee Lauderといった代表的な香水ブランドを持つ企業が，マーケットシェアのほとんどを占めている。

例えば一位のロレアル社はランコム，イブ・サン・ローラン，ラルフ・ローレン，ジョルジュ・アルマーニ，キャシャレル，ギ・ラ・ロッシュなどを持っており，資本力，スケールメリットを活用してブランド・ステータスに総合的に貢献している。

また，二位のLVMH（ルイ・ヴィトングループ）社は，国際空港に香水・化粧品を置く大型免税店を持っている。必然的にグループ傘下のブランド香水が自社の免税店に並べられ，数多くの旅行客の目に留まるチャンスが多い。傘下にはジバンシー，ディオール，ケンゾー，ゲラン，アクア・ディ・パロマ，セフォラなどがある。

一方，ニッチ（Niche）業界という言葉があるように，隙間を狙ったニッチ・ブランドが注目されている。大量生産，大量販売をせず，香料素材にこだわり「小さいながらクオリティの高いものを作るブランド」といったイメージがある。ニッチはそこに狭いニーズがあるから成り立つ。しかしニッチなブランドが隙間のままで終わってしまうかどうかは，新しい販売方法を見つけられるかにかかっている。

では，巨大資本には入っていないニッチ・ブランドは，どのように売ることができるのか。

当社はすでに通信販売において中高年齢富裕層にターゲットを絞った男性用香水を販売し，成功している。まずは銀座にショールームを持つ通販雑誌会社の，メイン雑誌に掲載されたことから始まる。初回から予想以上の好成績が上がったため，毎月の掲載継続商品となり，同社の持つ他のカード会員誌の枠など，様々な媒体に取り上げられるようになった。3年目には読売，朝日，両新聞の5段抜き枠全面に4回掲載された（写真1）。この誌面は，同社が扱う年2万点に及ぶ商品から，わずか5アイテムしか選ばれない。

「香りを嗅がずして売れるのか」と掲載前は疑問視されたが，一月を待たずに成果を挙げ，優良商品として認められたのである。ターゲットを絞り，訴求力のある説明が功を奏した。

香水の世界でもウェブの力は大きい。現時点では，一般に流通している有名ブランド香水がネットで低価格で売られるというスタイルにとどまっている。顧客はすでにその香りをどこかで嗅いで知っていて，価格を比較して購入するだけだ。しかし，今述べたように名前や匂いを知られていない香水も販売の可能性があるのだ。

一つは海外の香水フリークがネットで紹介し，香水専門SNSにもたびたび登場するようになる。海外で話題になれば，続いて内外のファッションに敏感な層が反応し，メディアで取り上げられるようになる。同時にこちらからも，有力ファッション誌などへのパブリシティ活動を行い，自社サイトやコミュニケーションツールを使ってのブランド・コンセプトの発信も必要である。

いわゆるクチコミなので時間はかかる。だが香水は息の長い商品なので，一定のリピーターが

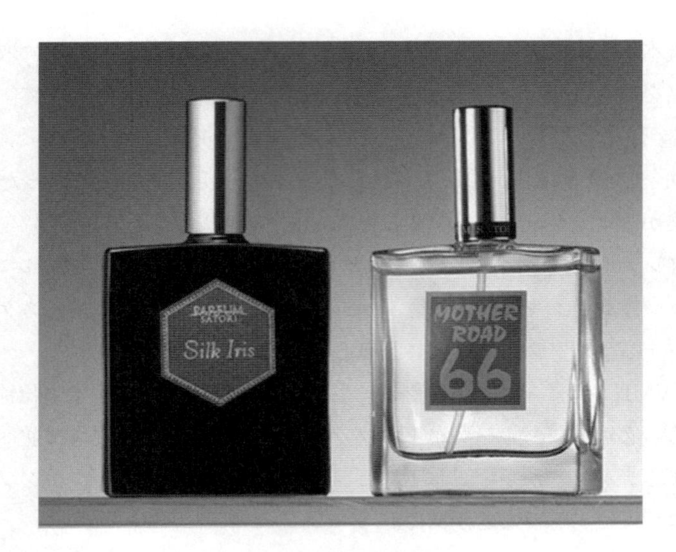

写真1　PARFUM SATORI EDP Silk Iris（左）／MR66（右）

徐々に積みあがっていけば，オンライン通販は将来の有力な販売経路である。

洋服のようなファッションアイテムは見ることができ，音楽は聞くことができ，ネットを通じても多くの人に知ってもらいやすい。音と映像（聴覚と視覚）はデジタル化が可能である。一方，匂い製品と食品（嗅覚と味覚）は化学感覚と言い，分子が感覚器に吸着することによって認知するアナログ感覚である。そのため，現物がなければ感じることができない。

ただ食品は身近なものであり，経験値によって写真と説明文からある程度は味を想像することができる。そのためネット通販が盛んである。

香水をはじめとするフレグランス製品はどうだろうか。そこには，香りの言語化が必須だ。インターネットでも匂いが感じられるように，語彙を増やし正しく説明する。と同時に受け手の理解力も深める，そういう知識と技術の普及が必要なのである。

2.4.2 「香水ソムリエ」

既存の香水についての情報は，雑誌でしばしば特集が組まれ，ブランド香水の歴史について書かれた本や，香りのプロフェッショナルによる専門書も出ている。しかし，香りの評価，表現に関する方法はあまり知られていない。

「香水ソムリエ（商標登録第5378103号）」は，香りを言語化する教育プログラムである。導入は香水に限らず，まずは「身近な暮らしの中の香り」に目を向けることから始まる。豊かな感性で様々な香りを感受し，インプットされたものをまた外に向かって表現（アウトプット）すること。すぐそばにあって気にも留めなかったものにも香りはたくさんあり，それを意識して表現することも含めて，象徴的に「香水ソムリエ」という名称を使った。

もともと嗅覚の言葉は少ない。そこで初めは味，色や形，皮膚感覚などのわかりやすい五感の言葉に置き換えたり，具体的な他のものに例えたりして，徐々に香調やタイプといった香料の専門用語を覚えていく。複雑な香水の香りも，どのように整理して表現するか段階を経て学べば無理がなく，通信教育の可能性も大である。

初めはバラの香りを「花の匂いがする」としか言えなかった人が，半年もすると「軽いグリーンから始まって，だんだんと生の花びらをむしった時の，蜜のような甘い匂いに変化する」など，細かく説明できるようになる。中には，文学的な表現を巧みに用いる人も出てくる。

人に伝える言葉を発見する楽しさは，生活に潤いと豊かさを持たせ人々の香りへの興味をより喚起する。これは幼児の情操教育も含む，一般成人までの生涯教育の一つである。

その応用は，ファッション，美容関係，そしてフレグランスにかかわる企業においても可能である。フレグランスを作る側と発注する側の双方に表現力が求められる上，商品を販売する営業職など，かかわっている人の数だけ活用する機会がある。学ぼうという底辺が広ければ，極めようとする人も多くなり，優れたエバリエーターが多く輩出されるだろう。

わかりやすい共通の言葉があれば，特定の香りを表し，遠く離れた者同士が香りの記憶を共有できる。香りは記号化され，多くのチャンネルに乗る可能性がある。そこに新たな香りの世界が広がるのである。

しかし，嗅覚はもともとアナログ感覚である以上，言葉だけが独り歩きすることはない。「すごく好きなこの香りを人に伝えたい」，そういう気持ちにさせる魅力的な商品があれば相乗効果を上げる。

その流通には，まだフレグランスに接する機会のない既存のネットワークも考えられる。例えば出版取次は，大きな組織である。通信教育のテキスト・教材だけでなく，香水やフレグランス商品も一緒に販売経路に乗れそうだ。販路も今までとは違う分野に可能性がある。

2.5　日本のマーケット

2.5.1　成長の方向

国内外のマーケティング調査の結果を見ると，日本のファイン・フレグランスの売上はこの10年間，縮小を続けている。前出の海外のデーター（pasport2010）では，ファインを買う人が1割から2割減少している。また「富士経済2010年」でも，2000～2009年の間に4割減という調査結果が出ている。

好調なアジアマーケットの中で日本の数字は悲観的だが，規制緩和によって並行輸入品が増えたこと，近年の海外渡航の増加に伴い，海外の免税店などで購入するケースが増えたことも要因と思われる。これらはデータには加算されていないので，実際に使っている数は見えづらい。

全体が落ちている一方で，プレミアム市場はわずかながら伸びている。また，過去10年のファイン・フレグランス売上におけるプレミアムとマスの比率は5：2で，プレミアムが多い。第1節のフランス，ブラジルの市場比較論からすると，日本市場は成熟期に入っているかのように見えるのだが，日本は特殊なマーケットなので，他国のケースをそのまま日本に当てはめるのは難しい。

マーケットはむしろ，これから始まるのである。柔軟仕上げ剤や芳香剤市場は近年拡大しており，各メーカーとも新製品を次々出すなど，力を注いでいる。この層の関心がファイン・フレグランスにまで浸透し，今までに使ったことのない人々を掘り起こせば，潜在的なマーケットはある。人は香りに保守的なため，一つの香水がファースト・ワンになれば，ユーザーはロイヤルカスタマーとなるはずだ。

2.5.2 日本の嗜好

日本的な香りと言うと，匂い袋や線香のような香調を思い浮かべがちだが，実際にはシンプルでトーンの軽い花や季節感のある香りが好まれている。中でもシトラス・ノートは，特に好まれる香りの一つである。日本は柑橘類の種類が豊富で，和食にはユズ，カボス，スダチなどを微妙に使い分け，その香りの違いを細かく判断できる。また湿度が高いこともあり，さらっと乾燥した香りを好み，たとえオリエンタルな重厚感のある香りでもべたつかなければ受け入れられる。

香水をつける目的は，香りで自己主張をするというよりも自身が心地よい香りでいたいという願望が多い。そのため，拡散性を重視するよりも肌残りのよい基材によって希釈された香水も検討できる。

ノンアルコールフレグランスは香りが柔らかく日本人向けである。しかし界面活性剤が入っているため，湿気が多い日本ではベタつく着け心地が定着しなかった。ミルク，クリームは持続性と非拡散性の点は良いが，高級感を出すことが難しい。練り香水の匂い立ちはやわらかく日本向きであり，容器によって高級感も出せるだろう。ワックス，シリコンなど，アルコールベース以外にも目を向ける価値がある。

2.5.3 気候と匂い立ちの差

日本で販売されているほとんどの香水が欧米で作られたものだが，同じ香水を肌につけるのであっても，日本と欧米とでは匂いの立ちが全然違うことがある。これには前に述べたように，日本の気候，特に湿度や温度が大きく関与している。

フランスでは，日本で調合して持ち込んだ香水はつけた途端に空気中に散っていくように感じられる。1～2時間で香りは薄くなっていくが，帰国して同じ香水をつけてみると，朝9時に肘の内側につけた香りは夜9時にまだ肌にやわらかく残っている。

日本では空気の壁がしっとりと身体を包んで，匂いを逃さないような感覚がある。日本でちょうどよい香水は，乾燥した国では淡く感じる。つまり逆に，ヨーロッパの香水をそのまま日本でつければ，数倍は強く濃く感じるのは当然である。それらは，ヨーロッパのドライな気候で際立つように作られている。

日本で「香水は苦手」という人が多いのは「香水」のせいではなく，「欧米向けの処方」の組み立てのためと考えられる。しかし，世界から見て日本のマーケットはごく小さい。何百万本と製造する香水ブランドは，小さな市場のために商品を作っていられない。

様々なフレグランスが広がっている今，日本の気候風土嗜好に合わせた日本で処方されたファイン・フレグランスが，国内でもっと求められていくだろう。

2.6　世界の中の日本

2.6.1　日本的なものこそ国際的

200年の鎖国を経た日本の美術がヨーロッパにもたらされ，ジャポニズムを起こし，アールヌーボーへとつながっていった。美しい絹織物，漆，浮世絵。1900年のパリ万博において，日本の意匠が与えた衝撃はその後の西欧美術に大きな影響を与えた。

しかし当時のそれは，今の諸外国が持つステレオタイプ的な「和」のイメージとしてではなく，それまで見たこともないようなデザインが新鮮だったからであり，何より質の高いものであったからである。

現代のアニメや寿司が日本を代表する芸術だとは言わないが，日本文化の一面であることは間違いない。これらが海外で評価されている理由は，クオリティの高さと自分たちにはない異質な文化が感じられるからであろう。

よって，すでに海外が抱いている既存の日本像をうわべだけ繰り返し，アピールしても意味がない。例えば和室は多機能を持ち，襖で仕切って部屋の面積を変える。こういった組み合わせの多様性，コンパクト，ユニットの考え方などにも「日本的発想」のエッセンスが現れている。また，「道（どう）」の精神は，目に見える形を離れた，日本独自の哲学である。

ブランドは，それぞれが持つ美の基準によって世界観を作っている。たまたま私は東京で生まれ，華道，茶道などに親しんで育ったので，日本的な部分が前面に出た作品も多い。それは世界中で使われる香水を一つの「媒体」として，日本文化を海外に紹介したいという思いからだ。

今メインになっている作品は，香道で用いられる最高の沈香木・伽羅の香りが一本の道筋となって香炉から立ち上る様を，日本女性の凛とした姿勢になぞらえたものである。パッケージは，茶壷をデザインした磁器の香水瓶に，組み紐，桐の箱，真田紐などを組み合わせた（写真２）。それには，京都，有田，輪島などの職人の方々の協力を得て，できるかぎり和の伝統工芸を取り入れた。歴史に培われた日本の知恵と美的感覚を，海外で見出されることを望んだからである。

しかし作り手の育った環境が豊かな海や里山であれば，その人の個性となりブランドとなる。特に「和風」を強調しなくても，この国で生きてきた基本があればそれはそのまま日本の個性となりうるのである。

逆に，欧米の文化に根ざしていない日本人が，海外の香水を真似して作るのでは負けてしまう。日本の香水の歴史は浅い。他国にない，独自の文化を持つ日本人ならではの感覚が必要なのである。それがデザインの中に，必然としてにじみ出たフレグランスこそ，グローバルで認められる。

ただ処方は，その販売エリアのラボでされるべきかもしれない。パフューマーは日本の個性をそのままに，匂いの本質を変えることなく，しかしその国の気候風土に合わせて香りの強さを加減する必要があると思われる。

世界のマーケットを相手にしたメガブランドは，大衆のニーズに合わせて作る。それは，平均

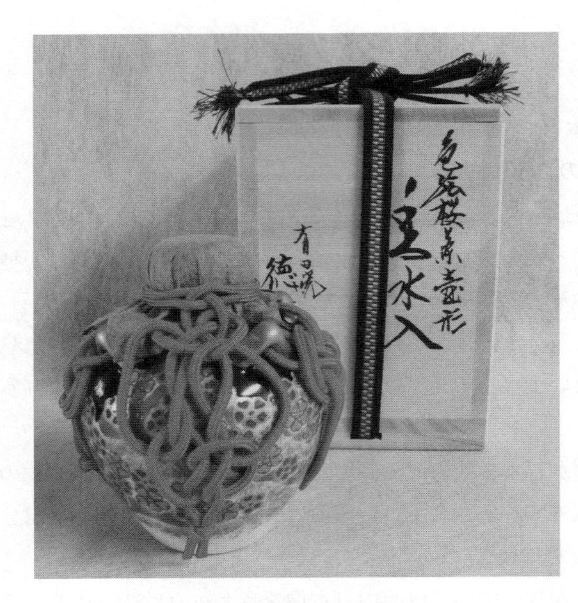

写真２　茶壺型香水瓶（有田焼）

化され，多くの人に嫌われない香り，失敗のない香りと言えよう。

大きいブランドも，最初は小さなメゾンから始まった。1900年代，ゲランもコティも，シャネルもディオールも，香水にはデザイナーのコンセプトが反映され，そのブランドらしさが色濃く出ていた。

しかし受け入れる顧客数を増やせば，エッジの利いたものは作りにくくなる。拡大に伴い特徴は薄まり，そういった大きなブランドが多くなるにつれ，個性的なものも減っていく。だからこそ，そこに際立ったブランドが登場する可能性がある。

いずれにしても日本は特殊な存在である。香水において，日本企業は世界の中ではニッチな存在だ。この個性を活かすことによって，世界での価値を認められるのではないか。

現在，日本企業は海外のパフューマーに香水の調香を依頼している。しかし「文化の理解」は情報ではなく，そこでの暮らし，生活の中で肌にしみこんだ感覚によるものだ。これから海外に日本の香水を出していこうと考えるなら，規模の大小にかかわらず，企業は自国のパフューマーを中心としたチームを使うべきだろう。

それがすぐに大きなビジネスに直結するかは未知数である。受け入れる顧客数をどこに設定するか，ブランドを育てあげる時間をどこまで耐えられるか。ビジネス面でコスト的な議論はあるが，地道に開発に取り組み，コンシューマーの掘り起こしをする，それが結局は生産的で永続的なのである。何が成功の形なのかは，次世代に評価されるはずだ。

3　ファイン・フレグランスの基本的な知識

他業界からフレグランス開発に関心を持たれた方のために，参考までにファイン・フレグランスの基本的な知識を下記にまとめた。

①賦香率（ふこうりつ）による分類（香水の品目）

ファイン・フレグランス，香水類は香料の濃度＝賦香率によって分類される。

一般には「香水」とひとくくりに呼ばれることもあるが，その香水に含まれる香料の割合によって，パルファン（香水），オー・ド・パルファン，オー・ド・トワレ，オー・デ（ド）・コロンの四つの賦香率によって分けられる（表4）。

②匂い立ち

香水（類・以下略）は一つの成分でできているのではなく，数十から百以上に及ぶ芳香成分から成り立っている。それぞれの芳香分子は異なる沸点を持ち，揮発速度も異なるため，一本の香水からは次々と違う匂いが上がってくる。

香水を吹いた後，匂いはつけたてから時間の経過に伴って少しずつ変化する。これを「匂い立ち」と呼び，最初5分から30分くらいに立ちあがってくる匂いを「トップノート」，その次の3～4時間くらいまでの匂いを「ミドルノート」，最後に残る香りを「ラストノート」と呼ぶ。

トップノートは香りの第一印象と言われる。消費者がテスターなどで香りを試した時に最初に出会う部分であるため，購入するかどうかを決める重要な要素である。流行を取り入れ，インパクトと嗜好性を高めるために各ブランドとも力を注いでいる。

ミドルノートは香りの中心的な部分で，ハートノートとも言う。主題，テーマを表現したもので，調香師が考える香りのコアである。当然ミドルノートのよしあしは，リピートが来るかの重要なファクターである。

ラストノートは，ボトムノート，残香とも呼ばれる。分子量の大きい，保留性の高い香料で構成される。匂いは2～3日残ることもある。

③タイプによる分類（香水の香調）

タイプとは，フレグランス製品を匂い別に分類する際のグループ名を指す。

i．シトラスタイプ：レモンやオレンジ，グレープフルーツなど，爽やかでフレッシュな柑橘系の香り。軽く，嗜好性が高い。15世紀イタリアの教会で作られた香水が始まりと言われる。

表4　賦香率

	呼び方	香料の割合	その他の成分	持続時間
i	Purfum　Extré（香水）	香料15～30％	アルコール＋蒸留水	5時間～
ii	Eau de Purfum（オー・ド・パルファン）	香料8～15％		3～5時間
iii	Eau de Toilette（オー・ド・トワレ）	香料4～8％		1～3時間
iv	Eau de Cologne（オー・デ・コロン）	香料2～4％		1時間

ⅱ. フローラルタイプ：ローズ，ジャスミン，すずらんなど，やさしい花の香り。ファイン・フレグランスで占める割合は高い。古くからある香調。

ⅲ. シプレータイプ：オークモス（苔）にパチュリ，ベルガモット（柑橘系）を加えた，渋さのある都会的な香り。1917年発売されたコティ社の「シプレー」がこのタイプ名の原典となっている。

ⅳ. フゼア：ラベンダーやベルガモットにクマリンなどを合わせた，古典的なメンズをイメージさせる香り。整髪料などにもよく見られる。1882年発売のウビガンの「フジュールロワイヤル」がタイプの原点と言われ，名前もそこから由来する。

ⅴ. オリエンタル：アンバーやムスクなどの動物性香料に，ウッディやスパイシーを加えた重厚でセクシーな香り。西洋から見た東洋のイメージ。

ⅵ. オゾン・マリン・グリーン：草木の緑，海や空気をイメージした爽快な香り。

ⅶ. フルーティ・グルマン：ピーチ，アップルなどの果物や，チョコレート，綿菓子のような甘いお菓子の香り。

ここに，さらに他の香調が加わり，タイプ同士が合わさった多くのバリエーションがある。

フローラルとグリーン，フローラルとフルーティ，シトラスとシプレーなど複数のタイプが合わさった中間的なタイプもあるが，女性用も男性用も，おおむねこの七つに集約される。

④マスとプレミアム（プレステージ）フレグランス

プレミアム・フレグランス，またはプレステージ・フレグランスとは，欧米を中心とする有名ブランドの香水類を指す。

マス・フレグランスは安価なノーブランドの香水類を指す。コピー香水や，ローカルな香水も入る。

⑤ニッチ・フレグランス

隙間を狙ったフレグランス・ブランド。大量生産をする巨大メーカーに対して，販路をあまり広げず，販売管理，品質管理をしている小さなブランド。2005年頃から増加してきた。例としては，アニックグタール，ラルチザンパフューム，フロリス，ミラーハリスなどが挙げられる。

新興フレグランスだけでなく，古いブランドが復活するケースもある。メゾンフレグランスと言われることもある。

ブランドのニッチだけでなく，狭いターゲット，年齢層，趣味性，所得層などいろいろな角度に対しても，隙間，ニッチな香りと言える。

第2章　コスメティック

窪田正男*

この章では「コスメティック」を，主に顔用の基礎化粧品，ボディ化粧品，メイクアップ化粧品，頭皮用化粧品と定義し，以下の説明をおこなう。

1　コスメティックに求められる香りと香りの役割

コスメティック製品は，機能的には顔や体・頭皮などのスキンケアをおこなうこと，またメイクアップ製品では肌・眉目・口唇・爪などの色調や質感を整え，容貌・魅力をアップさせることがその目的であるが，純粋な薬理的効果のみが求められているのではなく嗜好品的な要素もあり，毎日の肌のお手入れにおける使用中の楽しさや使用後の満足感など情緒的な価値も求められている。以下，コスメティック製品における香りについて，「求められる香り」と「香りの役割」について述べる。

1.1　印象・嗜好性・市場競争力

人は五感で製品を判断・評価する。コスメティック製品の使用者がはじめて製品に触れるいわばファーストコンタクトの場面で，製品のパッケージデザインと香りは，製品の第一印象を左右する大きなファクターとなるが，嗜好の高い「良い香り」のする製品は良い印象を持たれることができる。反対に，香りがまったくない製品は良い印象を与える要素の一つを欠くことになり，それは大きなハンデとなる。

製品を使い続けている間も，香りの嗜好は使用者に影響を与え，その製品の継続使用意向に大きな影響を与える。例えば，資生堂は，ある種の香りを繰り返し嗅ぐことによってその香りの嗜好が高まる現象について検討している。その香りは，熟れたフルーツ調やフローラル・アルデハイディック調，オリエンタル調など，濃厚さを感じる香調を持っており，また，その香りを繰り返し嗅ぐ経験があれば，その繰り返し嗅いだことに対する本人の記憶の有無にかかわらず，嗜好の上昇が起きることがわかった。同じものを繰り返し見たり聞いたりすると，そのものに対して好意を持つようになることを「単純接触効果」というが，この効果を香りにおいても見出すことに成功した。

---

* Masao Kubota　㈱カネボウ化粧品　スキンケア研究所　商品設計第4グループ
グループ長

また，コスメティック市場は，例えば，年齢別，肌質別，ライフスタイル別などマーケティングセグメント化が進んでいる市場であり，同一セグメントでの競合製品に比べてより嗜好の良い香りを提供することで市場競争力を得る一助とすることが可能である。

1.2　使用中の快適感，使用後の満足感

化粧水をコットンにとり肌にパッティングしている時，また，マッサージクリームを肌にのばしマッサージをおこなっている時など，心地良く快適にコスメティクスを使用してもらうためにも香りは重要である。

コスメティック製品に使用する基材（原料）には，特異なニオイのする基材も少なくなく，コスメティックを快適に使用してもらうためには，香りによる基材臭のマスキングは重要である。最近では，個々の香料原料と基材とのニオイのマッチングなどを検討し，使用する香料原料を厳選することで，より低い香り強度（より薄めの香り）や，従来マスキングに重用された重厚な香りよりも軽快でより嗜好の高い香りにより基材臭のマスキングをおこなう技術も発展してきている。

香りにより使用中の心地良さや快適感を高めることに関しての評価方法については，花王㈱のおこなった研究がある。これは，感情心理学の実験手法を用いて日常生活で感じる「快適感」の分析とその測定方法について検討したもので，日常生活で感じる「快適感」は，満足感や安静感などの16種類の感情の組み合わせで構成されていることを解明した。そして，上記の16種類の感情を表す言葉（落ち着いた，すっきりした，わくわくしたなど）をどのくらい感じているかを被験者に答えてもらい解析することによって，「快適感」の内容や強さを定量的に判定することが可能になった。

また，香りはコスメティックの使用中の快適感に関与するばかりではなく，使用後の満足感などにも大きく影響を与える。香りが関与する使用中の快適感や使用後の満足感はその製品に対する愛着の形成や，ロイヤリティ形成に関与すると考えられており今後の研究が期待される部分である。

1.3　製品価値の向上

嗜好性の良い香りはコスメティックの使用者に与える快適感や満足感ばかりではなく，製品価値そのものにも大きな影響を与える。

コスメティックは製品ごとに求められる機能が異なる。例えば，保湿用のスキンクリームは肌の潤いを長く持続させる機能が求められる。このクリームにロングラスティングな香りを賦香することで，クリームを塗った後に，使用者に時々香りを感じさせ，製品の存在を意識させることができる。このように製品の存在を長時間にわたり意識させることで，製品が長時間肌にとどまり，潤いを守ってくれているとの実感や期待を湧かせやすくすることができ，効果感を高めることができる。

これは香りの持つ「halo効果」的側面からも説明することができる。「halo効果」とは，ある対

象の持つ一つの特徴の良し悪しの評価にひきずられて，その対象のまったく別の側面の評価に影響してしまうことをさす。

例えば，香り以外はまったく同じ処方のボディミルクがあるとする。一方に柑橘系のフレッシュで軽い香りを賦香し，一方にはオリエンタル系の濃厚に持続する香りを賦香することとする。そして2つのボディミルクの使用テストをおこない，そのボディミルクの使用中，使用後の機能について答えてもらったとする。すると，機能的にはまったく同一のはずなのですが，柑橘系の香りのローションでは，さっぱり感やすっきり感が高く評価されたが，潤い感は劣る結果が得られ，オリエンタル系のローションでは，保湿感やその持続感が評価される結果となった。このように，「肌の潤い感向上」という機能にはまったく関係のない「香り」という一つの特徴により，潤い感の評価が高くなることを「ポジティブhalo効果」というが，コスメティック製品に賦香することで積極的にhalo効果を利用することが可能になる。

また，色は温冷感や重量感に影響を与えるといわれているが，資生堂は，香りにも温冷感や重量感に影響を与える働きがあることを見出した。この研究により，香りを嗅ぎながら，水の温冷感やモノの重さを評価すると，香りによって冷たさや重さが異なって感じられること，さらには，コスメティック製品の使用感にも香りによる違いが観察され，香りは製品の満足感においても重要な影響を及ぼすことが解明された。

1.4　香りの持つ心理生理的機能

嗅覚は非常に原始的な感覚であり，原始では生物の生死にかかわる感覚であった（現在でも都市ガスの賦香にその感覚が応用されている）。そのため，私たちは香りを嗅いだ瞬間に，それが「どんな香りであるか？」よりも先に「その香りが安全か危険か？」を判断してしまう。「安全か危険か？」は極端な例であるが，常に「好きか嫌いか？」を「どんな香りか？」よりも先に判断している。

これは嗅覚の脳における情報処理経路からも説明されている。つまり，ニオイ分子は鼻腔内の嗅上皮にある嗅絨毛中の嗅細胞にあるニオイ受容体に結合すると電気信号として嗅球に送られる。そして，嗅球から脳の情動や本能，記憶に関与する大脳辺縁系や価値判断や好き嫌いに関与する扁桃核と呼ばれる部位に嗅覚情報が直接伝わり，「好き嫌い」や「過去の記憶」を生じさせ，その後大脳皮質に伝わり「どんな香りであるか？」の情報処理をおこなっている。これは嗅覚のみに見られる情報処理である。視覚や聴覚などの嗅覚以外の感覚信号は，嗅覚とは別のルートをたどり，まず視床から大脳皮質に伝わりどのような情報であるかを判断した後に，最後に大脳辺縁系や扁桃核と呼ばれる部位に情報が直接伝わる。

このため，香りは他の視覚や聴覚，触覚などに比べて，より直接的に情動を刺激しやすく，直観的・情緒的な判断が下されやすい感覚だということができ，この嗅覚の特異性を上手く利用することで製品価値の向上につなげることが可能になる。

一方，人には生体を調節する機能として自律神経系・内分泌系・免疫系が備わっている。そしてこれらの系が関係し合い生体の恒常性の維持をおこなっている。これをホメオスタシスというが，ホメオスタシスには視床下部という部位が大きくかかわっている。嗅覚は大脳辺縁系からこの視床下部を直接刺激する感覚なので，香りは自律神経系・内分泌系・免疫系に影響を及ぼしやすいと考えられている。

このような香りの情報処理機構も関係し，香りを嗅ぐと様々な心理生理的な変化を起こすことが知られている。

1.4.1 アロマテラピー・アロマコロジー

様々な天然精油の持つ働きについて経験に基づく民間伝承からまとめていった「アロマテラピー」や香りの働きをより科学的に解明しようとする「アロマコロジー」によって，近年香りの持つ心理生理的作用が脚光を浴びるようになった。香りの持つ鎮静・覚醒効果やリラックス感・リフレッシュ感・集中力などをサポートする機能，さらには，不安や疲労を軽減したり，より楽しい気分にさせたりする機能，など様々な香りの心理生理的機能が科学的にも解明されつつあり，よりしっかりしたエビデンスのある香りをコスメティックに使用することが可能になってきている。

1.4.2 香りと自律神経系

自律神経系は交感神経と副交感神経の二つの神経系からなり，循環・呼吸・消化・発汗・体温調節・内分泌機能・生殖機能および代謝のような機能を制御している。また，ストレスの影響も受けやすく，特に不安・恐怖・怒りなどのストレスは交感神経系を活性化する。交感神経の活性自体は正常な生体反応であるが，ストレスが慢性化すると交感神経優位な状態が慢性化し，筋肉の緊張・血液やリンパの流れの悪化・疲労回復や生体修復などの遅れなどの状況が慢性化し，それらがさらなるストレスを引き起こすという悪循環となってしまう。

コスメティック製品に賦香された心地良い香りが情動を介して，ストレスを和らげ，自律神経系のバランスを整えることで，交感神経の過度な活性による肌の血行低下や皮膚温の過度な低下を正常な状態に戻し，交感神経と副交感神経がバランスした健康的な肌状態をとりもどす効果が期待されている。

ポーラ化成は，副交感神経の調節因子でありリラックス感に関係するアセチルコリンが表皮にも存在することに着目し研究を進めた。その結果，アセチルコリンには紫外線や物理的な刺激によって傷ついた肌細胞を修復する役割があることがわかり，ある種の精油が肌におけるアセチルコリン量を調節する作用があることもわかった。これらの研究により，精油には香りを通じてリラックスさせる効果の他に，コスメティック製品に精油を配合することで，表皮のアセチルコリン量を調節し，ダメージを受けた肌の修復効果が期待できることがわかった。

1.4.3 香りと免疫系

香りと免疫系の研究に関しては，三重大学の小森が，うつ病患者を対象におこなった研究がある。柑橘系精油の香りがNK細胞などの免疫系の乱れを調整し，医薬品だけではアプローチが困難だったうつ病の回復が見られたことを報告している。

１.４.４　香りと内分泌系

香りは内分泌系にも影響する。香りとストレスに関しては，唾液中のコルチゾールやクロモグラニンＡなどのストレスに敏感に増加応答する物質を測定することで様々な香りのストレス緩和作用が確認されてきている。

最近では，テストステロンやエストラジオールなどのホルモンの分泌に関する研究もおこなわれている。奈良教育大学　福井らは，行動内分泌学研究により音楽が身体や心に及ぼす影響，特に「音楽が及ぼす体内ホルモンバランス」に関しての研究をおこない，男性ホルモンの一種であるテストステロン，女性ホルモンの一種であるエストラジオールが，音楽により，男性，女性を問わず高まりすぎたホルモンを和らげ，逆に低下してしまったホルモン状態ではこれを高めてくれる働きがあることを見出した。香りも音楽と同様に情動を刺激し，喜怒哀楽など様々な感情を引き起こすことが知られている。そこで，カネボウ化粧品との共同研究において香りを嗅ぐことによりテストステロンとエストラジオールの体内変動を検討した結果，ムスク香気とローズ香気が，実験前にテストステロンの分泌が高いグループとエストラジオールの分泌が高いグループに対して減少させる効果を見出した。一方，テストステロンの分泌が低いグループとエストラジオールの分泌が低いグループに対してはこれを増加させる効果を見出している。

また，資生堂はスウィートオレンジオイルなどを配合したある種の調合香料の香りにより，女性の月経随伴症状が緩和され，肌状態が良好に保たれる実験をおこなったが，ここにも香りによるホルモンバランスが関与している可能性があると思われる。

１.５　香りの持つ薬理活性的機能

また香料素材には，「香り」として発現する機能の他に，その物質そのものが持つ様々な薬理活性を持つことが昔から知られている。代表的なものとしては，抗菌作用や抗酸化作用，消臭・マスキング作用が挙げられる。

１.５.１　抗菌消臭機能

コスメティック製品には，その安定性のためにある程度の抗菌性が必要とされているが，一方，市場や使用者の間では，コスメティクス製品への抗菌剤の使用に対して必要悪ととらえる傾向がますます強くなってきている。これからのコスメティック製品では，香料素材の持つ抗菌作用を上手に利用することで抗菌剤の使用量を抑え，より安心・安全な製品を提供することが求められてくる。

デオドラント製品には，発汗を抑え菌の働きを制御することで体臭の発生を抑える機能が求められている。これらの製品にも，「香り」そのものによる体臭のマスキング効果に合わせ，香料素材の持つ抗菌性を上手に利用することによって，必要以上の抗菌剤などの使用を抑えることが可能となる。

１.５.２　美白・美肌・育毛など美容機能

抗菌作用や消臭・マスキング作用に加え，最近は美白・美肌・育毛などコスメティック製品に求められている様々な美容機能が，香気成分にもあるという研究がすすめられている。

美白機能に関しては，2007年にカネボウ化粧品は曽田香料との共同研究により，純白のバラ「フェアビアンカ」の香りを形成する香気成分「ブランシロームMS」に高いチロシナーゼ活性阻害効果とリラックス効果があることを見出した。さらに，2010年には，古代ギリシャ時代から香料として用いられてきたアイリス精油に，抗酸化効果とメラニン生成抑制効果を発見し，コスメティック製品に応用している。また高砂香料工業の西澤らも，天然精油Cistus Labdanumに高いメラニン生成抑制効果があることを見出している。

美肌機能に関しては，資生堂はバラ精油中に含まれる1,3-ジメトキシ-5-メチルベンゼンが皮膚バリア機能の改善に有効であることを見出し，製品への応用をおこなっている。また，吉田らは肌の水分量や弾力性に関与するヒアルロン酸の研究から，ヒアルロン酸合成遺伝子（HAS-1～3）に着目し，香気成分とその遺伝子の関係について検討をすすめ，真皮細胞でのヒアルロン酸合成にかかわるHAS-2の発現を促す香気成分として(－)-ムスコンを，また，表皮細胞でのHAS-3の発現を促進する香料としてはサフラン精油を見出した。

育毛効果に関しては，カネボウ化粧品のおこなった毛乳頭細胞の増殖と香気成分との関連についての研究がある。この研究では，ジャコウアオイ精油中の（E, E)-ファルネシルアセテートが毛乳頭細胞増殖効果を持つことを見出している。さらに脱毛に関しては毛乳頭細胞の増殖低下や精神的ストレスなどが原因になることより，上記有効成分を用いた香りを用いて製品用の香りを調香し，唾液中のストレスホルモン測定などでストレス軽減効果も確認した「シャペローム」という香りを開発している。

1.5.3 ダイエット，睡眠など新たな香り機能

美白・美肌・育毛などコスメティック機能の他にも，女性の悩みに対応するいろいろな機能についての研究も進められてきている。

ダイエット効果に関しては，資生堂の研究がある。交感神経の活性により分泌されるノルアドレナリンが介在することによりカフェインによる脂肪の分解が進むことから，香りによる交感神経活性効果を検討し，グレープフルーツやエストラゴン，ペッパーなどの精油に交感神経を活性化する効果があることを見出し，香りとカフェインとの相乗効果により，脂肪細胞内で脂肪を効率的に燃焼させる理論を構築し，ボディ用スリミング化粧品に応用した。

カネボウ化粧品では，脂肪分解作用を有するカプサイシンと類似の構造を持つ成分の検索を進め，ラズベリーケトンに優れた抗肥満作用を見出し，製品化をおこなった。一方，大阪大学と共同で香りと食欲についての研究を進め，ここでは，摂食中枢の細胞に産生し，摂食量や飲水量の増加を引き起こす「オレキシン」というペプチドに注目した。「オレキシン」を作るmRNA遺伝子の発現量を測る方法などにより検討を進め，オスマンサス精油の香りに「オレキシン」の発現量を抑制する働きがあることを発見した。実際のボランティア女性を使用した食欲変動実験においても，「オスマンサスの香りのある群」では，「香りなしの群」に比較して，体調がより優れ，気分も向上し，食前・食後の満足感も得られ，体重・体脂肪率ともに軽減する傾向が見られた。

オスマンサスの香りに気分を落ち着かせる効果を確認し製品に応用している。

睡眠改善効果に関しては，花王・富山医薬大・国立精神神経センターの共同研究グループの研究がある。これは，杉や檜から高純度に精製した樹木成分「セドロール」の香気に，身体をリラックスさせる働きがあり，眠る前後の室内拡散で，睡眠導入時間の短縮・中途覚醒が減少することがわかり，「セドロール」の香気が，睡眠の質を高めることを実証した研究である。また，この研究成果はコスメティックだけにとどまらず，室内芳香剤など様々な入眠用の製品に応用された。

ユニークな研究としては，フェロモン的な研究がある。昔からある種の香りは，性的な魅力を増し，異性に好ましい印象を与えることができるといわれている。人には動物や昆虫にみられる性フェロモンの存在は見出されてはいない。またフェロモンの受容体である鋤鼻（じょび）器官は人では痕跡となり退化している。しかし，1971年マックリントックは他人のニオイが女性の性周期に与える影響についての研究を発表し，寮などで共同生活する女性に生理周期の同調が見られることを示した。そして後にラッセルらはこのような現象を引き起こす物質は人の腋下分泌物である可能性を示唆した。

メナードは，大環状ムスクであるアンブレットライドに，女性ホルモンの一種である17βエストラジオールの分泌を促進する作用を見出している。また，カネボウ化粧品では，ムスクや体のニオイ成分に関して，その閾値や嗜好性，誘発脳波の一種であるCNV測定をおこない男女間の違いを検討したところ，天然動物性香料の主要成分であるムスコン，シベトン，また体のニオイ成分であるある種の脂肪酸について，男女間での嗜好の相違や，CNV脳波発現の相違などを確認している。ポーラ化成工業でも，アンドロステノールやある種のウッディ・ムスク系の香りを嗅がせることでより異性を強く意識するようになることを，男女の顔写真などを用いた認識実験や誘発脳波での実験により確認している。

動物界においては香りの誘引・忌避機能は性フェロモンだけではなく，集合フェロモン・警報フェロモン・縄張りフェロモンなど様々な機能が存在することがわかっている。人においても無意識において香りによる情報伝達，香りによるコミュニケーションをおこなっている可能性は低くないと思われ，今後の研究や適切な製品への応用が期待される。

1.6　確かな品質

コスメティック製品には，求められる機能性や情緒性を満たし，ターゲットとなる使用者における嗜好も確保し，また，それらを製品コンセプトやメッセージとしてまとめあげ使用者に届けることが必要とされている。機能性，情緒性，嗜好性の部分で香りが貢献できる部分も広がってきており，そこに注目が行きがちになるが，製品の安全性，安定性，順法性が確保された確かな品質の製品を提供し，安心して使用してもらうことが一番の基本であることはまちがいない。

コスメティクス製品の安全性に関しては，香料としてはIFRA規制を順守することが基本であるが，コスメティックは主に肌をケアするためのものであり，肌につけている時間が長いことから，よりシビアに香料の安全性に関しての個別の基準を設けているコスメティックメーカーも少なくない。試験方法に関しても，in vitro試験などの開発が急ピッチで進められており，より簡便で正確な試験法の利用が可能になってきている。また，コスメティックに関しては，実質的な安全性の確保と同時に，使用者の安心・安全意識への対応を考慮する必要がある。科学的には安全性が確認されている物質であっても，配合されていることで使用者に不安を生じさせる成分は配合されるべきではないと考える。

香りはコスメティック製品の安定性に対しても大きな影響力を持っている。処方された原料は香料とともに，製造時の加熱工程・容器との相性・流通時の環境・店舗での環境・購入後の使用状況や保管環境など様々な条件にさらされる。これらの条件をあらかじめ想定し，製品の安定性を確保する必要がある。安定性の試験項目には，変臭・変色・分離・沈殿・腐敗など製品の劣化にかかわる項目や，容器の破損や変形に関係する項目などがあり，製品中の香料はいずれの項目にも無関係ではいられない。

特に変臭に関しては，香料以外の原料も経日によって変化するが，香料が注目を浴びがちである。香料自体の安定性はもとより，原料との相性，適切なマスキング香料素材の使用，原料から発生するニオイと香料の安定性との関係，嗜好性と安定性をバランスさせた適切な賦香量など様々な項目の検討や優先順位をつけた対応がコスメティックの香り設計者に求められている。

また，供給の安定性・継続性の考慮も必要である。化粧品原料と同様に香料においても，規制の変更，供給停止などで香料原料素材の代替を余儀なくされるケースが生じる。その場合，上記の安定性などの品質を確保したうえで，今までと同じ香りの製品を提供する必要があり，熟練の調香技術や品質確認のための労力が求められる。また，例えば希少な天然香料を使用する場合は，使用する製品の生産量と天然香料の供給量を検討し，生産量に対して充分な香料原料を確保し，市場への継続的な供給体制を用意しておく必要がある。

2　コスメティックへの賦香

以下，各種コスメティック製品への賦香に関し，おおよその賦香率と主要な香調について説明していく。

2.1　基礎化粧品

化粧水，乳液，クリーム，美容液，パックなど様々な剤型があり，その提供方法も単にバルクを容器に入れたもの，エアゾール状にしたもの，シートに含浸させたものなど様々なものがある。賦香率は，剤型や製品のコンセプト，市場での競合製品など様々な要因があり，一概に決まっているものではないが，一般的に0.005％前後から多くて1.0％程度の幅になる。

清潔感，リフレッシュ感，女性らしい柔らかさ，若々しさから，効果感，高級感など，基礎化粧品に求められる香りには様々なものがあり，実際に多種多様な香りが賦香されている。例えば，ローズなどの天然香料素材やレモン・アップルなどの単一の香りをテーマにしたシンプルな香りから，香水のように複雑な構成を持った香りまでバラエティに富んでいる。香りの組み立て方に関しては，使用中の香りを重視しトップノートやミドルノートを膨らませた処方が多くみられ，使用中からほのかな香りがある程度持続するような香調の製品が多くみられる。また，同一ブランドラインの化粧水，乳液，クリームを連続して使用する方法に合わせ，化粧水，乳液，クリームにかけて製品の香りを徐々に変化させているブランドもみられる。

2.2　ボディ用化粧品

ボディ化粧品は顔用の基礎化粧品と同様に，化粧水，乳液，クリーム，美容液，パックなど様々な剤型があり，その提供方法も単にバルクを容器に入れたもの，エアゾール状にしたもの，シートに含浸させたものなど様々なものがある。また，サンスクリーンやサンタンオイル，デオドラント製品もボディ化粧品に入る。

顔用の基礎化粧品に比べると賦香率の幅は広がり，高いものも多くなる。フレグランスブランドのラインからボディ用クリームが発売されていることや，ボディ用化粧品を，フレグランスの代わりに使用し香りを楽しむ使用者が多くなることが理由として考えられる。賦香率は基礎化粧品と同様の0.01％前後から，フレグランスのように10％程度までに広がる。

香調に関しても，多種多様であるが，基礎化粧品よりも残香性を重視した香りの設計をおこなっているものが多くなっている。

また，デオドラント製品もボディ用化粧品に入るが，これらはコロンと同様に香りを楽しむこのとのできる製品が多く発売されている。一方，無香料のデオドラント製品もあり，使用者によって使い分けられている。

2.3　メイクアップ化粧品

メイクアップ化粧品は大きく，肌の色調や質感を整える目的で使用されるファンデーションや白粉，メークアップベースなどのベースメイク製品，目や唇，眉，爪などを美化し，容貌を整え，魅力をアップさせる目的で，眉目，口唇，頬などに使用される色を含んだポイントメイク製品に分けられる。

ベースメイク製品の特に白粉やパウダーファンデーションに関しては，伝統的にパウダリーな要素を持つフローラルオリエンタル系・オリエンタル系・シプレー系の香りが賦香されていたが，近年では，原料由来のニオイが抑えられてきたこともあり，よりライトなイメージを持つものも増えてきている。賦香率は0.005％前後から0.5％程度の賦香が目安とされている。

ポイントメイク製品に関しては，眉目用製品に比べ，口唇用や爪用への賦香が多くみられる。特にリップバーム・リップスティックなどの口唇ケア製品やネイルカラーに関して，製品の色と香りを連動させてより楽しいイメージを演出しようとしているケースが見られる。この場合は，色から連想されやすいフルーツ，柑橘類，デザート類，花などシンプルな香りが選ばれる傾向がある。賦香率は，口唇用・爪用で0.01～0.5％，眉目で0.005～0.1％程度が目安となる。

2.4　頭皮用化粧品

頭皮用化粧品としては，育毛や養毛を目的とした育毛剤，ヘアトニック，スカルプ用化粧水などが挙げられる。

育毛剤の香りとしては，薬効感のある香り，もしくはシャンプーなどのヘアケア製品の香りとなじみやすい香りなどが要求される。ヘアトニックには，清涼感，清潔感，ある時は刺激感を感じさせる香りなども求められる。賦香率は0.05～1.0％程度が目安となる。

3　ナチュラル志向とコスメティックの香り

3.1　サステナブル意識の高まり

現在，欧米を中心にナチュラル志向の自然派コスメティクスの市場が大きくなってきている。その背景には「サステナブル（持続可能性）」の考え方が大きく影響している。

国連の人口統計予測によると2050年の世界人口は91億人になり，現状の「資源・エネルギー消費型」の経済がこのまま続くと2050年頃には水・資源・エネルギーが枯渇してしまうと予想されている。さらには，温室効果ガスの増大・生態系の破壊拡大などの環境負荷が，自然が本来持っている許容限界を超え，地球全体に深刻な影響を与えてしまうと考えられている。同時に現在の貧富差を利用した経済もいずれ行き詰り，極端にいうとこのままではいずれ滅びてしまうのではと危惧されている。

1984年の「環境と開発に関する世界委員会」（WCED，別名ブントラント委員会）にて「持続可能な開発」の概念が提唱され，1992年の国連環境開発会議（地球環境サミット）におけるリオデジャネイロ宣言やその行動計画（アジェンダ21）に「持続可能な開発」が盛り込まれるなど，「サステナブル」つまり持続可能性に関する真剣な議論が始まっている。

サステナブルとは「将来の世代のニーズを満たす能力を損なうことなく，今日の世代のニーズを満たすような開発」と説明されるが，コスメティックにもあてはめることができる。

3.2　自然派化粧品市場の成長

このような背景があり，欧米でははじめに自然食品の市場が成長し，それを追うように自然派コスメティクスの市場が急成長している。2007年の世界の自然派化粧品市場は約7500億円で，化粧品市場全体からみると約２％と小さいが，毎年10％以上の市場成長を遂げ，一説によると今後化粧品市場全体の10％程度まで伸長するといわれている。 その中でもドイツを筆頭に「オーガニック化粧品」市場の伸びが顕著であり，コスメティックの分野では今後の有望なカテゴリーの一つに数えられている。

（自然派化粧品はヘアケア製品も含むため，以後この章ではコスメティックという言葉ではなく，化粧品という言葉を使用する。）

自然派化粧品の分野は，大きくナチュラル化粧品とオーガニック化粧品に分けることができる。

ナチュラル化粧品はその特徴として石油由来の化学合成された原料ではない植物から得られた原料の使用をクローズアップしたものや，化粧品の安定性のための添加剤などの不使用などをアピールしたものが多く，処方的には従来の化粧品処方に使用する原料の一部を植物系原料に置き換えるなどの処理がされたものが多くを占める。一方，オーガニック化粧品は，原料や処方さらには製造工程においてオーガニック団体の「認証」をとり，認証をとったオーガニック化粧品は，パッケージにそれぞれの認証団体のマークをつけることで差別化をおこなっている。

オーガニック製品や化粧品市場の成長とともに，認証をビジネスとする団体が増え，欧米各国ごとに様々な認証団体があり，それらの団体が異なる基準をもって認証をおこなうなど，定義や規律が乱立し，使用者に混乱を与える恐れや，誤った認識が広まる恐れも出てきている。このため，オーガニック認証の基準を統一し，まとめていこうという動きも出てきている。COSMOSやNATUREなどの包括的な新たな団体への統合の動きや，ISO規格化の検討などが始まっている。

3.3　ナチュラルな香りとは？

このような自然派化粧品に対して，香りは二つの方向からのアプローチが考えられる。一つは，「ナチュラル化粧品」向け，一つは「オーガニック化粧品」向けである。「ナチュラル化粧品」の香りにおいては，ナチュラル感を香りで訴求するために天然精油を比較的多めに処方し，精油の香りが持つ天然感やワイルドさを上手く生かし，最終的な嗜好性や芸術性をバランスした香りを比較的自由に創作することが可能である。「オーガニック化粧品」の香りに関しては，自由度はあまり高いものではない。認証団体の処方基準に合わせるため，特に香料においてはオーガニック香料の使用が求められる。通常，調香師が使用できる香料素材は，天然香料や合成香料から自由に使用できるが，オーガニック化粧品では天然香料（天然精油）の使用が必須である場合が多く，かつオーガニック基準を満たした精油を優先的に使用しなければならない。したがって「ナチュラル化粧品」に比べできあがる香りのバリエーションも少なく，例えば，ラベンダーやローズマリーなどのハーブの香りがメインのものや，レモンやベルガモットを効かせたシトラス調，ローズやゼラニウムがメインのフローラル調などの香りが多く，主に合成香料の香りに依存するいわゆる一般的な化粧品の香りに慣れ親しんだ使用者に対して広く嗜好がとれる香りの創作は難しいものであった。しかし，最近では，天然精油から単離したいわゆる「ナチュラルケミカル」の応用が進み，合成香料的な単一の香りを持つ素材として使用できる香料素材が増えてきたことから，創作できる香りのバリエーションが広がり，「オーガニック化粧品」市場をさらに広げていくのではないかと予想される。

しかし，香り開発の立場からは，精油の扱いには注意が必要である。精油は天産物・農作物であるため，収穫ごとのロット変動がある。また，オーガニック精油は主に無農薬の有機農法での栽培を要求されるため，その変動が特に大きくなる可能性がある。通常の香り処方設計においては，精油の使用は精油のロット変動をカバーできる配合量にとどめるが，オーガニック化粧品用の香料処方では，精油の配合量が多くなるため，ロット変動の影響を直接受けてしまいがちである。オーガニック化粧品の香り設計においては1つの精油原料の香りに依存するのではなく，似た香りを持つ別の精油原料などを上手に組み合わせることでロット変動が起きてもそれを吸収できるように設計すべきである。

また，安全性の部分でも懸念がある。もともと自然派化粧品の使用者は，製品に一般の化粧品よりも高い安全や安心を求める傾向がある。このように求められているレベルが上がっている状況に対して，極端な例であるが，天然精油と合成香料を比較し「天然精油は安全であり，合成香料は安全ではない。」などと安易に結論し，誤った情報伝達をおこなうことは絶対に避けるべきである。香料の安全性に関しては天然精油も合成香料も同じ視点で同等に検討がなされるべきである。前述したように，精油にはロット変動の懸念が常にあり，また，産地や製法の違いによってもその内包する成分比率が異なることが知られている。確かに精油は長い歴史に支えられているが，安全性の検討が充分になされているか判断して使用すべきだと思われる。場合によっては，IFRA規制に頼らずにメーカーが独自に確認をおこなうことも必要ではないかと考える。「オーガニック化粧品」により天然精油の素晴らしさが再認識され，その使用が活性化することは化粧品使用者にとっても香料業界にとっても好ましいことであるが，誤った使用や情報発信により天然精油が誤解を受け，ふたたび忘れ去られることにはしてはいけないと考える。

4　香りによるコスメティック製品のブランディングと新たなマーケティングについて

最後にコスメティックには欠かせないブランド価値向上と，新たなマーケティングマネジメントにおける香りの役割について検討をおこなう。

4.1　香りとブランディング

モノを作れば売れた時代は終わり，現代はモノがなかなか思うように売れない時代になっている。コスメティックにおいても全体のレベルが上がり基本的な品質・機能において明確な差別化を打ち出すことが難しい時代になっている。

また，製品（モノ）の価値は，製品本来の機能である有形価値と製品本来の機能以外のイメージ・信頼感・優越感などの無形価値から成り立っていると考えられている。品質や機能といった有形価値のみではモノが売れない今，無形価値への期待が高まり，特に無形価値の代表である「ブランド」の育成はますます重要となってきている。

そして企業と生活者との間に長期的に確固たる絆を育て結ぶことができたブランドが「強いブランド」と定義され，より高い嗜好性を獲得した「強いブランド」は，よりプレミアムな価格で販売でき，生活者の継続購買につながるロイヤリティを獲得することができる。

コスメティック（基礎化粧品）において香りは，肌に対してのスキンケア機能が有形価値であり，香りは，（そのスキンケア機能など付加価値の検討が盛んになされてはいるが）主に無形価値に相当する。また1節で述べたように，香りが生活者に与える影響については様々な検討が進み，従来考えられていたよりも深く大きな影響を生活者に与えることができるということがわかってきた。

生活者との間に良好な関係性を強めブランドを強くするためには，そのブランドから得られる物理的・機能的な効能をベースに，そのブランドから感じられる感覚や気分などの情緒的な価値，そのブランドの醸し出す雰囲気などのすべての要素が，そのブランドが持つすべての価値や生活者に対しての約束として一気通貫した形でまとめられ，ブランドのターゲットユーザーに提供されなければならない。コスメティックにおいても，今まで以上にブランディングに香りがかかわっていくことが要求されてくるが，香りにはその要求に充分に答えることができるポテンシャルがあり，香り設計者によって上手に応用されるべきだと考える。

4.2　マーケティング焦点の変遷と今後の香り開発

一方，市場における新たな価値の創造という視点から，新しいマーケティングの考え方がクローズアップされてきている。現在，マーケティングの焦点は，製品（モノ）の基本的性能から，新たな機能へ移り，今後は生活者体験に移っていくといわれている。つまり，他社競合製品との製品性能の比較に価値を見出していたいわば企業発想の時代から，市場から求められている新たな用途や機能に価値を見出していた市場発想の時代に移り，これからは，生活者の情緒的な生活体験の中に価値を発見し，その価値を伸ばしていく生活者発想の時代になってくると言われている。

ディビッド・アーカーは「ブランド・エクイティ」という概念を提唱しその要素として，

①生活者がそのブランドでならなければならないというロイヤリティを持っているか

②ブランドの名前が知れわたっているか

③そのブランドから高い品質がイメージされるか

④ブランドから質の高い連想が生まれているかどうか

といった要素を述べている。

いずれも市場での製品と生活者との間に繰り返されるの関係の中に創発される要素である。

「ブランド」とは企業からの生活者に向けた約束でもあり，生活者はそのブランドを体験し約束を確認する。企業は統制のとれた一貫したブランドマーケティングを継続的におこない，生活者へのメッセージを発信し続けることで，市場における「ブランド・エクイティ」はさらに強化されてくる。

今後のコスメティックの香り開発においても，他社競合製品との比較や，新たな機能性の追加に加え，深く生活者とコスメティックとの関係性を観察し，生活者と香りの新たな関係性やそこに発生してくる新たな香り価値をすくいあげ，競争力としていくことが求められてくるものと考える。そのため，香り設計者にはより柔軟な生活者視点と，香り創作におけるより自由な発想が必要になってくると考える。

第3章　シャンプー・コンディショナー用香料の開発トレンド

吉沢弘美*

1　はじめに

人に与える，目に見える直接的な印象の一部である髪・ヘアスタイル。特に女性にとって髪は美の象徴のひとつであり，その髪に対する意識が相当に高いことを思うと意外なことに，シャンプーをroutine，面倒だけれどもやらなければならない日課と捉えている消費者は少なくない。シャンプーのテレビコマーシャルに展開されるようなうっとりとした表情での洗髪シーンは，テレビの中でしか見られない光景かもしれない。しかしその面倒な日課を楽しい日課に変えてくれる大きな要素のひとつに香りがある。元来さりげない香り，気にならない香りを好み続けてきた日本であるが，衣料用柔軟剤をはじめとし，香りを楽しむことを目的に洗剤・トイレタリー製品を選ぶ傾向が増えているという，香料開発者にとって大変好ましい昨今の香りトレンドの中で，日本ばかりではなく世界にも目を向けて，シャンプーの香りの位置づけや次世代に向けての開発の考え方などをまとめてみた。

2　シャンプー・コンディショナーにおける香りの役割

2.1　シャンプーの香りに課せられた新しい役割

「ブランドイメージ，商品コンセプトにふさわしく，新規性があって，しかも嗜好性のよい」香りの開発は，シャンプーに限らずほとんどのアプリケーションの香料開発が目指すところである。このフレーズには香料の安全性に基づく原料の規制，基材との相性と安定性，香料価格，および各ステージにおける望ましい強さや拡散性といった機能は当然考慮されているものとしてあえて含めてはいないが，これについても他のどのアプリケーションも，それぞれ内容は異なっても当然考慮している基本的要素である。そんな中，シャンプーの香りを他アプリケーションと比較した場合どんな特異性があるかを考えたとき，思い当たるのが，「シャンプーのような香り」がシャンプー以外のアプリケーションに多く応用されているという，最近になって特に顕著に見られる傾向である。例えば芳香剤における「シャンプーの香り」バリアント，そして，「シャンプーの香り」と謳ってはいなくともシャンプー的な香調の柔軟剤や衣料洗剤，さらには食器洗剤なども。最近調香師，エバリュエーターとシャンプー以外の市場商品を評価している際に「シャンプーみたいな香りですね」という言葉が評価者内からしばしば出てくる。では，シャンプーの香りはブ

＊　Hiromi Yoshizawa　フレグランス・コンサルタント

ランドによってそれぞれ異なるものであるのに，我々が一般的にいう「シャンプーのような」香りとは具体的にどのような香りをいうのであろうか。なぜ最近になってシャンプー的な香りが他アプリケーションに応用される機会が増えているのであろうか。思うに，構成が最もコンプレックスであらゆる要素を兼ね備えているのが現在の日本のシャンプーの香りではないだろうか。さわやかさ，清潔感がなくてはいけない，髪をいたわるような，そして長く使用しても飽きのこない優しさがなくてはいけない，頭髪化粧品としてのコスメティックな上品さ，華やかさもなくてはいけない，ナチュラル感も欲しい，そして日本においては特徴をはっきり前面に押し出さないようなマイルドさがなくてはいけない，そして，心地よい香りがほのかに長く髪に残らなくてはならない，などと考えながら開発していると，それらシャンプーの香りとして求められる要素を最大限に兼ね備えたコンプレックスな香りが自然とできあがる。そして，このような香りとしてのポジティブな要素は他アプリケーションにも応用されやすく，また消費者の反応もすこぶるよい，ということではないだろうか。そこまで考えが及ぶと，シャンプーの香り開発の役割は単にシャンプーのためだけに留まらず，他アプリケーションにも多大な影響を与えるという重要な意味合いを持ってくる。

長い間研究され応用されている香りの機能性に関しては，不快な臭いのマスキングから心理的作用まで訴求商品は数多いが，それらはシャンプーの香りにおいてはあくまで二次的な訴求であり，楽しみにつながる質の高い香りが求められていることに変わりはない。他にも香りに付加価値を持たせるマーケティング的要素として，使用されている香料素材の由来などをストーリー化したり，有名調香師によって開発された香りと訴求したりなどがあるが，いずれにしても消費者がそれを意味ある付加価値として捉えるかどうかの見極め，消費者へのわかりやすい伝え方，そしてなによりも，効果効能が実感できることが重要であると思われる。

2.2　コンディショナー・トリートメントの香り

本来シャンプーと，コンディショナー（リンス）もしくはトリートメント（ヘアマスク，ヘアパック）は香りの役割が異なるといえる。特に日本のようにシャンプーとコンディショナーもしくはシャンプーとトリートメントのペアユースが定着している国にとっては，シャンプーは洗浄中のさわやかで清潔感のある香り立ちが重要であるためそれを考慮した設計がなされるべきで，近年求められている心地よい香りが長く髪に残る残香性は，コンディショナー，トリートメントに盛り込まれるべく要素であるともいえる。しかし実際は，コンディショナー，トリートメント基材ではトップノートが立ちづらい傾向があるのだが，多くの消費者は残香性ばかりではなくシャンプーと同じレベルのトップノートからくるさわやかな香り立ちを希望するし，また髪に残るのは洗い流すとはいえ結果的にシャンプーとコンディショナーの両方が混ざり合った香りであることを考えると，シャンプーの残香性を無視するわけにもいかない。基材による香り立ちと安定性，香りの役割を考慮してそれぞれの香りを開発するのが理想ではある。現状では同ブランド内のコンディショナーおよびトリートメントの香りは，90％以上がシャンプーと同じ香料が使われているか，もしくはコンディショナー，トリートメントの基材に合わせて若干の手直しを加えるか賦香率を変えて使用されているケースがほとんどであり，まずシャンプーの香りが完成され，そこから他アプリケーションにどう応用していくかが考えられるケースが多い。

3 “日本の”シャンプーの香り

かつて日本のシャンプーの香りは「どれを嗅いでも似たよう」といわれていた時代があった。そしてその質はよくSUBTLE（控えめな，捉えがたい）と表現された。1990年代に入ってから成熟したシャンプー市場の中でシェアを取っていくため，香料開発の考え方が嗜好性重視の方向に偏り，後に述べるように海外と比較して香りの取り揃え・受け入れの幅が狭い中で同じような素材を組み合わせた香りの商品が市場の大部分を占めるようなことになってしまったとも考えられる。今現在でもその傾向が見られないことはないが，かつての嗜好性至上主義のような香り創りからは流れを変え，特にオリエンタルビューティ，ジャパンビューティといったコンセプトのブランドが成功し始めた頃から，よりコンセプトやブランドイメージを尊重した香り創りに変化してきたように思える。また，トップブランドでも１バリアントは比較的個性的な香りを使用しているなど，以前より市場の香り構成は幅を広げ，開発の可能性も広がっていくのではないかという期待が持てる。

3.1 欧米との比較

日本と欧米のシャンプーを比較してみよう。シンプルにその売れ筋商品を香りのファミリーで分類してみると，日本は香りの方向性が欧米より少なく，具体的にはfloral fruityや floral greenに集約される。その中身はコンプレックスで，floral，fruity，greenのそれぞれが様々な素材のブレンドであり，そこにcitrus，woody，muskなどがバランスよく組み合わされているが，欧米には存在するchypre，oriental，fougere，最近ではedibleなど，日本でもマイナーな商品には存在するかもしれないが，売れ筋商品がそれらの香りファミリーに分類されることはほとんどない。さらに細かく見ていくと，シャンプーに使用されている香りの要素も欧米はvanilla，様々なherb，wateryとバラエティに富んでいるが，日本では微量にアクセントとして見当たることはあっても，香りの主たる特徴として現れるような使い方はされていない。

かつてヨーロッパのエバリュエーター達と日本とヨーロッパのシャンプーの香りをそれぞれの観点から次のようにまとめてみたことがある。

- ヨーロッパから見た日本のシャンプーの香り
  さわやか・しつこくない・まとまっている・化粧品的・いろいろな要素が感じられる・漠然としていてどういい表していいかわからない・特徴がない・弱い・どれも似たように感じられる
- 日本から見たヨーロッパのシャンプーの香り
  馴染みがない・強すぎる・アグレッシブ・邪魔になる・特徴が強すぎる・直接的すぎる

こうして見ていくと，シャンプーの香りの持つ目的自体が日本とヨーロッパとでは異なるように思えてくる。ヨーロッパのシャンプーはわかりやすく記憶に残りやすい個性が重要であるが，日本はさわやかさ，軽さ，清潔感，コスメティック感とあらゆる要素を盛り込み，あえてはっきりとした個性を前面に出すのを避けるようなところがある。この背景には日本の湿度の高さ，清潔意識の高さなどもあるだろうが，古くから人の和を大切にし，周囲を不快にするような，目立つようなことをしてはいけないという日本的な考え方がどこかに働いていて，それが邪魔にならない，気にならない，誰からも好かれる香りを好む傾向につながっているといえるのかもしれない。

近年かつての嗜好性至上主義のような香り創りからは流れを変え，よりコンセプトやブランドイメージを尊重した香り創りに変化し，香りの幅もいくらか広がってきたように思えるが，日本人が従来好む根本的な部分は今後も引き続いていくであろう。そんな無難でコンプレックスにまとまっていて，洗練された高級感もあるが自己主張が控えめな日本のシャンプーの香りは，日本以外の国では嗜好性で高く支持される香りにはなりづらいが，決して「嫌われない」タイプの香りである。ゆえに多数の国で同時に受け入れられる香りを開発しなければならないグローバルブランドにおいては，注目されるべき香りのタイプのひとつといってよいであろう。しかし，逆に海外で海外用に開発されたシャンプーの香りをそのまま日本に持ってきても，その受け入れは思わしくないことがほとんどである。理由としては前記の＜日本から見たヨーロッパのシャンプーの香り＞で述べたようなものが挙げられる。例えば食生活においては，日本ほど世界各国の異なる料理を積極的に取り入れて楽しみ，あげくは日本的に変化させて定着させてしまっている国は他に例がない。食べ物には抵抗がないのに，こと香りとなると保守的ともいえる傾向を見せているのがおもしろい。

3.2　アジア内における比較

まず北アジアを見てみよう。中国，韓国と比較してみると，日本のシャンプーの香りは一般的に欧米と比較したときと同様，決して嫌われはしないが，大好きといわれる香りでもない。中国では近年売れ筋商品として浮上しているTCM（traditional Chinese medicine）配合の，その配合成分を直接感じさせるようなfougere，oriental，herbal調のシャンプーは別として，P&G社のグローバルブランドが強いこともあり，シャンプーの香りは一見日本に近いようではあるが，細かい部分での受け入れの差が見られる。例えば日本ではまだ受け入れが高いとはいえないwatery，melon系の要素は中国ではかなり好まれる香調であるし，逆に日本でトップノートによく使用されるgrapefruitには抵抗を示し，それら嗜好の違いが市場商品にも表れている。韓国はまた大分異なり，どちらかというとヨーロッパで好まれるようなorientalもしくはfloriental要素もあり，強さと，濃厚さのある個性のはっきりした香りが好まれ，実際香料の賦香率も他2国より高い。印象に残るインパクトが必要であり，そういった意味でも日本的な香りは物足りなく感じられるのであろう。

東南アジアは国によって多少の差が見られ，特にフィリピンはアメリカの影響を受けているかのように，red fruits系の甘く濃厚な香りの受け入れも高く，韓国と同様に賦香率も高い。しかし，東南アジアのシャンプーについて述べるとき，その大きな特徴となるのが，フケ用シャンプーが市場を占める割合の大きさである。これは中国においても同様である。日本にはロングセラーブランドのメリットがあるが，このブランドをフケ用シャンプーとして捉えている消費者はもはや少なくなり，洗髪頻度の高さを誇る日本でフケ用シャンプーという位置づけ自体が意味を持たなくなってきている。近年頭皮ケア訴求が増えているが，これはヘアエステ的な要素を主体とし，中国・東南アジア（欧米においてもフケ用シャンプーは重要なカテゴリーである）のフケ用シャンプーとは全く意味合いが違う。フケ用シャンプーには比較的男性ユーザーが多いこともあり，それに合わせた香り創りも当然異なってくる。フケ用といえば，薬効感を感じさせるfougereやaromaticなどが主流であった時代もあるが，現在は世界的にフケ用といってもコスメティックな効能訴求を併せ持つ商品が多くなり，香りもダメージケア・補修，保湿，つや訴求シャンプーとほとんど変わりなくなってきている。それでもfougere調の香りはフケ用シャンプーの香りとして，特にインドやフィリピンでは消費者に長年高く支持されている。全体的に見て，シャンプーにおける香りの重要度，長く強い残香性への要求は，東南アジア，インドでは他国よりも高い。

いずれにしてもアジア各国ではP&G社，ユニリーバ社が高いシェアを持ってグローバルブランドを展開しているため，市場商品を分析した際の国別の香りの差異が見えづらくなっている部分もあるが，以上いくつか例を述べたように，隣り合わせた国同士であってもはっきりとした差異が確実に存在し，それが消費者テストなどを通しても発見できるのは非常に興味深い。

4　グローバルブランドの香り

世界で最も成功しているシャンプーメーカーといえばP&G社，ユニリーバ社，ロレアル社であり，この3社で世界のシャンプーシェアの50%前後を占める。P&G社にはパンテーン，ヘッド&ショルダー，ハーバルエッセンス，アジアで支持されているリジョイスがある。ユニリーバ社にはサンシルク，ダヴ，アジアを中心に展開しているラックス，クリアーがあり，ロレアル社はフルクティス，エルセーブが欧米を中心に大きなシェアを持つ。前項で世界におけるフケ用シャンプーの重要性を記したが，これらメガブランドの中ではヘッド&ショルダーとクリアーのみがフケ用ブランドであるものの，それ以外のすべてのブランドに最低でもひとつ，多くは数種類のフケ用バリアントが存在する。

これらメガブランドはブランドによってグローバル展開であったり，リージョナル展開であったりするわけだが，その香り政策もメーカー別というよりはブランド別に採られているといった方がよいようである。同じ香料を複数の国で使用すること，反対に同じブランドでも異なる香りを国別に開発することの双方にそれぞれのメリットとデメリットがあり，ブランドとしてのアイデンティティ，香料コスト，香料開発にかかる時間と労力など，様々な要素を検討して決定されるのであろう。

しかし，同ブランドにおける香りの政策が常に変わらないままであるとは限らない。その変遷をブランド別に見ていくと，かつては地域別もしくは国別にいくつか異なる香りが世界中に存在していたのが一時世界共通の香りにまとまり，数年後にまた地域別，国別へと変化したブランドもあれば，同ブランドであってもある国ではひとつの香りがその国のすべてのバリアントすべてに使用されているのに対し，他のある国では複数の香りが存在したりする例もある。また，同じ香料が使用されている場合でも国によって異なる基材が使用されているとあたかも別の香りが使用されているかのように嗅げることもありうるし，日本以外の国ではバリアント数も半端ではない上にブランド内に複数ラインが存在するものもあり，これらの分析はかなりの複雑さを伴う。

海外シャンプーブランドが日本に導入される場合，香りの在り方としては次のうちのどれかになる。

- 海外で使用されている香りがそのまま使用される。
- 海外で使用されている香りが，賦香率を下げて使用される。
- 海外で使用されている香りを，日本のテイストに合わせていくらかの手直しをして使用される。
- 全く異なる日本用に開発された香りが使用される。

最初は海外と同じ香りで発売され，そう時間をおかずに日本用の香りに置き換えられた例は数多い。3で述べたように，海外で開発された香りを日本にそのまま使用するのは簡単ではない。例えばfloral fruityに分類されるシャンプーの香りはどの国においても最も多いが，同じfloral fruityであってもfloralの使い方が，fruity素材の選び方が，そのふたつのバランスが，そして他素材との組み合わせ方が異なるがゆえに最終的に日本のfloral fruityとは大分異なって感じられてしまう。これを海外の製品・香料開発者に理解してもらうのにかなり時間がかかることもある。

5　消費者・市場理解と香料開発への応用

5.1　消費者をよりよく理解するために

消費者テストはかつて香料会社にとっては提出香料を選出し，そのサポートデータ作りのために，シャンプーメーカーにとっては製品に使用する最終香料の選出のための，対ベンチマークでの嗜好性の程度を中心としたものが多かったが，最近はプロアクティブな分析からプロジェクトでの最終選出に至るまで，香料開発のどの段階で何を目的に行うかによって系統立て，あらゆる方法と分析テクニックを駆使して，より開発に役立つための消費者テストを定期的に行うことが重要になってきている。

香りの方向性が異なる数種類の売れ筋市場商品のみをテストにかけて香りのベンチマークを選定するような場合においても，開発香料をテストにかけてその受け入れ程度から新しい方向の可能性を見るような場合においても，どれが受け入れられてどれが受け入れられないかというランキング的な結果よりもその理由を探ることの方が開発に役立つため，結果分析にはリサーチ担当者と調香師，エバリュエーターが一緒になって十分な時間をかけて行うことになる。それにはリサーチ担当者もある程度の香りの知識を持つべきであり，調香師，エバリュエーターにはリサーチの手法・分析の知識が必要となる。

次に，香りそのものをテストにかけるわけではないが，香料開発に役立つデータ作りのために消費者を対象に行うテストの例をふたつほど述べたい。

かつて，日本における消費者アンケートなどで「好きな香りはどんな香りですか？」といった質問を投げかけると，大多数から「石鹸のような香り」という答えが返ってきた時代があった。個人的には消費者が意味する「石鹸のような香り」は決して石鹸の香りとして代表的なaldehydicがきいた，もしくはchypre調の底を持つ香りを指しているのではなく，石鹸，シャンプーなど洗浄剤を使用した後にそれらが混じり合ってバスルームに充満する匂いのさわやかさや清潔感さを指しているのであろうと感じていたので，その言葉通りに石鹸調の香りを開発しようとは思わなかったし，実際開発してみてもシャンプーの香りとしての受け入れは決してよくなかった。このように，消費者から引き出した香りに関する言葉をいかに理解して香料開発に役立てるかは重要な課題のひとつである。我々香料開発に日々取り組む香りの専門用語を熟知している者とそれを知る必要もない消費者とでは，香りを表現する言語が当然違う。消費者のいうフローラルが我々の意味するfloralであるとは限らない。最近では様々な消費者テストの手法を使ってそのギャップを埋め，消費者の言語を香りの専門用語に正しく置き換えようとする努力がなされているが，簡単な作業ではない。特にこれが日本のみならず世界数カ国の比較で分析していこうとすると，気の遠くなるような時間と労力が必要となる。例えば「さわやか」という表現ひとつを取っても，それをその国の言語に直し（同じような表現が複数ある場合はどれが最も共通表現としてふさわしいかを検討し），「さわやか」という表現の裏にある意味を理解し，そして消費者にいくつも異なる香りを嗅いでもらい，どういった香調に対してどの程度「さわやか」と感じるのかを突き詰めていくようなやり方もある。中には曖昧な言葉もある。例えば“ナチュラル”な香りと言ったとき，それは草原や森のような大自然に由来したグリーン系の香りを指す場合もあれば，漠然と科学的でない・人工的でないといった意味合いを示す場合もある。ある香料のナチュラル感というattributeを向上させようと思ったら，その辺りも理解しておく必要がある。言葉の理解を深めた上で，それぞれの言葉が香りの好き嫌いとどう関わっているか，どういった香調がどのイメージに結びつき，しいてはどのようなコンセプトをサポートすることにつながるかまで分析していけばさらに有用なデータとなる。当然国々の間で共通点も見つかれば驚くような違いも発見され，大変な作業ではあるがこのような基本的な香りの受け止め方は毎年データを取りなおさなければいけないようなものではなく，一度しっかり作り上げておけばグローバルな香りの開発には大変役立つデータのひとつとなる。

ふたつめの例として，国による洗髪習慣，消費者意識の違いを探ることもよく行われるが，これは一見直接香料開発につながりはしないように思えて，学ぶことは多い。習慣や意識の違いによって，香りに対する期待の内容や程度が異なってくる。国によるシャンプーの香りの違いにはどういう背景があるのか，つまりは，求められる香りの方向性および洗髪における各段階で求められる強さの理由を理解した上での香料開発に取り組むことは，消費者が求める香りを，細部に渡って系統立てて組み立てられることにつながる。

洗髪習慣として，日本はシャワー派なのかお風呂派なのか，朝洗うのか夜洗うのかなどの違いはあるものの，一般的に洗髪頻度は他国と比べて高く，消費者間で洗髪方法にそう大きな違いがあるわけではない。ところが気候の違いなどで国間に違いが存在するのは当然ながら，国によっては生活レベル，都市か地方かによっても一国内で習慣が大分違ってくる。

洗髪に使用する“水・湯”も様々である。インドネシア，タイ，インドをはじめとし，一年中暑い気候が続くアジアの国々では湯ではなく常温もしくそれより冷たい水で洗髪する人々が多い。そこでその温度でも洗髪時に十分な拡散性のある香りを開発しなければならないことになり，当然開発段階での香りの評価も同じ条件で行わなければならないことに思い当たる。中国では生活レベルによって湯が貴重である家庭もあり，沸かされたそう多い量ではない熱湯を水で薄めながら，その限られた量で器用にシャンプーを泡立てて洗い流す消費者を見学させてもらったこともある。香りも残るが基材も流されきっていないのではないか，それがフケやかゆみの早期派生につながるのではないかという疑問が感じられたりもした。

一日のうち，どの時間に洗髪するかは，香りがもたらす情緒的・心理的効果に関わる。朝の洗髪であれば，気持ちをリフレッシュさせ，活力を与えてくれるような香りがふさわしいであろうし，夜の洗髪であれば一日の疲れを和らげてくれるような優しさや暖かさが望まれるであろう。

洗髪頻度も重要である。毎日洗髪するのであれば頻繁に使い続けても疲れない，飽きのこないさりげない香りがいいかもしれない。逆に週1，2度の洗髪であればフケやかゆみをすっきり洗い流した満足感を与えてくれるようなインパクトのある香りが考えられるし，同時に頭皮や髪の臭いを感じさせなくすることも考慮しなければならない。インドのように洗髪頻度が高くなく，さらにココナッツオイルなどを常用する習慣のある国ではこれはより重要性を増す。

さらに男性消費者と女性消費者を比較するとどうなのか，年齢別にはどのような傾向が見られるのかなど，調査して明確にしたい項目は多岐に渡る。また，これら調査結果をレポートとして読むばかりではなく，開発チームが現地を訪れて実際に消費者の生活環境や洗髪習慣を目の当たりにし，理解をさらに深める試みもよくなされている。

実に様々な手法と分析法があり，さらに新しいアプローチが次々になされている消費者テストであるが，ほとんどの国で消費者テストにかかる費用は決して安くない。限られた予算の中でいかに有用なデータを得ることのできるテストをデザインするかが重要になってくる。

5.2　世界視野で市場を理解する

現在のように日本のブランドがアジアを中心として海外のスーパーマーケットの棚に並び，海外から出発した，世界の大抵の国で買うことのできるメガブランドが日本でも活躍している現状を考えると，シャンプーの香りの開発をグローバルな視野に基づいて進めていかざるを得ない時代に来ているのかもしれない。そのためにも市場の製品を日本国内ばかりではなく，アジア，欧米，ラテンアメリカと，世界的な視野で理解していくことが必要となっている。各香料メーカー，シャンプーメーカーによって様々な分析がなされているが，基本は一国一国のトップブランドおよび新製品の香り分析であり，次にそれを地域別にアジアはアジアで，ヨーロッパはヨーロッパでまとめて地域別特性を見たり，目的によってはメーカー別，ブランド別でcross countryに見たりしていく。さらには香りの方向性別に，floralであればどのようなfloral noteが主流であるか，新しいタイプのfruity noteとしてはどのようなものが見られるか，green noteの使い方はヨーロッパとアジアではどのように異なるか，などと細かく見ていくのが一般的であろう。

また，分析にあたっては，香りを方向性で分類するばかりではなく，コンセプト・訴求別に分類したときの香りとの関わり方，配合成分と香りの関わり，メーカー別香りの特徴など，トータルにあらゆる面から分析していくことが，役立つデータ作りの一環となる。

よく香りの変遷をその時代の消費者トレンドと合わせて分析する手法もとられるが，そこから今後のトレンドを予測するばかりではなく，影響力が多大なグローバルブランドの香り戦略の推移にも着目すべきである。グローバルなシャンプーメーカーが，いつどのように既存リーディングブランドの香りを変えてきたか，それが大きな変化であれば，なぜどのようにそのような香りが誕生することになったのか，これまでグローバル・フレグランスだったのが地域別，もしくは国別になった，これまでバリアント別に異なる香りだったものがひとつに統一された，もしくはその逆である場合，それらの変化の背景には何があるのかなどを，変化が起こると瞬時に分析するくらいのスピード感も大切である。

4で述べたように，メガブランドの香りの政策はブランドによってはかなり複雑な構成となっているため香り分析は容易ではない。分析にあたっては，センターとなる国に分析対象となるすべての製品を集め，世界各地の経験を積んだローカルのエバリュエーターもそのセンターに集結して意見を交換し，同意しあいながら分析を進めていくのが理想的であるが，合理化が進んでいる今現在ではそれも難しい。いずれにしても数カ国が参加する場合には統一された方法，フォーマットで系統立てて分析を進めていくことが肝心である。

最終的に“香りのトレンド”としてまとめ上げるには，消費者テストから導き出した結論と，市場商品の分析から導き出した結論の両方を細部に渡って検討した上で到達するのが望ましい。

6　グローバルな視点での香料開発

ここでは複数の国の開発センターが関わる，複数の国で共通に受け入れられる香りの開発について簡単に触れてみたい。日本人調香師のcreationがメガブランドに使用され，世界各国の異なる髪質の消費者がその香りに慣れ親しんできた例もあれば，日本で消費者テストを行ったときに高く支持される香りが日本人以外の調香師の手によるものである例も少なくない。国を超えて認められる香りの開発は今後さらに増えていくであろう。

前項で述べてきた消費者と市場を理解する作業は，多くの国が関われば関わるほど時間がかかるものであり，普段から長期計画でデータの積み重ねをしていくことが大切である。実際にプロジェクトが派生してから開発に与えられる時間は思ったより短いことが多いため，こういったプロアクティブな，地道ともいえる作業の繰り返しが重要であり，プロジェクトに対処するときの要ともなる。

先に述べたように，国・地域によって好まれるシャンプーの香りはそれぞれ異なり，ターゲットとなる国すべてで高く支持される香りはないといっても過言ではない。分析がきちんとできており，ターゲットとなる国間における共通に好かれる香りの要素，共通に嫌われる香りの要素，その好き嫌いの程度が明確にされてあったとしても，それを基に理想とする香りを開発することは難しく，しかも香りには常に新規性が求められ，すでに市場に存在するような香りでは競争力に欠ける。結局はターゲット国間で最も重要な数カ国で高く受け入れられる香りを開発することに的を絞り，重要度が低い国々での受け入れに関しては妥協せざるを得ないようなケースもあるであろう。この場合でも，たとえ高い嗜好性が取れなくとも，少なくとも嫌われない香りであるべきであり，そのようなときに3.1で述べたように，“日本的なシャンプーの香り”は考慮すべきひとつの方向性となりうるであろう。

複数の国の香料開発センターが関わるプロジェクトにおいて，プロジェクトリーダーの役割は大きい。各センターに調香師，エバリュエーター，アプリケーション，マーケティング，リサーチ担当者を選定し，期限内で開発を滞りなく進めていく綿密なスケジューリング，情報の適時な共有化，評価方法の統一化など，すべてを徹底させ，期限内に完成度の高い香料ができあがるよう，目を配り続けなくてはならない。最も大切なのはそのプロジェクトに望まれている香りの方向性を具体的に明確化し，開発チームが同じ方向に向かって高い意識レベルを持って参加し続けるように誘導することである。当然リーダーシップが求められ，同時に開発に関わる各部門の広い知識，香りに対するヴィジョンも必要であり，普段から社内でのグローバルネットワークを確立させておくことも大切である。

7　新しさの予測と追及

香料開発におけるクロスカテゴリーな考え方は近年特に活発になってきている。香りの構成・新規性という意味でファインフレグランスは香りの基本のように捉えられ，シャンプーをはじめとしてあらゆるアプリケーションに影響を与え続けているが，ここにきてファインフレグランスばかりではなく，あらゆる香粧品が互いに刺激と影響を与え合いながら，これまでの「このアプリケーションの香りはこうあるべき」といった型を超えて切磋琢磨しつつ香りの幅を広げている。実際にクロスカテゴリーで市場商品の香り分析をしてみると，10年以上前などと比べて，格段に共通要素が香りのトレンドとなってきている。例えばfruityな香りは，シャンプーにおいては1990年半ば過ぎからグローバルトレンドとして瞬く間に定着したものであるが，今ではあらゆるアプリケーションの重要な香りトレンドのひとつであり続けている。一時期は香粧品メーカーや香料会社の様々な市場調査の結果からか，世界で最も受け入れられるfruity noteはappleであるとばかりに，何を嗅いでもappleが主要な香りの要素として嗅ぎ取れた時期もあった。Fruityもその後peach/apricot，red fruits/berries，tropical fruitsそしてそれらのブレンドへと広がりをみせてきたが，今でもappleをベースにした香りは数多く，また，嗜好性も高いことは事実である。

シャンプーの香料開発に従事しているとしても，常にファインフレグランス，および他アプリケーションの新製品および香りの動向を素早く把握・理解することが，新しいタイプの香り創り，今後流行るであろう香りの予測につながっていくものであることは，今となっては誰もが認識していることである。もはやクロスカテゴリーの考え方は香粧品内のみに留まらず，食品・食生活のトレンドにまでも目を向け，新しさと将来性を見出すべく努力がなされている。

香りに新しさをもたらすひとつの方法として，香水の香りの骨格，もしくは部分的な要素を応用することは長らくシャンプーの香料開発に定着している。日本においてシャンプーの香りの変遷をふりかえると，最も多くシャンプーに応用されたのはEau de Givenchy（1985年発売）とEternity（1988年発売）である。あまりに市場でこの２香水の影響を受けた商品の割合が多かった時代もある。その後も日本で受け入れられそうな香水の新製品，もしくは売れ筋香水は常に注目され応用が試みられてきたが，前述の２香水のようなトレンドを作り出すまでに至る香水はいまだに見つかっていない。この理由のひとつに，香水自体に確たるアイデンティティを持ったものが少なくなってきていることも挙げられるかもしれない。仮にアイデンティティがあっても，それは日本では受け入れられるタイプのものではなかったり，シャンプーには応用しづらかったりする。アイデンティティがあり，一般的に好まれる香りで，しかもシャンプーに応用しやすい香水となると，そう簡単に見つかるものではないのであろうが，今後もEternityのような一大トレンドを生み出す香水を求めて，新製品に注目し続けたい。

市場にない新しいタイプの香りを提案するのはそう難しいことではない。商品や香りを作り上げる者にとってアイデアは無限にあるといってもよいし，香料開発者の思い入れでぜひ流行させたい香りもある。大切なのは，果たしてその香りは消費者に幅広く受け入れられ，新しい香りのトレンドを作り出す香調なのかを見極めることである。香りの受け入れには種類があることも考慮したい。最初は新しいがゆえに受け入れが思わしくない香りも，シャンプーとしての機能やマーケティング要素が受け入れられ市場に定着すれば，消費者がその新しい香りに徐々に慣れ親しみ，次第に受け入れられるようになる例もいくつかある。ブラインドテストでは受け入れがそうよくない香りも，商品コンセプトやブランドを提示したテストでは，ブランドおよびコンセプトサポートで高得点をとることもあるので，好き嫌いのみで判断するべきではない。

消費者の嗜好性の変化も見逃せない。前述のようにやや保守的な傾向を見せる日本の嗜好性であるが，例えば従来注意すべき香調であった“甘さ”を取り上げてみても，tropical fruits系の甘さや，orientalな甘さでもspicyやanimal noteをきかせたものではなく，やわらかなpowdery note，透明感のあるwoody noteを中心に組み合わせたものであれば，特に若い世代を中心にその受け入れは高まっている。この背景には日本人の食生活の変化，ネットショッピングの普及から香りの幅に富む海外製品に，初めはパッケージやコンセプトの新鮮さから入ったとしても，徐々に慣れ親しむ機会が増えたこともあるであろう。また，Escada，Anna Suiといった親しみやすいブランドの香水の香りに甘さの要素が多いことも関連しているかもしれない。現在ポジティブな甘さは香りに不可欠な要素である。

香りのリバイバルも考え方のひとつであろう。ただし，リバイバルされたときには必ず新しい要素が加えられてモダン化されている。その香りが流行った当時にはなかった香料素材も開発されているし，他の香りトレンドの影響もある。例を挙げれば1980年代初めに流行った10代をターゲットとしたヘアコロンシャンプーをはじめとするフルーティシャンプーは，はじけるようなインパクトはあったもののシンプルなフルーティの使い方であったが，今現在市場にあるフルーティシャンプーは非常にコンプレックスなフルーツブレンドになっている。1980年代中頃に一時はトップシェアも誇ったティモテシャンプーをはじめとするgreen herbalの使い方は，今では当時のような直接的なものではなくfloral，fruityと組み合わされたマイルドな仕上がりになっている。

日本で男性用シャンプーの規模は小さいが，欧米ではアジアの国々と共に徐々に成長しているカテゴリーである。日本ではcitrus系が主だが，海外では男性用香水から派生したfougere，aromaticなど，一般のシャンプーとははっきり異なる男性的な香りがつけられている。日本でもAXE（アックス）がボディフレグランス，ボディソープの分野で活躍しているように，seductionという位置づけでの男性用シャンプーが今後導入されていくかもしれない。そこには日本男性に人気の高いBvlgariの香水が応用されることも考えられるかもしれない。

新しい香料素材の開発にも期待したい。例えばcitrusを中心としたさわやかなトップノートが，本来は髪に残らないものであるが，それが残り香としてはっきり感じられるlinearな，最初から最後まで同じさわやかさを保てるようなシャンプーの香りとして実現できたとしたら，全く新しい切り口として展開できる。

クロスカテゴリー，グローバルなものの見方，変化を続ける市場と消費者。これらに常に着眼し学び続けることで，今後誕生するシャンプーの香りに，様々な要素がポジティブに溶け込んだ新しさが感じられることを期待したい。

第4章　パーソナルウォッシュ

藤本礼子*

1　はじめに

肌を洗浄しきれいにする機能を持つ製品であるパーソナルウォッシュについて，今回は以下のように製品を分類した上で，香りについて述べる。主に顔以外の身体を洗浄する用途に用いる製品カテゴリーを石鹸とボディソープとし，そのなかでも固形のものを石鹸，液状のものをボディソープとする。また，主に顔を洗う用途に用いる洗浄剤を洗顔料とする。

この3品には，肌を洗浄しきれいにする機能を持つ製品として，香りの役割に2つの共通点がみられる。第一に，使用前に手にとったときから，使用中，さらには使用後に肌の上へ残った香りに至るまで，すべての段階において，肌に使用する製品にふさわしいやさしさ・安心を感じさせる香りであること。第二に，主に使用している最中に，洗浄剤にふさわしいさわやかさ・清潔感を感じさせる香りであること。この2つの共通点を基本にしながら，剤型，使用部位（顔か身体か），製品性能やコンセプトなどによって，各製品における香りの役割とそれを表す香りのタイプが異なっている。

前述した2つの共通点を持つ香りであれば，これから述べる3分類の製品を，同じ香りで統一することも可能である。しかし，今回は次世代香粧品における香り開発の方向性として，あえて3つの製品カテゴリーの特徴や香りの役割の違いを明確にし，今後の応用への可能性を述べてみたい。

2　石鹸

パーソナルウォッシュの歴史を作ったのが石鹸であり，紀元前2～3世紀から20世紀後半に至るまで，日常生活におけるすべての洗浄行為が石鹸で行われていた。すなわち，現在のように主に身体を洗う用途に使われる以外に，衣類の洗濯や住居の掃除など，洗浄のあらゆる行為に，石鹸が関わっていたのである。そういったことから，石鹸は洗浄文化の根幹をなすものであり，後述するボディソープや洗顔料は，石鹸と共に生み出された身体洗浄，顔洗浄の文化と習慣を引き継ぎつつ，次世代の洗浄剤として発展を遂げている。

このように，いわば洗浄剤の元祖ともいうべき石鹸であるが，日本では1990年初頭からボディソープの使用率が大きく伸張しており，90年代後半には身体洗浄剤の主役の座を奪われている。

---

* Reiko Fujimoto　花王㈱　香料開発研究所　上席主任研究員；グループリーダー

一方で，海外では依然，基剤，製造法，添加成分や色，香りの異なる，多様な石鹸が現在も市場をにぎわせている国も多い。そうした輸入品も含めて，固形という独特の剤型を利用した魅力的な商品がボディソープとは別の価値として認識され，日本でも石鹸が見直される兆しがある。

2.1　日本の石鹸市場

石鹸の日本への渡来は16世紀中ごろといわれている。明治に入り輸入額が増大し，1870年代には国産の製造，販売が行われるようになった。多くの老舗の国内石鹸メーカーが，明治20年から明治末までの間に現在につながる代表的石鹸ブランドを発売している。それから1世紀が経過する間，石鹸は清潔の代名詞として家庭の必需品として広がり，さらにはお中元・お歳暮などの贈答市場も自家用に匹敵する販売額にのぼった。

こうして1970年代末以降，販売数量は安定的に9～10万トンを維持し，1991年にはピーク（数量11万5千トン，金額790億）となったが，その後急激なボディソープ市場の伸長に伴い販売額は減少傾向に転じ，1990年代後半にはボディソープの販売数量に逆転されている[1)]。

この市場縮小は，バブル崩壊後の景気低迷が長引くなかで起こった。まず，贈答習慣の変化に伴う贈答市場の衰退に大きく影響を受け，比較的に低価格のギフト品として重宝だった石鹸ギフトセットの販売額が急減したと思われる。ギフト市場の減少に伴い当用買いが増えれば石鹸市場の落ち込みはここまで大きくなかったはずだが，実際は同時並行的な形で，ボディソープやハンドソープの市場が拡大して現在に至っている。1994年のPB（プライベート・ブランド）ボディソープ商品の市場参入への価格対抗，また1995年からの詰換え用の普及，の2点を契機にした形でボディソープの平均単価が下がったことも見逃せない。ギフトの減少とボディソープの低価格化により，石鹸の大きな魅力である経済性がうすれ，急激に液体ボディソープの使用率を高める結果となったのである。わずか10年足らずの間に起こった市場と使用習慣のダイナミックな変化には特筆するべきものがあり，市場経済に起こりうる変化の可能性についての示唆に富む事例といえるだろう。

現在の石鹸市場は約290億円であり，ピーク時販売額の約3割となっている。各社から発売されていた贈答用石鹸ブランドは徐々に廃止となっており，現在の贈答石鹸市場は20億円と考えられる[2)]。

2.2　石鹸基剤

石鹸とは，動植物性油脂や硬化油を水酸化ナトリウムなどのアルカリでケン化し，塩析して得た界面活性剤である。本書で述べる固形の石鹸について，その原料の油脂は動物由来と植物由来のものがあり，植物性油脂としてはパーム油，パーム核油，やし油，オリーブ油など，動物性油脂としては，主に牛脂が用いられる。日本では1990年以降，植物油が原料の中心を占めるようになっている。その背景には，東南アジアの原産各国が，国策として食用油となるパームの生産に力を入れ始めたこと，消費者に対する植物の持つイメージのよさ，などがある[3)]。

また，製法技術，効果成分の添加などにより，各メーカーが特色のある石鹸を上市している。2000年に発売された「ピュアホイップ（花王）」は，微細な気泡を内部へ均一に含有させ，ホイップしたての泡を，そのまま固めて作る製法が導入され，泡立ちのよさを訴求している。「カウブランド　赤箱（牛乳石鹸共進社）」は，ミルク成分（乳脂），スクワラン配合でしっとりとした洗いあがりを訴求している。

また，1953年に発売された「薬用ミューズ（丸見屋，現P＆G）」は殺菌剤を配合しており，皮膚の殺菌，消毒に効果のある薬用石鹸である。このカテゴリーの製品は，汗や皮脂を分解して体臭をもたらす細菌の生育を抑えるということから，デオドラント石鹸ともいわれることがある。これらの製品には，いずれもそのパッケージに『医薬部外品』の表示をしている。

2.3　石鹸の製品と香りの変遷

石鹸は洗浄文化の根幹をなすものであり，後に続くボディソープや洗顔料は，石鹸と共に生み出された身体洗浄，顔洗浄の文化と習慣を引き継いでいると冒頭に述べた。そして，香りも例外ではなく，石鹸市場で生み出された香りが洗浄剤にふさわしい清潔感のある香りの代名詞となって，ボディソープや洗顔料の香りの潮流に引き継がれている。そこで，洗浄の香りのルーツを知るべく，石鹸の香りの歴史を紐解くことにしたい。

工業的な石鹸製造が始まった10世紀すぎの頃の石鹸として名高い「マルセイユ石鹸」には，シトロネラ様の香りが使われていたと伝承的にいわれている。また近代になってからは，本格的石鹸ブランドの元祖といわれる「イングリッシュ・ラベンダー（ヤードレー）」が1770年の創業からラベンダーを基調とした香りアイテムを発売し，今も継続している。ここで香料の歴史を重ね合わせてみると，本格的な工業化は16世紀頃からであり，石鹸の香りは香料の歴史と共に歩んできた可能性が大きい。イタリアからフランスへ香料が紹介され，香料植物を原料にした香りがオーデコロンや香水を生んだ時期は，上記2石鹸の発売時期のちょうど間にあたっている。

時代は進んで19世紀後半，明治20年代の日本で国産の石鹸が発売されたが，その頃の香りについても振り返りたい。1890年（明治23年）発売の「花王石鹸（花王）」の配合表を参考にすると，蘇合香（スティラックス），ユーカリプス油（ユーカリ油），茴香油（フェンネル油），山椒油の4種の天然香料が等量で配合されている。その後の香料処方を調査しても，天然香料を数種類混ぜ合わせたシンプルな構成となっていて，香調はいずれもスパイシー・ハーバルな香りであった[4]。

一方，時を同じくして19世紀，香料の歴史にも出来事があった。合成香料の誕生である。比較的早い時期に合成が成功した香料クマリン，ニトロムスク類は，他のフローラル素材やラベンダー油と一緒にバランスよく配合されることで，フゼア調の香りを生み出すことに貢献した。天然香料に合成香料を組み合わせた，これまでより複雑で深みのある香りづくりがスタートした。1931年（昭和6年）発売の「新装花王石鹸（花王）」はフゼア調であり，その典型である。

20世紀になると，合成香料の種類も増え，多種多様な香りづくりが可能になった。このころに合成された香料アルデヒドを使って，フローラルアルデヒドの香りの香水が多く発売されたが，これに続くように，フローラルアルデヒドの香りの石鹸が世に出ている。例えば，1925年発売の「ラックス（ユニリーバ）」は，香水「ミス・ディオール（クリスチャン・ディオール）」の香りを思わせるような，シプレ基調のフローラルアルデヒドの香りで有名である。

この後，現在につながる石鹸メーカーの創業や，ブランド石鹸の発売が続き，石鹸の香りにも多くのバリエーションが登場した。「キャメイ（P＆G）」や「ダイアル（ダイアル）」はフローラルブーケ調，「アイリッシュスプリング（コルゲート）」はフゼア調，「アトランティック（ユニリーバ）」や「コースト（P＆G）」はグリーンフローラル調である。これらの香りのタイプが，洗浄剤にふさわしい清潔感のある香りの代名詞となって，石鹸の後に続く，種々の洗浄剤の香りに影響を与えているといえる。

さてここで現在の日本の石鹸市場について，香りの傾向を述べる。香調としては「ホワイト（花王）」「牛乳石鹸　青箱（牛乳石鹸）」などにみられるようなフローラルを基調としたブーケ調，アルデヒド調である。これらの香りは商品が発売された当初から何十年も変わらず維持されており，日本の石鹸の香りの代名詞として消費者に親しまれている。

ボディソープと比較すると香りバリエーションの少ない日本の石鹸市場だが，2000年に発売された「ピュアホイップ（花王）」は，微細な気泡を内部に均一に含有させ，泡立ちのよさと共にフレッシュでみずみずしい香り立ちを実現して，泡と香りの快適感をコンセプトとしている。香調の違う4種類のバリアントには，2種類のフローラル調の他に，石鹸としてはめずらしいシトラス調とフルーツ調を持ち，石鹸でも幅広い香調を楽しみたいというパーソナル層に向けた商品となっている。

2.4　石鹸の香りの開発と応用

石鹸用香料開発において，まず基本的な前提となるのは，動植物油脂を原料とすることから，それぞれの油脂由来の独特な基剤臭のマスキング，マッチングである。その基剤臭とは，トップがアルデヒドの匂いで，残香が脂肪酸特有の重く油っぽい匂いである。この特徴に合う香りのタイプが，まさに石鹸の王道の香りである，フローラル・アルデヒドやフゼア調の香りであり，「せっけんの香り」とはまさに，石鹸の基剤臭によって生み出された香りのタイプであるといえる。

さらに注意すべきは，着変色である。賦香する香料の種類によっては，長期保管により石鹸に色が着くことがあるので，香料原料に制約が伴う。例えば，ジャスミン調の香りでは着色や安定性に問題のある場合が多い。ローズ調の石鹸が多いのは，自然のなりゆきなのかも知れない。

今後への展望であるが，日本を含めた多くの国での石鹸離れの潮流が広がる一方で，石鹸ならではの価値を見直す動きも見逃せない。何しろ，紀元前から延々と使用されている剤型であることで，人への安全性や環境へのやさしさなどは周知の事実である。ナチュラル志向でオーガニック製品などがブームとなっているなか，石鹸のそうした魅力を前面に押し出した自然派石鹸の商品化が多くみられる。

石鹸をゆっくり泡立て，豊かな泡のなかで香りを楽しむ時間。石鹸を使わなくなったことで同時に失うことになった緩やかなバスタイムのひと時が，忙しい現代人の生活のなかでは，逆に今，とても貴重で新鮮なものとなっていると思われる。自然との共存を目指す，これからの私たちにふさわしい「せっけんの香り」の創造が期待されている。

3　ボディソープ

前述のように長い歴史を誇る石鹸に比べると，ボディソープの発明はかなり遅く，18世紀後半になってからである。本格的な製品としては，1898年に後のコルゲートになる会社がパーム油とオリーブ油を用いて作った液体石鹸「パーモリーブ」を発売し，ヒット商品となったのが始まりである。その後，液体石鹸は掃除や洗濯を主目的とする剤としての展開が先行したが，一方で身体洗浄料としては，1975年に「ファ（ヘンケル)」，1980年に「ソフトソープ（ミネトンカ，現コルゲート)」が発売されるころ，ようやく市場の拡大が始まったようである。

日本でも明治後半以来，長いこと石鹸全盛の時期が続いたが，1980年代になって大手石鹸メーカーがボディソープを相次いで発売したのを契機に，その後は急速な勢いで市場が拡大し，1990年代後半には石鹸の市場規模を上回ることとなった。したがって，身体洗浄の文化と習慣が石鹸と共に歩んだ時代から，今のボディソープの時代へと変化してから，まだ15年ほどしか経っていないわけで，ボディソープは次世代の身体洗浄剤として，まだまだ発展途上といえるだろう。

3.1　日本のボディソープ市場

先にも述べたように，日本でのボディソープの本格的な市場形成は1980年代である。1970年代には既にボディソープが上市されていたが，年間売り上げ10億円程度の市場であった。1982年に「シャワラン（牛乳石鹸)」が発売，1984年に「ビオレｕ（花王)」が発売されたあたりを境にして市場がようやく50億円を超える市場となった。その後，徐々に市場を拡大し，1988年に約150億だった販売金額が1998年には石鹸の販売金額を逆転して約480億となった[5]。10年間で約３倍の拡大であり，市場の大転換だったといえる。身体洗浄の市場において，石鹸優位からボディソープが逆転をしたことについては，『2.1　日本の石鹸市場』を参考にされたい。

その後，市場はわずかに縮小しながら堅調に推移し，現在のボディソープ市場は約450億円となっている。その背景としては，石鹸からの需要獲得が上限に達したこと，石鹸からの転換をうながすきっかけともなった製品単価の急速な低下がある。値頃感のある大容量タイプや詰替え用，また増量した詰替え用などの企画品の発売により，使用量あたりの単価が下げ止まらず，販売数量は横ばいであるなかで，販売金額としての市場の縮小が続いている。

3.2　ボディソープ基剤

ボディソープは，主に脂肪酸塩をベースとしたものと，肌に低刺激な活性剤を利用したものがある。

脂肪酸塩の種類としては，泡立ちおよび泡質の観点から，ラウリン酸，パルミチン酸，ステアリン酸などから選択されるが，一般的には泡立ちの点からいってラウリン酸が主成分となる[6)]。塩はクラフト点の低いカリウム塩，トリエタノール塩が用いられる。また，脂肪酸塩のみでは身体洗浄剤として魅力的な使用感が出ないため，補助活性剤として両性活性剤が添加されていることもある。

一方で，肌に低刺激な活性剤を利用した処方だが，AGS塩（アシルグルタミン酸塩），MAP塩（モノラウリルリン酸），ES（アルキルエーテル硫酸塩）が用いられる。これらの活性剤は，十分な洗浄力を持ちつつも皮膚の角質層への浸透性が脂肪酸塩と比べて低く，それに伴って肌の保湿成分の溶出が低い。

その他，活性剤以外の添加成分を加えて付加価値を出したアイテムとして，殺菌剤や消炎剤を配合し抗菌タイプなどの訴求をした医薬部外品のボディソープや，皮膚にうるおいを与える油分を配合した保湿感の高いボディソープなどがある。

3.3　ボディソープの製品と香りの動向

石鹸より大きく遅れて，20世紀後半からようやく本格的な市場が形成されてきたボディソープだが，香りについていえば，洗浄剤の香りの代名詞として石鹸市場で生み出された香りが，ボディソープ市場において急速に応用展開されたといえる。ボディソープのさきがけといえる「ファ（ヘンケル）」や「ソフトソープ（ミネトンカ，現コルゲート）」では，ハーブ調やフゼア調の香りをスタートにしており，これは石鹸の初期の香調と同じ傾向である。

その後，合成香料が次々と開発され，石鹸でも様々な香りバリエーションが創作されるようになった1980年代，続々と発売されたボディソープは，ブランドコンセプトを具現化する特徴的な香りを開発，消費者に提案し，急激に市場を拡大した。例えば，スキンケアコンセプトで有名な「ダヴ（ユニリーバ）」や「ジョンソン＆ジョンソン（メーカー名も同じ）」などは，フローラル中心の香りで肌にやさしいイメージを表現。また，ビューティケアコンセプトの「ラックス（ユニリーバ）」もフローラル基調で，香水を思わせる高級感のある香りとなっている。一方，男性をターゲットにしたグルーミングブランドにもボディソープを展開するブランドが幾つかあるが，「ライトガード（ジレット，現ヘンケル）」はデオドラント効果感を想起させるハーブ調やフゼア調，「アックス（ユニリーバ）」はモテる男性をイメージした香水調と，同じ男性をターゲットとしたブランドでもコンセプトによって香調が差別化されている。

日本のボディソープ市場の香りについても振り返ってみたい。1980年代前半に発売された「シャワラン（牛乳石鹸）」はフルーティ・シトラス調，「ビオレｕ（花王）」はフローラル調を最初のアイテムとして上市した。その後，80年代後半には，各ボディソープブランドで複数の香りアイテム展開が行われるようになり，ミント調，シトラス調，フルーツ調，フローラル調の４香調で相次いで新製品が発売された。

この後さらに1990年から1995年にかけて，石鹸市場が最盛期を迎えている裏で，ボディソープ

Main	CITRUS			FRUITY		FLORAL					GREEN	HERBAL
Sub	CITRUS	FLORAL	GREEN	CITRUS	FLORAL	CITRUS	ALDEHYDIC	GREEN	FRUITY	BALSAMIC	FLORAL	FLORAL
	ビオレu シャキッと オレンジ （花王） ミルキィ フレッシュ シトラス （牛乳石鹸）	DOVE go fresh リフレッシュ （ユニリーバ）	ビオレu さらさら 素肌 （花王） ナイーブ アロエ （クラシエ）	ナイーブ リンゴ （クラシエ）	ビオレu ジューシー ピーチ （花王） DOVE go fresh リニュー （ユニリーバ） DOVE go fresh リバランス （ユニリーバ）	ビオレu プレーン （花王） ミルキィ マイルド フローラル （牛乳石鹸）	DOVE ビューティ モイスチャー （ユニリーバ） ミルキィ せっけん （牛乳石鹸） バウンシア （牛乳石鹸）	LUX ソフティ ラグジュアリー （ユニリーバ） LUX フローラルタッチ （ユニリーバ） ナイーブ カモミール （クラシエ）	ビオレu エンジェル ローズ （花王） LUX ホワイトチャーム （ユニリーバ） ナイーブ ローズヒップ （クラシエ） ナイーブ ももの葉 （クラシエ） ナイーブ アプリコット （クラシエ）	ビオレu うるおい しっとり肌 （花王） LUX ラディアントタッチ （ユニリーバ）	DOVE go fresh アクアモイスチャー （ユニリーバ） ナイーブ ユーカリ （クラシエ）	ビオレu ふんわり カモミール （花王）

図1　主な市販ボディソープの香りのタイプ（日本）

の新ブランドや香りアイテムが多く発売され，それに伴い香調も前出の4香調に加えグリーン調まで幅を広げた。

さてここで現在の日本のボディソープ市場について，香りの傾向を述べる。図1に現在の主な市販ボディソープの香りのタイプを示した。香調としてはフローラル調とシトラス調とフルーツ調の3香調が主流となっている。

フローラル調には，「ダヴモイスチャーウォッシュ（ユニリーバ）」「ミルキィ　バウンシア（牛乳石鹸）」に代表される石鹸のような印象のフローラル・アルデヒド調の香りと，「ビオレu　フレッシュフローラル（花王）」「ナイーブ桃の葉（クラシエ）」に代表される軽くやさしく明るい印象のフレッシュフローラル調の香り，の2つの方向性がある。各社代表ブランドのなかでも中心的なアイテムの香りはフローラル調であり，石鹸市場で生み出された香りが洗浄剤にふさわしい清潔感のある香りの代名詞となって，ボディソープの香りの潮流に引き継がれていることを証明している。

シトラス調は日本で特異的に嗜好性の高い香調であり，ボディソープの発売当初からフローラル調と並んで市場で優位な売り上げを持つ香調分類である。現在でも「ビオレuシャキッとオレンジ（花王）」「ダヴ　リフレッシュ（ユニリーバ）」といったアイテムがシトラス好きのユーザーに好まれている。

フルーツ調も1980年代からフローラル調と組み合わせる形での上市が多数あったが，2000年代に入るころからフレグランス製品の香りのトレンドを引き継ぐ形で，フルーツのアクセントが強く華やかで活き活きと感じられる香りの発売が相次いでいる。「ビオレｕジューシィピーチ（花王）」「ダヴ　go freshリニュー（ユニリーバ）」の他，フレグランス的なフローラル調にフルーツアクセントを強く持つ「ラックス　ホワイトチャーム（ユニリーバ）」などが代表例としてあげられる。

3.4　ボディソープの香りの開発と応用

ボディソープには多くのブランドがあり，その各ブランドが6～10種類，ないしはそれ以上のバリアントを発売しており，まさに群雄割拠の状況である。そのようななか，ボディソープの香りバリエーションは非常に幅広く，香調やタイプの選択肢が多いため，どのような香りを開発するか，悩みどころである。

そこで，ボディソープ用香料開発においては，製品用香料開発における基本に忠実に，開発する商品像，ターゲット，性能や使用方法についてきっちりと把握した上で，その商品の香りの役割を確定させることが大事である。さらに，これも当たり前のことであるが，開発するブランドにおける香りの開発戦略を明らかにしておく必要がある。ブランドがすなわちターゲットを決めている場合も多く，例えばファミリー向けは家族みんなに好まれる香り，パーソナル向けは高級感のあるトレンドを意識した香り，というように香りのタイプにも違いが出てくるだろう。香りの役割という点でも，ブランドらしさを具現化する香り，訴求する性能の効果感を感じさせる香り，香りを楽しみたいニーズに対応した香り，など多くの可能性がある。このような香りの存在価値を明確にすることによって，ようやく香りのイメージや香調・タイプを選ぶ目的や基準がクリアになるのである。

このように，ボディソープにおける香りの役割が大きく期待も高いことから，ボディソープの香りをもっと広い視野で考える必要があると思われる。一つには，入浴中・入浴後に使用する他の製品の香りとの連動性という観点で，例えばシャンプーや浴剤，お風呂上りにつけるボディケアも含めた，トータルなボディ周りの香りとしての提案ができるだろう。また，そのボディソープを使用する時間帯（朝か夜か）や季節などが限定されているのであれば，その時間や季節に関連した香り提案の可能性もある。

身体洗浄の歴史において，石鹸の後に続くボディソープは，これまでの洗浄剤の香りの潮流を引き継ぎつつ，新しい洗浄剤の香りの歴史を築いていく，その渦中にあるといえる。多彩な香りの演出が可能なのがボディソープであるが，新しい時代の洗浄剤にふさわしい唯一無二の香りがあるとすれば，それはどのような香りなのだろうか。次世代香粧品の香り開発において，最重要な製品カテゴリーの一つが，ボディソープであることはいうまでもない。

4 洗顔料

日本における洗顔料市場は，1980年代初頭の新製品発売ラッシュをきっかけにして石鹸から洗顔料への移行が徐々に進み，1990年代初めからは市場の伸びが緩やかになって堅調に推移している。前述の通り，身体洗浄剤の市場構成は，1990年代中盤に石鹸からボディソープへと急激な移行が起こっているが，洗顔はそれに先駆けて移行したことで，石鹸にはない洗浄力プラスαの魅力があることを消費者に知らしめる先鞭役を果たしたとも考えられる。

一方で，日本でも男性には洗顔に石鹸を使用する人がまだ多く，また海外では，女性でもまだ，洗顔料の使用率の低い国が多い。そういった国では，洗顔料を使うのはスキンケア意識が高い人であり，顔の洗浄のためには，石鹸と比較して高い機能（スキンケア効果や殺菌効果など）が欲しいと望む人である。

このように洗顔料は，前出の石鹸やボディソープと比べると，より化粧品に近いイメージや位置づけを持っている。化粧品の基礎化粧品シリーズの１アイテムとして洗顔料が発売されることも多い。したがって当然のことながら，石鹸やボディソープのターゲットがファミリーであるのと比較すると，洗顔料のターゲットはパーソナルであり，コンセプトや価格などの点で大きく異なっていることが多い。

なおここからは，特にトイレタリー市場の洗顔料ブランドとして発売されている製品を対象として話を進める。

4.1 日本の洗顔料市場

日本で洗顔専用として打ち出された初期の製品としては，1938年（昭和13年）の「洗顔用石鹸スキンソープ（資生堂）」があるが，この製品は洗顔専用の固型石鹸であった。その後ようやく固型タイプではない洗顔料として発売されたのが1966年（昭和41年）の「クリーム状洗顔料スキンライフ（牛乳石鹸）」で，このブランドは現在に至るまで継続して販売されている。その後1980年代初頭に入って「ビオレ（花王）」「エクボ（資生堂）」「シーズ（資生堂）」「ページワン（ライオン）」など多くの新ブランドの発売ラッシュがあり，これをきっかけに市場が徐々に拡大し，90年代初めにトイレタリーの洗顔料だけで100億円の市場へと成長した[5)]。

その後1999年に発売された「ダヴモイスチャーフォーム（ユニリーバ）」は，スキンケア成分1/4という特徴的なコンセプトがヒットし，一気にシェアを拡大した。さらに2000年代に入っても，トイレタリー市場は緩やかに拡大を続け，現在の販売金額は約280億円となっている。その背景としては化粧品からトイレタリーへの需要シフトがあるが，これは先に述べた「ダヴ」をはじめとするトイレタリー製品の機能訴求が強まったことを背景に，洗浄して洗い流す製品としての機能はトイレタリー品で事足りるという意識が強まったことによるものと考えられる。

一方で，2007年あたりから雑誌やTV番組などにおいて洗顔の重要性が取り上げられ，美容研究家の提唱する洗顔方法が紹介されたことなどが影響し，消費者の洗顔に対する関心度が高まり，化粧品系，トイレタリー系の両方で一段上の高機能化や付加価値の訴求（保湿，角質除去，アンチエイジングなど）によるアイテム追加や新製品発売が行われ，洗顔料の市場全体が活性化している。また，同じ2007年ごろから天然成分を配合した固型タイプの洗顔石鹸の発売が相次ぎ，消費者に新しい価値として促えられ人気を博している。こうした洗顔石鹸は，天然成分の効果感を表現するために，石鹸の色や形が天然をイメージするようなものになっていたり，香りもハーブ調やグリーン調などナチュラル感の高いものになっていたりする場合が多くなっている。それが自然派志向やスローライフなど社会トレンドもあいまって，消費者の心を掴まえたと考えられる。

4.2　洗顔料基剤

洗顔料も先に述べたボディソープと同様に，主に脂肪酸塩をベースとしたものと，肌に低刺激な活性剤を利用したものがある。洗浄剤としての高い機能を有することはもちろん，同時に皮膚保護の機能を併せ持つように設計されている。

脂肪酸塩の種類もボディソープと同様に，ラウリン酸，パルミチン酸，ステアリン酸などから選択され，その組み合わせや配合比を変えることによって泡立ちや泡質・洗浄力をコントロールすることができる。また，洗浄後の肌のうるおいや保湿といったスキンケア的要素の付与のため，油分や保湿剤を配合している。

一方で，肌に低刺激な活性剤を利用した処方だが，こちらもボディソープと同様にAGS塩（アシルグルタミン酸塩），MAP塩（モノラウリルリン酸），ES（アルキルエーテル硫酸塩）が用いられる。

さらに最近では，古い角質層の除去を目的に樹脂粉末やポリマーをスクラブ剤として配合した製品も開発されている。その他，ニキビ予防のために消炎剤を配合したもの，メイクも落とせるクレンジングをかねたものなどがある。また，泡と簡便性に優れた新剤型として泡で出てくるタイプの容器に入った製品も登場し，シェアを拡大している。

4.3　洗顔料の製品と香りの動向

洗顔料の歴史を紐解くと，最初の製品は1914年に発売された「ノグゼマ（ノクセル，現アルバート・カルバー）」という説が有力である。ノグゼマの香りは，その効果成分でもあるカンファー，メントール，ユーカリ油によるもので，天然香料を数種類混ぜ合わせたシンプルな構成は香料の歴史におけるこの時期の香りとして主流であった。香調はハーバル調であり，同じころに発売された石鹸の香りもこれに近い香りが多かったと考えられる。

これまでも述べてきたように，その後，香料の歴史が進むにつれ，石鹸にも多種多様な香りのバリエーションが生まれ，さらにその香りが洗浄剤にふさわしい清潔感のある香りの代名詞となって，ボディソープや洗顔料の香りの潮流に引き継がれたと考えられる。日本で初めてのペースト洗顔料として1966年（昭和41年）発売の「クリーム状洗顔料スキンライフ（牛乳石鹸）」は，フゼア調の香りであり，石鹸カテゴリーにおける代表的な香りのタイプを継承していると考えられる。

1980年初頭に入って，日本では「ビオレ（花王）」「エクボ（資生堂）」「シーズ（資生堂）」「ページワン（ライオン）」など多くの新ブランドが発売されたが，これらの香りは肌にやさしい清潔感のある香りという石鹸の香り価値を継承しつつ，シトラスやグリーンの香りが特徴となった軽いフローラル調である。既に述べてきたように洗顔料が石鹸やボディソープと比べると，より化粧品に近いイメージや位置づけを持っていることから，香りも化粧品に近い女性に好まれる軽くやさしいタイプが多くなったのではないかと考えられる。

その後，石鹸からの転換が一層進み，洗顔料市場が拡大を続けるなかで，日本の洗顔料の香りが爽やかに軽くなる傾向が続いていった。1980年初めに発売された前述のブランドも，3年おき位のサイクルで製品リニューアルを行う場合が多く，そのタイミングで香りも改良して新しさをアピールする施策がみられる。この背景として，日本の化粧品の香りトレンドが，徐々に爽やかで軽い香りに移行していたことがあげられる。化粧品原料の精製技術が向上し，基剤の持つ独特なにおいが少なくなってきたことから，用いられる香りも繊細で爽やかなものに変わってきた。その流れが，洗顔料の香りの嗜好にも影響しているのではないかと考えられる。

1999年に発売された「ダヴモイスチャーフォーム（ユニリーバ）」はフローラルグリーン調であり，爽やかで軽いフローラル調という洗顔料の香りの傾向は，継続している。その香りの範疇で，高機能化や付加価値の訴求によるアイテム追加に対応して，個々のアイテムの訴求する性能に応じた個別の香りを設計するブランドがほとんどである。例えば，爽快な洗いあがりが特徴のアイテムにはシトラスやミントの香り，しっとりとした洗いあがりのアイテムには甘さのあるフローラルブーケが多くみられる。

一方，ここで海外品の香りについても触れたい。石鹸に比べるとパーソナルで，化粧品に比べれば消耗品という洗顔料の位置づけは，アジアや欧米でも変わらない。そして，日本も含めた世界的な傾向として，洗顔料の香りの重要性はボディソープや石鹸に比べると低く，香りを楽しむという意識は少ない。こうした理由によるものか，アジア，欧米の洗顔料の香りは，日本と同様にフローラル調が中心で，フローラル骨格に付与するアクセント部分で特徴をつけた香りがほとんどである。例えば，中国品にはアクアティック，アメリカ品にはバルサミック，といったアクセントが多い傾向がみられる。

4.4　洗顔料の香りの開発と応用

消費者にとって，洗顔料の香りの重要性が低いことは前に述べた。そのため，洗顔料での香りの役割は，比較的に軽視されており，単に洗顔時の心地よい使用感をサポートする，ということにとどまっている場合がほとんどと思われる。その役割を果たすために，基剤由来の不快な匂いをマスキングした上で，スキンケアらしいやさしさ・安心を感じさせる香り，洗浄剤にふさわしいさわやかさ・清潔感を感じさせる香り，という範囲内で，ほとんどの香りが開発されているようである。

消費者にはその存在意義が比較的に低く感じられている洗顔料の香りであるが，実際には，洗顔中や洗顔後の泡や肌の感触・性能の感じ方に与える香りの影響はかなり大きいと考えられる。そのことは，無香料と賦香品の洗顔料を使い比べたときの感想をみれば，明らかである。さらには，香調の違う洗顔料を使い比べたとき，「さっぱり」「しっとり」といった使用感，さらには洗浄後の洗いあがりの肌の感触などにわたって，評価に違いが出ることは興味深い。推測であるが，香りが心理的に脳に作用し，洗顔料の使用感や肌の感触を感じる感覚に対して影響を与えているのではないか。

このように，洗顔料の香りには潜在的に秘めた力のようなものがあると考えられる。この潜在的な力に，香りの生理・心理的な効果を応用することにより，最終的には「洗顔するたびに肌を磨く効果のある香り」「丁寧な手間をかけた洗顔ステップを意欲的に続けられる香り」などの実現が期待できるのではないか。次世代の洗顔料の香り開発には，女性の肌をもっと美しくできる可能性が秘められていると考える。

文　献

1）日本石鹸洗剤工業会年報
2）花王調べ
3）石鹸洗剤工業会ホームページ
4）廣瀬孝博，香料，No. 236，p. 41（2007）
5）富士経済化粧品マーケティング要覧
6）今村孝ほか，香料，No. 187，p. 69（1995）

第5章　浴用剤

綱川光男*

1　入浴

1.1　歴史

入浴する行為は古くから行われている。現存する最古のお風呂は，ローマにあるトラヤヌス大浴場，カラカラ大浴場などの大衆施設であり，A.D.３世紀頃である。日本には，仏教が伝わった６世紀に中国から伝わったといわれており，「お風呂に入ることは七病を除き，七福が得られる」と説かれていた。そこで，寺院では，「体を洗い清める」大切な業の一つとして浴堂が備えられ，庶民に対しても入浴を施したことから，お風呂に入る習慣が始まったとされている。昭和初期は銭湯での入浴が主流であったが，高度成長期に風呂付のマイホーム，公団住宅やマンションなどの建築が増加し，自宅で入浴するようになった。現在は，2010年冬に実施した2000名の調査結果によると，自宅で毎日入浴している人が７割弱である。

1.2　効果

お風呂に入浴することにより，身体には，温熱，静水圧，浮力の物理的な作用が働く。

温熱効果は，温かい浴湯に入浴することにより，身体が温まり，血行が促進する。39℃以下のぬるめの入浴（微温浴）は副交感神経を緊張させ，鎮静的に働き，精神的にリラックスする。そのため，神経衰弱，不眠症，ノイローゼ，神経症の治療に用いられる。また，血管は拡張，血圧は下降し，入浴前後で心拍数の変化も少なく[1)]，高血圧，心臓病などの人の入浴にも適している。42℃以上の熱めの入浴（高温浴）は交感神経を緊張させ，興奮的に働き，活動的にする。入浴前後で心拍数は上がり[1)]，血管は緊張，血圧が上昇する。そのため，疼痛を軽減，痙攣や強直を和らげ，胃腸運動を調整するため，神経痛，胃腸病などに適している[2,3)]。

静水圧効果は，浴湯に入浴することにより，腹部に水圧がかかり，横隔膜を押し上げ，肺の容量を減少させる。そのため，呼吸回数が増し，心肺機能が高まる。また，水圧で圧迫された血液は循環を促進し，全身の血行が良くなる。

浮力効果は，浴湯に入浴することにより，アルキメデスの法則のとおり浮力が働き，体重が約１/10に減少し，筋肉の緊張をほぐし，緊張からくる脳への刺激が減少し，リラックス効果が得られる。

＊　Mitsuo Tsunakawa　㈱バスクリン　製品開発部　開発１グループ　グループ長

2　浴用剤

浴用剤（医薬部外品）の効能効果は，あせも，荒れ性，うちみ，肩のこり，くじき，神経痛，しっしん，しもやけ，痔，冷え症，腰痛，リウマチ，疲労回復，ひび，あかぎれ，産前産後の冷え症，にきびである。これらの承認されている効能効果は浴用剤の有効成分が浴槽の湯に溶け，湯の温浴効果および清浄効果を高めることにより，諸症状を緩和するとして認められたものである。

3　浴用剤の現状

市販される浴用剤を剤型ごとに分類すると1）粉体，2）錠剤，3）液体，4）粒状，5）その他に分類できる。

3.1　粉体

硫酸ナトリウムNa_2So_4・炭酸水素ナトリウム$NaHCo_3$を主成分とした温浴タイプの浴用剤，さらに保湿効果を期待できるスキンケアタイプの浴用剤，温泉をコンセプトにした温泉タイプの浴用剤や夏用のクールタイプの浴用剤などがあり，浴用剤市場のメイン剤型である。温浴タイプ浴用剤の香りは，ゆずや森の香りなど，子供から大人まで万人に受け入れられる香りを賦香した商品が中心となっている。他の香りでは，ローズ，さくら，ラベンダー，ジャスミンなどの花の香りや，ハーブ系，シトラス系のシングル香調の香りが主流になっている。スキンケアタイプの浴用剤の香りは，フローラルブーケ調，フローラルフルーティ調，フローラルグリーン調，フローラルシトラス調，スウィートフローラル調など化粧品の香りに用いられるようなフローラル系のやさしい香りが賦香されている。温泉タイプの浴用剤の香りは，温泉地の情景や特産物の香りをつけた各温泉地特有な香りをつけたタイプと温浴タイプの香りをそのまま利用したタイプに分類される。

3.2　錠剤

炭酸塩と有機酸を主成分として打錠した製剤で，お風呂に入れることにより，反応し，炭酸ガスを発生する浴用剤である。粉体と同じく温浴タイプの浴用剤が主体となり，クールタイプの浴用剤も存在する。香りは粉体と同じ傾向で，温浴タイプ浴用剤は，ゆず，森林調，ローズなどのシングルノートが主香調となり，各種バラエティにとんだ香りが展開されている。

3.3　液体

オイルを主体とする浴用剤でお風呂のお湯に投入することにより，乳化し，白濁する製剤であり，スキンケアコンセプトの商品が主体となる。香りは，フローラル，ハーブなどが中心に商品化されているが，乳化製剤であるため，香料の選択性と製剤との適合性もあり，粉体，錠剤に比べると香りの品種はかなり少ない。また，高分子を活用して白濁化させる商品も存在するが，保湿面においては乳化タイプに劣る。ハーブ抽出液を配合した薬効に特化した可溶化製剤もある。

3.4 粒状

錠剤と同じく炭酸塩と有機酸を組み合わせ，さらに温泉成分を配合して粒状に加工した製剤であり，お風呂に入れることにより，反応して，炭酸ガスを発生させ，血流を促進し，皮膚を塩類被膜（イオンベール）することにより，温浴効果が持続できる浴用剤である。つまり，錠剤製剤と粉体製剤の良いところを組み合わせた，新規な製剤である。香りは気分がやすらぐように，または，ゆったりするように，穏やかな香りが賦香してある。一方，粒状の岩塩を活用した製剤があり，香りはアロマテラピーをコンセプトにした，天然ハーブ系の香りでシリーズ展開を図っている。

その他に野球のボール状で発泡するタイプの製剤があり，スキンケアコンセプトや子供向けに商品化されている。

4 浴用剤への期待

浴用剤への期待は，㈱バスクリンの2011年調査によると，“温浴効果がある”，“疲労回復効果がある”，“香りが良い”がベスト３であり，以下“リラックス効果”，“肩こりや腰痛がやわらぐ”，“冷え症がやわらぐ”，“肌の乾燥に効果がある”，“肌をしっとりする”，“リフレッシュ効果がある”，“筋肉疲労がやわらぐ”などとなる。“香りによる良い効果”があると期待する人も20％を超えた。

4.1 温熱効果

浴用剤への一番の期待は温熱効果である。温熱効果を有する原料には，温泉成分である無機イオン，植物成分や炭酸ガスなどが有用である。

人は温泉成分の入った湯に温浴することにより，血管が拡張し，心拍出量が増加する。血流を介した体内への熱の運び込みを促し，体温が上がる。さらに，皮膚表面にイオンベールを形成することで，上昇した深部体温を持続させ，温熱効果を発揮する[4)]。

温泉成分である硫酸ナトリウムに関しては，硫酸ナトリウムを用いた入浴がさら湯浴と比較し，皮膚表面温度，指尖血流量を有意に増加せしめ，保温持続効果を有すると伊藤らが報告している[5)]。さらに，濃度が濃い方が高めの保温性と血流量増大効果があるという報告もあり[6)]，温熱効果を発揮させる浴用剤に活用できる有用な物質である。他に，硫酸マグネシウムMg_2SO_4に関しても温熱効果の報告があり[7)]有用な原料の一つである。

植物成分は入浴効果を高め，血流を促進，温熱効果を発揮する。

生薬のセンキュウは，含有するフタライド系物質が経皮吸収し[8)]，温浴効果を高め，血管を拡張[9)]することにより，温熱効果を発揮する。また，萬らは，センキュウ乾燥エキスの揮発部を適用して，皮膚血流量が増加したと報告した[10]。非揮発部の適用では皮膚血流量に変化が認められなかったことにより，揮発成分である香料においても，血流促進する香料原料の存在が期待される。

炭酸ガスの浴用剤の効能メカニズムは，二酸化炭素が経皮進入することにより，皮下筋肉組織の二酸化炭素分圧を上昇し，皮膚の毛細血管拡張組織酸素分圧を上昇，組織流量を増加，皮膚血流量を増加することにより，温熱効果を発揮される[11,12]。

炭酸ガスの効果に関しては，萬らが炭酸ガスを発生させることにより，血流量が急速に増加したとし，60 ppm以上の炭酸ガスを溶存していれば血流増加作用があるとする温熱効果を報告している[13]。ただし，炭酸ガスによる血流増加作用に水のpHが（酸性）大きく関与することを考慮しなくてはならないと条件を加えている[14]。

以上のように，温熱効果は温泉成分である無機イオン，植物成分，炭酸ガスそれぞれの成分において有効性が証明されている。また，これらの成分は医薬部外品の有効成分として，製剤開発のキー成分として処方開発に応用されている。温熱効果をさらに向上させる浴用剤の開発のために，香料の活用の可能性を探る。

香り成分の温熱効果への活用を考えると，萬らのセンキュウ乾燥エキスの揮発部が皮膚血流量を増加することからも期待できる。森谷らはラベンダー精油入り足浴とさら湯足浴により，足浴30分後ラベンダー足浴で有意に保温効果があったと報告している。さらに，心拍数は有意差が認められなかったとしているので[15]，入浴においても応用でき，温熱効果をさらに向上できると推測できる有用な報告である。

香りの吸引による温熱効果に関しては，角田らは，カモミール茶の香りを1分嗅いだ場合，白湯の香りを嗅いだ場合と比べて，時間の経過とともに末梢皮膚温が有意に上昇し，血流の改善効果があり，この効果が21分後まで持続したと報告している[16]。香りが吸引により，温熱評価である保温効果，血流増加効果のあることを証明し，さらに，心拍数は白湯の場合と比べて，カモミールの香りを嗅いだ場合には低下する傾向がみられたことにより，浴用剤に応用できる可能性を示している。

α-ピネンを吸入することにより，末梢血管が収縮し，脳血流が減少する。吸入後しばらくたつと末梢血流が増大し，脳血流が増大する。また，入浴剤としてα-ピネンを使用した場合，吸入のみの場合よりも著明な脳血流の増加を認めたとの菅野らの報告は，α-ピネンが皮膚より吸収されたことにより，血管拡張作用を示したと考察している[17]。

以上のように，香料成分が経皮吸収や吸引により温熱効果を期待させる報告がある。浴用剤の温熱効果を発揮する有効成分を，さらに強化できる成分として香料成分が配合されると，香料が今までの香りの面と温熱効果増強に有用な香料の面の両面を活用できる，新たな浴用剤の開発ができると考える。

4.2　疲労回復効果

現代社会は仕事や人間関係，さらに不規則な生活により，さまざまな精神的疲れや肉体的疲れを有している。その結果，浴用剤に疲労回復を期待する人が多いと考えられる。温熱効果により，温められた身体は，血行が促進され新陳代謝が活発になる。その結果，温熱による鎮痛効果で痛みをやわらげ，筋緊張が低下し，コリをほぐす。さらに，血流増加により，老廃物や疲労物質の除去が期待され，疲労回復効果に結びつく。

入浴による疲労回復効果については，今西らが運動負荷を与えた後に入浴することにより，筋硬度が柔軟化する傾向があるとの報告がある[18]。浮力効果により，軽くなった身体は，筋肉の緊張がほぐれ，さらに緊張からくる脳への刺激も減少し，心も解放されリラックスできる。

香りによる疲労回復効果については，中村が合宿研修中の人を対象に，寝室でのα-ピネン暴露時の疲労度を評価している。自覚症状調べで，頭が重い，だるい，肩がこるなどの項目で，統計的有為に低下し，フリッカー値測定では，変動率の増加が大きくなり，α-ピネンを嗅ぐことは，精神をリラックスさせ，疲労軽減効果を有すると報告している[19]。

精神的緊張が高まると，交感神経の活動が高まる。脈拍数が増加し，皮膚血管が収縮することにより，脈波振幅が減少する。さらに，皮膚電気反射数が増加し，基抵抗値は低値で持続される現象が起きる。中村はこの現象を活用し，α-ピネンを吸引することによりどのような変化をするか評価した。指尖容積脈波は，無処理時に比べて，時間の経過に伴って心拍数が漸減し，脳波の振幅が漸増し，さらに，皮膚電気反射の変化は，無処理時に比べて，皮膚電気反射数が時間の経過に伴って，低減し，基抵抗値は漸増すると結果を出した。これはα-ピネンを嗅ぐことにより，交感神経の緊張を緩和し，無処理時よりもリラックス状態に近づいていることを示していると報告した[19]。

α-ピネンにおいては，吸入により，脳波のα波を増強する作用がみられ，これは鎮静作用を示している[18]など数々の報告があり，香料が疲労回復効果を有することは十分に期待できる。

他の香料に関しては，福本らがラットにリモネンを採取させ，脳スライス浸透法やストレス負荷試験からコルチコステロンなど視床下部，下垂体，副腎皮質系や神経伝達物質のノルエピネフリンを介したストレス軽減作用を発揮し，リモネンがペリラ酸などの代謝物になることでより強くなり，肉体的，精神的ストレスを軽減できる可能性を示唆している[20]。

浴用剤での評価においては，鈴木らがゆずの香りの粉体浴用剤を使用して入浴時のリラックス感や快適感を評価している。主観評価では，浴用剤あり条件では，さら湯条件よりも，気分がポジティブ方向に高くなり，計算をさせて快適度を低下した後に入浴した試験においては，さら湯条件では安静水準時まで快適度が回復し，浴用剤あり条件では安静水準時よりも高い快適度であり，浴用剤を使用した入浴はリラクゼーションに促進的であると報告している[21]。

ローズ系の香りの入浴剤では，さら湯群と比較して交感神経系活動を亢進，副交感神経系活動を抑制し，自律神経系活動への影響を認め，香りの揮散性を高めるとその傾向が高まったことにより，交感神経系活動を高め，入浴による覚醒感，リフレッシュ感を高めるとの報告がある[22]。

入浴することにより，肉体的な疲労回復効果を有することが証明され，α-ピネンの香りにより精神的な疲労回復効果があることにより，他の香りにおいても疲労回復効果があると期待される。

一方ローズの香りにおいてはリフレッシュ感を高める作用がみられたことを考えると慎重に香料を選定し，調香する必要があり，出来上がった最終香料において，評価する必要がある。ぬるめの入浴による肉体的な疲労回復と香りによる精神的な疲労回復を組み合わせることにより，真の疲労回復が期待できる浴用剤が開発できると考える。それには，単品香料個々の評価と出来上がった調合香料の評価応用が期待される。香り以外にも浴用剤にリラクゼーション効果に影響するものとしては，湯ざわり，保温性，清浄作用，保湿性，色などがあり，特に色の設定は大切となる[23]。また，入浴法においては，ぬるめの入浴では，副交感神経系活動抑制への影響が強く，交感神経系活動には影響が少ないとの報告があり[22]，入浴法による提案も有用となる。

4.3　「香りがよい」

浴用剤に期待される効果の３番手であり，50％を超える人が期待している。特に独身女性で増加傾向にあり，女性全体では約60％の人が期待している。

入浴剤の香りに対する認知は，森林，ラベンダー，ローズなどが高く，興味も高い。ひのきの香りも興味がある香りとして，市場性はあるが，市販品は意外と少ない。香りは，使用する時の体調により，香調も選別される。疲れをとりたい時は，シトラス系，グリーンウッディ系（森林など）の香調が適している。スキンケアに対してはハーブ系（ハーブ，カミツレなど）やフローラル系（ローズなど）が適している。

嗅覚の機能は，加齢に伴って徐々に低下する。30歳頃をピークに加齢とともに低下していき，50歳を過ぎると検知能力と認知能力が低下する[24]。したがって，ターゲット年代に適した，香調と香りの強さの設定が重要になることも考慮する必要がある。

良い香りの入浴剤を開発するには，求められる香りを設定する必要がある。いやされそう，ストレスが解消できる，やさしく・マイルド，自然な感じなどがある一方で，ぜいたくな気分があじわえる香りなどの要求がある。

１）イメージから浴用剤の香りを設定すると，

優雅な香り，華やかな香りは，フローラル系の香りが適合し，トップはローズで，他にジャスミン，ラベンダー，さくらなどの香りが設定できる。また，ファインフレグランスからの香りの展開も可能である。

楽しい香りはフルーツ系の香りであり，トロピカルフルーツやピーチのフルーティ系の香りとグレープフルーツやレモンなどのシトラス系の香りが設定できる。

幸せを感じる香りは，結婚式から発想できるブーケや優雅さを持つローズの花束からのイメージにより，ブーケの香りやローズなどのフローラル系の香りが設定できる。

明るい香りは，レモンやグレープフルーツなどのシトラス系の香りやトロピカルフルーツの香りが設定できる。

さわやかな香りは，レモンやグレープフルーツなどのシトラス系の香りや森林系の香りが設定できる。

他に，ほのかな香りはさくらの香り，刺激の少ない香りは森林やカミツレなどのハーブ系の香りなどが設定できる。

2）香り別に浴用剤に賦香した時のイメージを想定すると，

森林は自然な香りであり，落ち着き，リラックスできる。さらに，安心でき，身体によさそうな印象を与える。

ひのきの香りは，昔，浴槽として使用されていたため，リラックスできる，安心できる，身体によさそうな印象を与える。

ローズの香りは，バラの花束からくる印象が強く，優雅で，華やかな香りであり，幸せになれる印象である。

ラベンダーの香りは，アロマテラピーに用いられる香料として知られており，自然でやさしく，リラックスできる香りである。カミツレも同様の傾向である。

ハーブの香りは，自然でリラックスできる点がラベンダーやカミツレと同様であるが，身体に良さそうな印象がより強く感じられる。

レモンの香りはレモンを食べた時の印象そのものである。つまり，さわやかで，すっきりし，明るい印象を持っている。グレープフルーツも同様の傾向である。しかし，シトラス分野でもゆずの香りとなると温かく，身体に良さそうな印象になり，レモン系の香りとは相反する印象になる。レモン系が夏向けの浴用剤にあった香りであるのに対して，ゆずの香りは冬向けの浴用剤にあった香りとなる。

子供の節句時に使用されるしょうぶの香りは，自然でやさしく，身体に良さそうな印象を与える。しかし，浴用剤として商品化されているものは少ない。嗜好性，季節性面の問題があると想定される。

フルーツ系の香りは，楽しくて明るい印象があり，子供が喜ぶ香りである。特にトロピカルフルーツにおいてこの印象は高い。ピーチの香りになるとやさしい香りのイメージが強くなり，単に子供が喜ぶだけでなく，肌にやさしいイメージを持たせる浴用剤への展開が考えられる。以上の情報を活用して，商品に適合した香りの設定を行う。

次に，浴用剤の香りの調香に入る。各種製剤に使用する原料の中には，香料との適合性に課題が生じる場合がある。特にアルカリ性を示す原料には注意が必要となり，原料と香り素材個々の選定を行う必要がある。粉体製剤の場合，賦香された香料は，粉体に香料が付着した状態になり，粉体個々が空気と触れあう状況になるため，香料そのものの時よりも，酸化される可能性が大きくなる。密閉度の高い容器では，容器内の酸素が減少し，減圧状態になり，容器形状に変形が起きる。密閉度の低い容器では，酸素がたくさん供給されるため，香調が変質する場合もある。香料が変質されないために，安定な香料を選択して調香するか，化学的，物理的に酸化されない状況を作り出す工夫が必要となる。香料が酸化されるには時間がかかるために，開発時点で匂いの評価を行い，良好な香りを選定しても，お客様が使用する段階で変質していることのないように，経時的な評価試験が必要となる。広山はバスソルトの基剤に単品香料1.5％賦香し，50℃２週間経過した時の単品香料の変化を検討し，Cyclamen AldehydeやOrange oilなどが不良であり，処理する必要があるが，簡単ではないと報告している[25]。入浴剤の香料として汎用される香料の中で，テルペン炭化水素であるLimoneneやテルペン系アルコールであるLinalool，Geraniol，Nerol，Citronellol，Terpineol，などの香料は，化学的な酸化防止の対応が必要となる。さらに，Ionone，Cyclamen Aldehydeやアルデヒド類であるAldehyde　C-10などの香料は，使用を控えるか，使用する場合は，物理的な酸化防止の対策を行うことにより，開発した時の香りを経時的に安定に保つことができる。

浴用剤用香料は，お風呂に入れた時に最良のバランスで香るように調香しなければならない。したがって，各単品香料がお風呂に入れた時にどのように匂ってくるのかをにおい紙で嗅ぐ時と比較して確認しておく必要がある。注意する点は，β-Phenyl ethyl alcohol　のようにお湯に溶け込んでしまい，におい紙の感覚で調香すると，お湯の中で香りのバランスを崩してしまうこともあるので注意が必要である。発泡するタイプの浴用剤の香料の時は，Benzyl acetate　のように，におい紙の時と異なった香り方をする香料もある。さらに，発泡状態に影響を及ぼす香料もあるので，基本製剤処方に各単品香料を賦香して，各単品香料の特徴をつかむことが必要である。液体製剤の場合は，お湯の中で乳化するタイプや，可溶化するタイプがあるため，全般に香料がお湯の中に入り込み，香りが非常に弱くなる問題点がある。この場合は，他の香料を引き立てる香料素材を見出す必要性があり，満足した香りの商品開発のためにも，香料調香技術の発揮できる点となる。

4.4　今後への展開　―睡眠・抗不安作用・健康―

全国1450名への調査（2010年）において，体調の悪さが気になることがあると回答した人が約6割に達した。病気ではないが健康ともいえない状態（未病）である。未病の人は，肩こり，目の疲れや冷え症などの肉体的な疲労を感じ，ストレスや不安を感じるなどの精神的な疲労がある人が9割弱存在する。さらに，未病の9割以上の女性は，肌トラブルを実感している。このような状態の人たちが，健康な状態に戻るために浴用剤が有効であることは理解できるが，さらに，不安を解除し，良好な睡眠を得ることにより，肌トラブルも改善できることを期待したい。

睡眠に関する香料の研究には，若命らがペントバルビタール誘導睡眠法における睡眠延長効果を検討している。6週齢のddY系マウスにエッセンシャルオイルを腹腔内投与し，ジュニパーオイルとラベンダーオイルで睡眠時間の延長を報告している[26]。また，小森は睡眠に対する香りの効果を，ラットを用いてバルビタール睡眠実験の増減で検討した。ペントバルビタールを腹腔内投与して睡眠させ，香りを嗅がせて生向反射の抄出時間を測定した。その結果，バレリアンで顕著な睡眠時間延長がみられ，パイン，ローズでも睡眠時間を延長したと報告している[27]。

エッセンシャルオイルによる睡眠時間の延長は，腹腔内投与により，さらに吸入によっても睡眠時間を延長することができることが期待される。しかし，現在の研究報告は，エッセンシャルオイルの評価が主であり，香料原料単品それぞれの睡眠に対するデータ収集が必要となる。香料による睡眠延長の可能性が見出されたが，マウス，ラットは入浴する行為にストレスを持つために，浴用剤としての評価ができないという問題点がある。渡辺らはホテルでの浴用剤浴と睡眠に関する検討を行った。夏季においては，自宅で入浴すると，25%の人がよく眠れると実感している。ホテルにて浴用剤を使用する入浴をすることにより，睡眠内容の改善を実感できたのは87%に達した。その内訳は，疲労回復感，寝つきの満足感，熟睡度，寝起きの気分などになっている[28]。冬季においては，入浴するとよく眠れると感じている人は76%に達し，その中で，浴用剤を使用した方がよく眠れると感じているものは12.5%いた。身体の冷え，冷え症，肌のかゆみなどが主な理由である。ホテルにて浴用剤を使用して入浴をすることにより，睡眠内容の改善を実感できたのは71.2%に達した。その内訳は，寝つきの満足感，熟睡度，寝起きの気分などになっていると報告した[29]。

入浴および浴用剤を使用して入浴することにより，十分な睡眠をとることができることが明確となり，マウス，ラットでの香料の睡眠に及ぼす影響と人との関係を結びつける研究がなされると，睡眠に有用な香料を配合し，浴用剤の効果と相乗効果を発揮した入浴をすることにより，深い眠りを得て，身体のリズムが整えられ，交感神経が抑制され，免疫力をも高めることが期待できる。

香料による抗不安作用に関しては，梅津がゲラー型およびフォーゲル型コンフリクト試験においてローズオイルに抗コンフリクト作用のあることを報告している[30]。ラベンダーオイルにも有意な抗コンフリクト作用があり，抗不安作用があることを予想している[31]。さらに，松本らは，ラットにジアゼパムを1 mg/kg腹腔内投与し，ラベンダーオイル100倍希釈を自然吸入させた結果，ジアゼパムの抗コンフリクト作用を導き，副作用である筋弛緩作用を低減させ，ラベンダーオイルに抗不安作用が期待されると報告した[32]。

抗不安作用に関する研究においては，マウスにおける，ローズオイル，ラベンダーオイルなどの数種のエッセンシャルオイルによる抗不安作用を研究している段階であり，今後は抗不安作用と香料原料各種のデータ収集などの基礎研究を充実させ，調合香料が不安を解消できる浴用剤へ開発展開できることが期待される。

健康面での研究に関しては，生体防御効果，免疫増強効果に対する研究がある。入浴による熱ストレスが，2日後にヒートショックプロテイン（HSP70）を増強させた。さらに，免疫力を表わす指標となるNK活性も大きくなっているとの報告がある[33]。また，今井らは，α-ピネン配合浴用剤に毎日，4週間入浴した試験において，細胞性免疫能の賦活ならびに末梢血リンパ球亜群構成の恒常性維持に働く可能性を示唆し，ウイルス性疾患の発症予防（かぜの予防），症状緩和に有効性が期待できると報告した[34]。

ヒートショックプロテインは，浴温40℃に20 min入浴することで増加する。健康を維持するには有用な方法であるが，かなりハードな入浴条件である。今井らの報告にあったα-ピネンによる有効性を考慮していくとハードな入浴条件を緩和することが可能になり，日常の入浴条件でもヒートショックプロテインを増強できるような浴用剤が開発できる可能性がある。

体をきれいにする浴用剤，身体を温める浴用剤において，香りは嗜好性を向上するために使用されてきたが，今後は，浴用剤の効能効果に有効な物質（＝香料）としての展開が期待できる。

文　　献

1）バス・リラクゼーション，風呂文化研究会
2）関大輔，aromatopia，**54**，4-6（2002）
3）Toru Yanagisawa，aromatopia，**54**，68（2002）
4）田中ほか，日温気物医誌，**50**(4)，187-196（1987）
5）伊藤ほか，日本香粧品科学会雑誌，**6**，175-180（1982）
6）中村浩三，日本香粧品科学会雑誌，**10**，244-250（1986）
7）長井ほか，日生気誌，**29**(1)，25-33（1992）
8）難波ほか，和漢医薬学会誌，**8**，290-291（1991）
9）小川ほか，愛知医科大学医学会雑誌，**22**(2)，327-334（1994）
10）萬ほか，日温気物医誌，**56**，3（1993）
11）須藤ほか，体力化学，**39**(6)，787（1990）
12）萬ほか，日温気物医誌，**55**(4)，207-214（1992）
13）萬ほか，日温気物医誌，**47**，123-129（1984）
14）北野ほか，炭酸ガスと光合成一炭酸ガスの化学，149，共立出版（1977）
15）森谷ほか，AROMA RESEARCH，**12**，72-77（2002）
16）角田ほか，AROMA RESEARCH，**17**，57-61（2004）
17）菅野ほか，フレグランスジャーナル，**77**，723-727（1986）
18）今西ほか，日本香粧品科学会第23回学術大会，56（1998）
19）中村浩三，香粧会誌，**10**(4)，716-722（1986）
20）福本ほか，AROMA RESEARCH，**26**，158-163（2006）
21）鈴木ほか，日本感性工学会第3回春季大会予稿集，B23（2007）
22）渡邊ほか，AROMA RESEARCH，**44**，352-357（2010）
23）伊藤不二夫，フレグランスジャーナル，**69**，22-26（1984）
24）丹生健一，AROMA RESEARCH，**25**，2-5（2006）
25）広山　均，Fregrance Jarnal，**2**(1)，70-75（1974）
26）若命ほか，AROMA RESEARCH，**15**，45-48（2003）
27）小森照久，AROMA RESEARCH，**44**，20-24（2010）
28）渡辺ほか，日本生理人類学会第64回大会，**12**，4（2011）
29）渡辺ほか，日本睡眠学会第35回定期学術集会，49（2010）
30）Umezu T, *Pharmacol. Biochem. Behav.*, **6**，35（1999）
31）梅津豊司，AROMA RESEARCH，**18**，38-45（2004）
32）松本ほか，AROMA RESEARCH，**16**，40-45（2003）
33）伊藤ほか，日本臨床生理学会雑誌，**38**(5)，64（2008）
34）今井ほか．日本ウイルス学会総会（1994）

第6章　ファブリックケア

一ノ瀬　昇*

1　はじめに

近年の衣料用洗剤や柔軟剤などのファブリック製品には，香りの品揃えや香りの企画品が多く見られ，これらが生活者の購買意欲を高める一要因になっている。ファブリック製品の香りは重要な役割を占めるようになり，製品使用時の心地良さの付与はもとより，製品のイメージやコンセプトを演出し伝えること，香りによる差別性など，付加価値を向上させるための手段としても活用されている。好ましい香りを嗅ぐと良い気分になって家事の負担が軽減されるなど，多くの人が実感することであり，暮らしの中に様々な香りを取り入れて楽しむ人々が増えている。

本章では特に，日本の衣料用洗剤と柔軟剤を中心に，香りの動向やその背景についての考察，今後の香りの展望について述べる。

2　衣料用洗剤

衣料用洗剤は，重質洗剤（heavy duty detergent）と，おしゃれ着のようなデリケートな衣料素材を対象とする軽質洗剤（light duty detergent）に大別できるが，ここでは主に重質洗剤について述べる。図1に衣類用洗剤の市場規模推移を示したが，日本の洗剤市場は出荷ベースで約

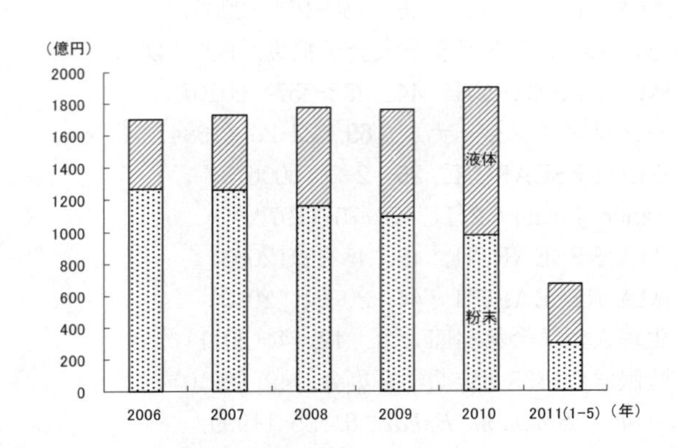

図1　洗濯用洗剤の市場規模推移（経済産業省：化学工業統計）

*　Noboru Ichinose　ライオン㈱　研究開発本部　調香技術センター　副主席研究員

1,800億円規模であり，この数年は大きな変化はない。ただし剤型別に見ると液体洗剤が急速に伸張し，2010年では粉末と液体が市場を二分する結果になり，本年2011年には粉末と液体との比率が逆転すると予想される。液体洗剤伸張の理由としては，洗濯あたりの洗剤価格が粉末と同じに下がってきたこと，詰め込み洗濯などによる洗剤の溶け残りを経験したお客様の増加や，多くの新製品の登場などがあげられる。一方で，酵素や漂白剤などの洗浄強化剤を安定配合した粉末洗剤に対するロイヤルユーザーも存在する。

2.1　粉末洗剤の組成

代表的なブランドの粉末洗剤は1960年代に発売[1]され，現在も引き継がれているものもある。粉末洗剤の組成は，界面活性剤，水軟化ビルダー，アルカリビルダー，添加剤で構成されている。界面活性剤は，衣料や洗濯液および汚れとの界面に作用することで，汚れを洗濯液中へ脱離・分散させて洗浄力を発現させる機能を持っている。種類としては，直鎖アルキルベンゼンスルホン酸塩（LAS），アルファオレフィンスルホン酸塩（AOS），メチルエステルスルホン酸塩（MES），アルキル硫酸エステル塩（AS），石けんなどの陰イオン界面活性剤が大半を占めているが，低濃度から洗浄力の現れるアルコールエトキシレート（AE）などの非イオン界面活性剤も使用されている。水軟化ビルダーは，それ自身の洗浄力はあまりないが，水道水中の多価金属イオンを捕捉するなどの機能で界面活性剤の洗浄力を向上させることができる。種類としては，無機水軟化ビルダーではアルミノ珪酸塩，有機水軟化ビルダーではアクリル酸／マレイン酸共重合体などが最も多く使用されている。アルカリビルダーは，脂肪酸汚れをケン化して界面活性剤の洗浄力を向上する機能を有しており，炭酸塩，珪酸塩が最も有名である。添加剤は，皮脂やタンパク質などの頑固な汚れを分解する酵素，除菌・漂白機能を持つ漂白剤と漂白活性化剤，柔軟機能を発揮する粘土鉱物，嗜好性向上・製品イメージアップの目的で重要な役割を果たす香料などがあげられる[2]。

主要界面活性剤は，汚れをきれいに落とす洗浄機能を基本としているが，時代とともに生分解性の良いものや地球環境に優しい植物原料成分のものが使用されるようになっている。特に植物原料は再生可能な原料であるとともに，近年注目されている地球温暖化ガス削減の視点から，洗浄性能に優れる植物由来の陰イオン界面活性剤であるメチルエステルスルホン酸塩（MES）を使用した，環境に配慮した製品設計もなされている。

2.1.1　粉末洗剤の多様化と香りの役割

粉末洗剤は，汚れをきれいに落とす洗浄機能を基本としているが，部屋干し臭の抑制や衣類の消臭・防臭機能を持たせたもの，色柄物を鮮やかに仕上げるカラーケアや柔軟剤機能を持たせたもの，また，衣類に良い香りを残すものなど，様々な商品が発売されている。このような状況から，製品のイメージアップとして用いられる香りも多様化しており役割も変化している。

粉末洗剤の香りは大きく分けると二つの役割があり，一つは洗剤に香りをつけることによって商品価値を向上させること，もう一つは洗剤組成物由来の基剤臭をマスキングすることである。

基剤臭のマスキングについては後述する。香りは商品コンセプトを伝える大切な役割があり，コンセプトによってどのような香りに創り上げていくのかが非常に重要になる。また様々な使用場面での使い心地の良さや，ターゲット層での嗜好性の高さも要求され，高付加価値を達成する香りの開発には多くの要素が必須となる。主要な市販品は商品ごとにそれぞれ特徴を持った香調になっており，それは商品コンセプト・パッケージ・ブランドイメージなどと結びついて，トータルコーディネートされたものとなっている。また各社ブランドの統一性やその特色を，基本香調の展開など香りで表現し，生活者にわかりやすく伝えることも実施されている。

例えば，高い洗浄力を訴求するものには，シトラス・グリーン・フルーティなど爽やかさやフレッシュ感を特徴とするアクセントが使われており，清潔感を想起する香りになっている。これらの香りの要素は，汚れをきれいに落とす洗剤のイメージを向上させるためにも必須のものである。また，「部屋干し」という用途がはっきりした洗剤においては，洗濯物を部屋干しする上での使い心地の良さや快適さを伝えられる香り創りが重要である。汚れも菌もスッキリ落とすことを特徴とする洗剤として，爽やかなイメージを持つシトラスを主体に用い，干しているときにスッキリ感やさっぱりしたイメージを感じる香りになっている[3)]。消臭・防臭を訴求した洗剤では，ハーブ，緑茶，ミントなどの薬効的なアクセントが使われており，効果感を想起する香りになっている。柔軟剤機能を持たせた洗剤では，洗い上がり後の柔軟効果をより感じさせるために，フローラル，ムスク，スウィートを主体とした優しく柔らかいイメージの要素が必要であるが，前述の洗剤であるための洗浄イメージは必須であり，清潔感と優しさを兼ね備えた香りの開発が重要であり，且つ，香りが長続きすることも実感として必要である。

近年の粉末洗剤は香りのバリエーションが幅広くなる傾向にあり，特に香りで個性的な特徴を持つ洗剤も見られるようになった。これは香りに対して新しい感覚を持った生活者を意識した香り創りが少しずつ浸透していることを示している。そのために粉末洗剤の香りであっても，緩やかではあるが香粧品の香りの影響を確実に受けているのである。

2.1.2　粉末洗剤香料の留意点

粉末洗剤の組成で紹介した各原料は，それぞれ油脂っぽさなど原料特有の臭気があり，香りつけがないと家庭での実際の使用においては，においの点で不具合を生じる一因となりうる。そのために，原料臭気のより弱いものや臭気劣化の少ない基剤を選定することは考慮されているものの，それでも原料由来の臭気やその劣化臭を完全に防ぐことは難しいのが現状である。よって香料は基剤臭マスキング剤としても重要な役割を担っている。効果的なマスキング香料を創作するためには，ターゲットとなる臭気に対して香料原料の取捨選択をすることが重要であり，有効なマスキング香料を効率的に確保することができる。生活者に使い心地の良い商品を提供するためには，臭気や劣化が少ない洗剤原料の選定と効果的なマスキング香料の選定は特に重要なことである。

また，香料自体も基剤の影響を受けて酸化や加水分解などで香気劣化を生じる可能性がある。一般的に粉末洗剤はアルカリ性を示すことから，pHが高い領域において香料が安定に存在することが必須である。特にフルーツの香りを構成するエステル類は，アルカリ性で加水分解しやすいことから使用の際には注意が必要である。他の基剤成分の影響としては，過炭酸塩，過硼酸塩，漂白活性化剤などの漂白剤成分により，香料成分が分解されることがある。また，無機水軟化ビルダーのアルミノ珪酸塩や添加剤として柔軟機能を発揮する粘土鉱物などは，触媒作用や吸着性があり，香料成分への悪影響があるので注意を要する。これらに限らず，洗剤原料の香料への影響は常に注意が必要であり，場合によっては直接接触を避けるように洗剤原料をコーティングや造粒するなどの配慮が必要であり，組成物に対する香気安定性という点で十分に考慮されなければならない。

衣料用洗剤は年間の製品販売数量が家庭品の中でも最も多く，配合されている香料量から推定すると，フレグランス全体において最も香料使用量が多いことが推定される。そのため洗剤用香料を開発する際には，香料原料の供給安定性やコスト面での取捨選択が重要である。また，調合香料は一般的に消防法に定められた危険物第4類引火性液体に該当することから，衣料用洗剤の製造面については，香料を保管できる指定数量や1日あたりの取扱量に制限が生じる。対処としては，危険物対応の製造設備を用いるか調合香料の危険物等級を上げて保管指定数量や1日あたりの取扱量の制約を緩和する必要がある。

2.1.3　粉末洗剤の香りを洗濯後の衣類に残す技術

前述したように，近年の粉末洗剤は香りのバリエーションの幅が広がり，生活者も粉末洗剤の香りに対して新たな興味や関心があることがうかがえる。主な市販品はブランドイメージなどと結びついてそれぞれ特徴を持った香調になっているが，香りのタイプの違いはあるものの極端に香りが強いものや香りが残る粉末洗剤は僅少である。これは粉末洗剤の剤型ゆえの香料の制約であるが，一例ではあるが柔軟剤機能を持たせた粉末洗剤においては洗濯後の衣類に香りが残る事例があるので紹介する。

通常，香りの表現を強くしたり香りを多く残すためには，粉末洗剤への香料の賦香量を増やしたり揮発性が低い香料原料の比率を増やす方法が用いられる。しかし粉末洗剤に大量の香料を賦香することは，粉体物性に悪影響を及ぼす可能性が高まり，揮発性が低い香料原料の比率を増やす場合は洗剤本来の清潔感を想起する香りの実現が難しくなる。柔軟剤機能を持たせた粉末洗剤では，洗い上がり後の柔軟効果をより感じさせる香り要素と洗浄イメージの清潔感を兼ね備えた香りで，香りを長続きさせることが必要であり，これらを実感させる方法として，香料前駆体やカプセル化香料の活用があげられる。

香料前駆体はプロフレグランスとも呼ばれており，一例としてはダマスコンと第1級または第2級アミンとのマイケル付加反応によって製造される生成物がある。このような香料前駆体は，長期間に亘って香りの特徴を放出する特性があり，香りが長続きしていることを実感させる方法として有用である。ただし，単品香料原料の単調な香りではなく複合された複雑な香りを同時に長期間放出させるためには，複数の香料前駆体を使用しなければならないことから，香料前駆体はケトンやアルデヒド化合物での製造が一般的であるため香りの選択肢の自由度は狭く，香料のコストも高くなることが予想される。

衣類への残香性を向上させる目的で，カプセル化香料を配合した粉末洗剤が発売されている。これらに用いられるカプセル化香料は，香料成分をメラミン樹脂やウレタン樹脂などの高分子に内包したものである。このカプセル化香料が洗浄時に衣類に吸着し，衣類を擦るなどの物理的な力によってカプセルの壁剤が壊れ，内包された香料成分が放出されることで香りを感じることができる。さらに，衣類上でカプセル壁が壊れなくとも，徐々に内包された香料が漏出してくるため，長期間，衣類から香りが発せられる。このように衣類に香りを残すとの観点からは，カプセル化香料を使用することは非常に有効な手段である。海外では多くの衣類用洗剤や柔軟剤にカプセル化香料が配合されており，日本でもすでに発売され始めている。

2.1.4　粉末洗剤香料の展望

衣料用洗剤市場を剤型別に見ると液体洗剤が急速に伸張し，粉末洗剤は縮小傾向にあるがロイヤルユーザーは確実に存在すると予想できる。生活者が洗剤を購入するときの重視点を調査すると，「汚れ落ちが良い」ことは最も重要視され，次いで「香りが良い」こともあげられるが香りへのニーズは年々増加傾向にあり，洗剤の香りに対して興味や関心が高いことがうかがえる（図２）。これらのニーズに応え，特に粉末洗剤ユーザーの選択肢を拡大させるためには，より香りを楽しめるようたくさん香らせるための技術が必要であり，前述の香料前駆体やカプセル化香料の活用や，より香りが残りやすい香料原料の物性をLog PまたはC Log P値（疎水性の程度を表す指標）や閾値などから厳選した香料の活用が望まれる。

一方，日本の柔軟剤使用比率は約80％と高く，通常の洗濯後の衣類に残った香りは柔軟剤の香りの寄与が高いことが推察される。柔軟剤の香りを特に重視される生活者に対しては，洗剤の香料から残香部分の要素を削減し，洗剤を洗濯機に投入する場面に最も香りを感じさせるようなシンプルな香り創りの施策も考えられる。また，柔軟剤を使用しているにもかかわらず，洗剤においても香りを重視して洗剤を選定する生活者が多いことも事実であり，このような場合において

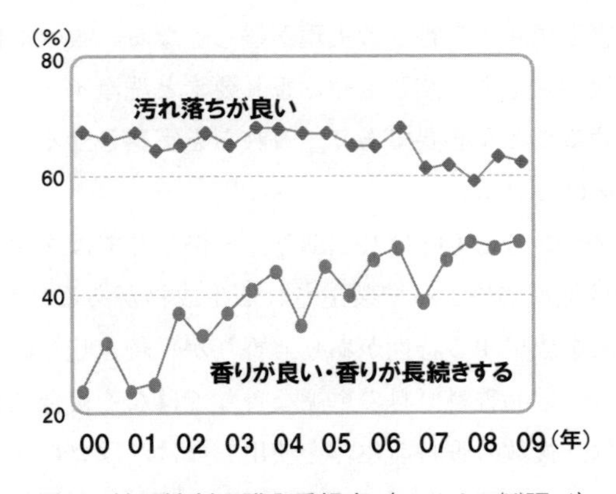

図２　洗濯洗剤の購入重視点（ライオン㈱調べ）

は柔軟剤の香りと相性が良い香りのタイプを開発することにより，ペア使用による香りの相乗効果を発揮させることも有効な施策であると考える。

2.2　液体洗剤

日本市場で液体洗剤が急速に伸張している主な理由は，以下の三つの要因があげられる[4)]。

①洗濯一回あたりの洗剤価格が粉末洗剤とほぼ同じ金額まで下がり，製品容量も粉末洗剤と同じまで大型化した。詰め替えパウチによる経済性。

②ドラム洗濯機の普及による節水洗濯や洗濯機の大型化による詰め込み洗い（浴比）による機械力の低下で，粉末洗剤の溶け残りを経験した，あるいは溶け残りを心配する生活者が増加してきた。

③液体洗剤は製造性の面で粉末洗剤より小回りが利くことから，多くの新製品や改良品が一定間隔で連続的に市場に登場してきた。

また，液体洗剤の形態は大型のレギュラーサイズからコンパクトタイプへのシフトが起こっている。大型化した液体洗剤の本体価格をいかに競争優位なレベルに持っていくかが洗剤メーカーの課題であり，大型容器の把手を取り去り樹脂量を削減してコストを抑えることもコンパクト化の背景の一つである。また，生活者が洗剤を買って持ち帰るときや，使用時の容器の重たさ，置き場所がかさばるなどの不具合の解消にもつながっている。このように液体洗剤のコンパクト化の背景には，樹脂量削減による廃棄物量低減，輸送・保管エネルギーの削減といった環境負荷低減の目的と，大型液体洗剤のコスト構造の変革，差別化製品の開発などがあげられる。

2.2.1　液体洗剤の組成

衣料用洗剤を剤型別に見ると，粉末洗剤は陰イオン界面活性剤が，液体洗剤には非イオン界面活性剤がそれぞれ主界面活性剤として使用されており，液体洗剤の伸張により非イオン界面活性剤の使用量は増加傾向にある。非イオン界面活性剤として，アルコールエトキシレート（AE：別名，ポリオキシエチレンアルキルエーテル）やポリオキシエチレン／ポリプロピレンタイプの親水基を有する非イオン界面活性剤，メチルエステルエトキシレート（MEE）があげられる。メチルエステルエトキシレート（MEE）は，節水タイプの洗濯機に求められる洗濯時の低泡性やすすぎ時の泡切れ性能を有するとともに，超濃縮タイプの液体洗剤の製造に適しており，高濃度に配合しても低粘度で使用性に優れた液性を有する[5)]。

液体洗剤に使用される他の界面活性剤としては，直鎖アルキルベンゼンスルホン酸塩（LAS），石けんなどの陰イオン界面活性剤，また，柔軟機能を発揮させるための陽イオン界面活性剤があげられる。その他，目的に応じて，ブチルカルビトール，プロピレングリコールなどの溶剤，ポリアクリル酸塩などの高分子化合物，添加剤として，酵素や漂白剤，柔軟機能を発揮する粘土鉱物，嗜好性向上・製品イメージアップの役割を果たす香料などが使用されている。

現在，市場にあるほぼ全ての超コンパクト液体洗剤は「すすぎ一回」を訴求している。すすぎ性は，単純にいえば，界面活性剤の「繊維に対する低残留性」と「消（破）泡性」の掛け算で決まる。各社の超コンパクト液体洗剤では，すすぎ一回目で従来の洗剤のすすぎ二回目以下の界面活性剤の残留性と，消泡性を実現することで「すすぎ一回」洗濯を可能にしている。これによって，大幅な節水・節電による省エネ，環境負荷低減効果と時間短縮を実現している。

2.2.2　液体洗剤の多様化と香りの役割

液体洗剤は粉末洗剤と同様に汚れをきれいに落とす洗浄機能を基本としているが，柔軟剤機能や香りが長続きすることを訴求した商品や，部屋干し臭の抑制，衣類や肌への優しさをうたった商品も見られる。また，衣類の抗菌や汚れの付着を防止する機能を持たせた商品も導入された。

液体洗剤の香りの役割は粉末洗剤で述べたこととほぼ同様に，商品価値を向上させることと洗剤組成物由来の基剤臭をマスキングすることである。特に今後，さらなる伸張が予測される超コンパクト液体洗剤においては，生活者に少ない使用量でも「納得の洗浄力」を実感していただくことが重要である。生活者の清潔意識の高まりと「着たら洗う」という洗濯習慣の定着による汚れの軽減化から，主婦の半数以上が洗濯物の汚れ落ちを見た目だけでなくニオイ残りで判断しているという実態がある。「洗った後の洗濯物のニオイを嗅ぐことがある」生活者は90%にもおよび，その理由を「生乾きのニオイがしないか確かめるため」(60%)，「きちんと洗えているか確かめるため」(50%) と回答している[6]。生活者が感じる洗濯しても衣類に残る「脂っぽいニオイ」の原因の一つは，繊維の奥で絡みついて落としきれなかった皮脂汚れの一部である“オレイン酸”が菌や酸化によって分解してできたアルデヒドや脂肪酸であると推定されている。繊維の奥は洗濯機による水流の影響が受けづらいため，ミクロンレベルの油滴に分解して衣類から落ちるローリングアップだけでは，ニオイ汚れ（オレイン酸とその分解物）の全てを取り除くことは難しいが，メチルエステルエトキシレート（MEE）のように特異な構造が化学的にニオイ汚れとの親和性が高いことから，ニオイ汚れを素早くナノレベルに分解（可溶化）して繊維の奥から溶かし出す洗浄力を実現している例がある[4]。生活者が「見える汚れ」から「見えない汚れ」に関心が深まり，衛生意識もますます高まる中で，ニオイ汚れを落とすこと＝高洗浄力（汚れがきちんと取りきれているという）という「納得の洗浄力」に結びつけてゆくことがますます重要になる。これら液体洗剤の機能である洗浄力は－(マイナス) であるニオイ汚れを落として0 (ゼロ) にする役割として重要であり，香りは0 (ゼロ) を＋(プラス) にする役割として重要である。すなわち，ニオイ汚れを落とす高い洗浄力をさらに実感していただくためには，洗い上がりの衣類に爽やかさやフレッシュ感を特徴とした清潔感のある香りを効果的に付与することが重要である。一般に清潔感を想起する香りはシトラス・グリーン・フルーティなどが用いられるが，これらの香りは揮発性が高く衣類に残りにくいことから，香料原料の取捨選択と調香技術の向上などにより清潔感のある残香を実現してゆくことが望まれる。

現在の日本での柔軟剤使用率は約80%と高いにもかかわらず，洗剤においても「香り」を重視して選ぶ生活者が多い。これは洗濯によって良い香りを衣類に残したい，あるいは長続きさせたいという生活者ニーズの表れである。特に，柔軟剤機能や香りが長続きすることを訴求した商品においては，良い香りを長続きさせることは重要である。香りの持続性の向上については，残香性の高い香料原料の選定や香料を衣類に効率的に吸着させるアンカー成分の配合などの技術が用いられている。日本人は特に香水を使用する習慣は少なく，昔から石けんのようにきれいに身体を洗うものの香りがさりげなく清潔であることを感じている。洗剤の香りも同様で，きれいに汚れを落として清潔になっていることの証しとして，洗剤の香りが衣類に残っていることが重要なのである。

2.2.3　液体洗剤香料の留意点

洗剤組成物由来の基剤臭のマスキングは香料の重要な役割であり，液体洗剤においても粉末洗剤と同様に様々な基剤臭が見られる。ただし，液体洗剤は非イオン界面活性剤を主としているのでpHは中性付近であることが多く，pHの影響による香料の分解は粉末洗剤のアルカリ性の場合より極めて少なくなり香料原料の選択肢は広がる。また，液体洗剤の場合は粉末洗剤に比べ大量の香料を賦香しても物性に悪影響を及ぼす可能性は少なく，有効な基剤臭のマスキングが実現できる可能性は高い。

液体洗剤香料に対する基剤成分の影響としては，漂白剤成分による香料成分の分解や柔軟機能を発揮する粘土鉱物などの触媒作用や吸着性などが考えられる。これらに限らず，組成物に対する香気安定性という点では十分に考慮されなければならない。また，大量に使用する香料であるゆえに，香料原料の供給安定性やコスト面での取捨選択や危険物としての管理について考慮すべきであることは前述のとおりである。

2.2.4　液体洗剤の香りを洗濯後の衣類に残す技術

香りを感じたい洗濯の場面について調査すると，「洗濯物を干すとき」や「取り込むとき」だけでなく，「洗濯した衣類を着るとき」や「着用中」まで望まれている実態がある（図3）。しかしながら，洗濯の最初に投入される洗剤の香りは，洗浄・すすぎの工程で希釈されるため，最後のすすぎ時に投入される柔軟剤に比べて香料が脱離しやすく，衣類に洗剤の香りを残すことは技術的に難易度が高い。また，洗濯液中の香料は定量分析が難しく，残香性に関する定量的な解析も十分には行われてこなかった。しかし，近年，洗濯後の衣類に残留する香料成分の新たな定量方法を開発し，生活者のニーズに応えるべく洗剤の香りを衣類に効率良く残す技術を開発する研究

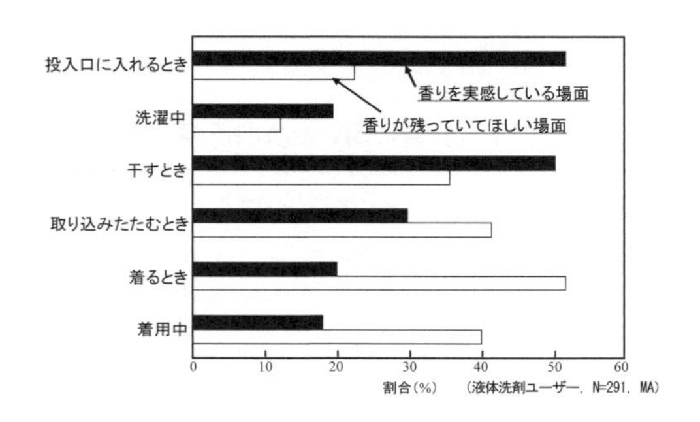

図3　洗濯工程ごとの香りの現状とニーズ（ライオン㈱調べ）

事例があるので紹介する。

本研究事例は，非イオン界面活性剤を主剤とするモデル洗剤中に，共存する他の界面活性剤が香料の吸着を促進させることを見出している。具体的には，非イオン界面活性剤ベースのモデル洗剤に，4級アンモニウム塩型陽イオン界面活性剤やアミン型陽イオン界面活性剤を添加したとき，香料の吸着効率を高める効果があることを示している。また，香料原料の疎水性が高いほど吸着率が高いこともわかった。非イオン界面活性剤は液体洗剤の主たる界面活性剤であるので，液体洗剤の香りを衣類に残す技術として注目できる。研究の詳細は引用文献[7]をご参照いただきたい。ここでは要点のみ以下に紹介する。

①界面活性剤

ポリオキシエチレン（12）アルキルエーテル：ライオン㈱製

塩化セチルトリメチルアンモニウム（CTAC）：ライオン・アクゾ㈱アーカード16-100

ステアリン酸ジメチルアミノプロピルアミド（AA）：東邦化学㈱カチナールMPAS-R

セチル硫酸ナトリウム（C16 AS）：日光ケミカルズ㈱NIKKOL SCS

②香料

ヘキシルサリシレート，ベンジルサリシレート，オイゲノール：長谷川香料㈱

③蛍光測定による洗浄液中の香料成分の定量

日本分光㈱製蛍光分光分析装置FP-750により，予め作成しておいた検量線を用いて，モデル洗剤で処理後の液中に存在する香料を定量し，香料の繊維に対する吸着率を算出した。測定に用いた各香料成分の励起波長と蛍光波長は表1に示した。

＜結果1：香料吸着率に及ぼす共存界面活性剤の影響＞

非イオン界面活性剤ベースのモデル洗剤に，4級アンモニウム塩型陽イオン界面活性剤CTACを添加したときの添加量と各香料成分の吸着率の関係を図4に示した。CTAC添加量の増加に伴い各香料の吸着率は増加し，CTACは洗濯工程において香料の吸着効率を高める効果を有することがわかった。また，ヘキシルサリシレートやベンジルサリシレートのように香料の疎水性が高いほどその増加の度合いが大きいこともわかった。さらに，図5に示したように，アミン型陽イオン界面活性剤AAもCTACと同様，香料の吸着効率を高めることを確認した。

表1　実験に用いた香料原料

	ヘキシルサリシレート	ベンジルサリシレート	オイゲノール
	疎水性 ←		
励起波長（nm）	306	300	280
蛍光波長（nm）	468	418	314

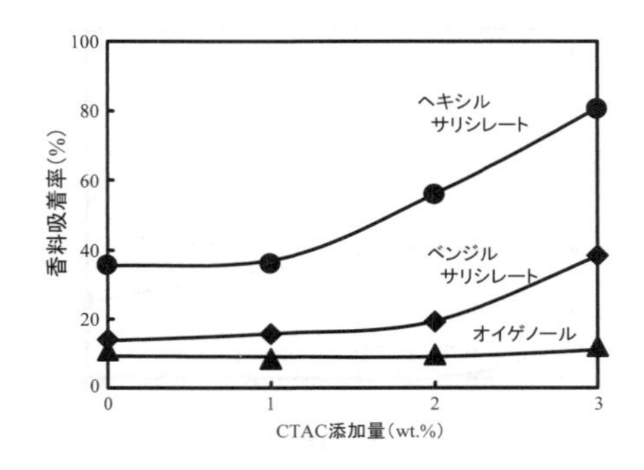

図4　香料の吸着に及ぼすCTACの影響

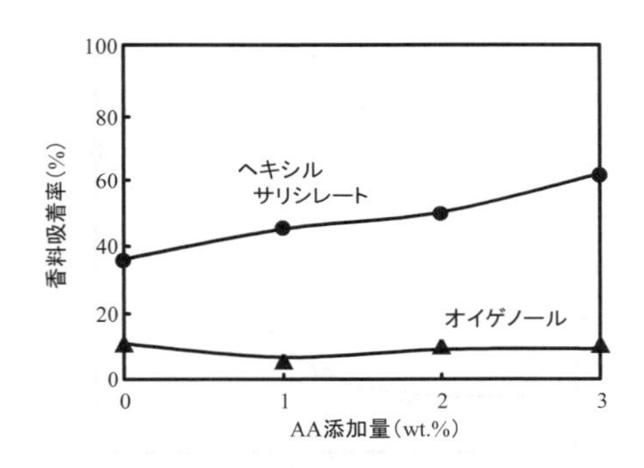

図5　香料の吸着に及ぼすAAの影響

一方，陰イオン界面活性剤C16 ASを添加した場合では，その添加量の増加とともに香料の吸着率は減少し，特に疎水性の低いオイゲノールはほとんど吸着しないことがわかった（図6）。さらに，CTAC/C16 AS混合系での香料の吸着率を測定した。図7に示したように，CTACの割合が少ない場合のヘキシルサリシレートの吸着率は15%程度であったが，CTACが等モルより多くなると吸着率が多くなり，陽イオンチャージが香料の吸着を促進させることがわかった。

＜結果2：共存界面活性剤の電荷と非イオン界面活性剤の吸着率＞

図8にモデル洗剤中に共存するCTAC，およびC16 ASの添加量と非イオン界面活性剤の吸着率との関係を示した。CTAC共存系では，その添加量の増加とともに非イオン界面活性剤の吸着率が増加したが，C16 AS共存系では，その添加による非イオン界面活性剤の吸着率の増加は見られず，減少した。

＜考察：綿布に対する香料の吸着挙動＞

モデル洗濯液はいずれもCMC（臨界ミセル濃度）以上の濃度であり，香料の添加量も可溶化限界以下である。親水性の高い香料成分（オイゲノール）の場合，香料自体が水に対する溶解度を

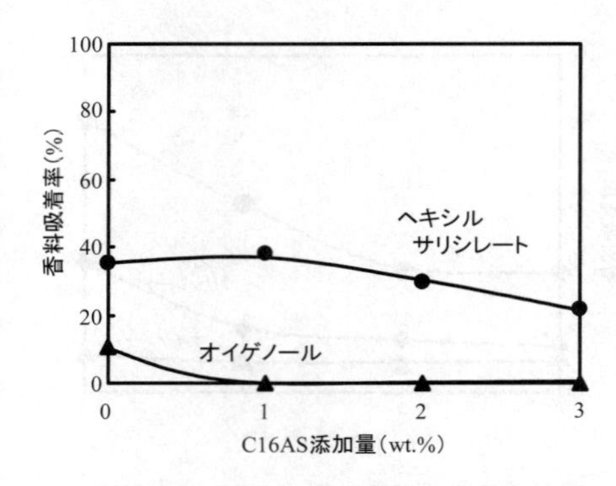

図6　香料の吸着に及ぼすC16 ASの影響

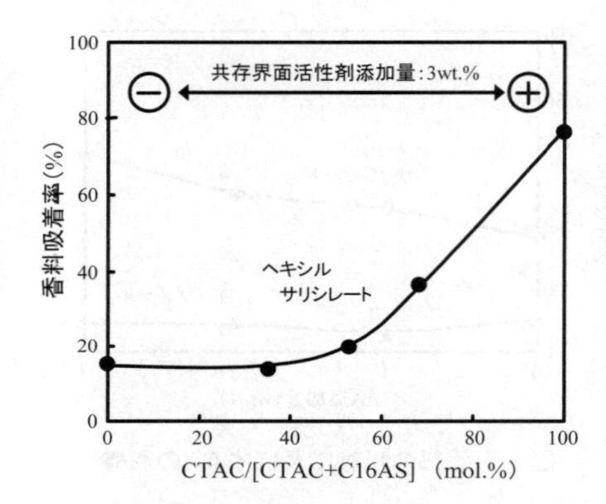

図7　CTAC/C16 AS混合比と香料吸着率

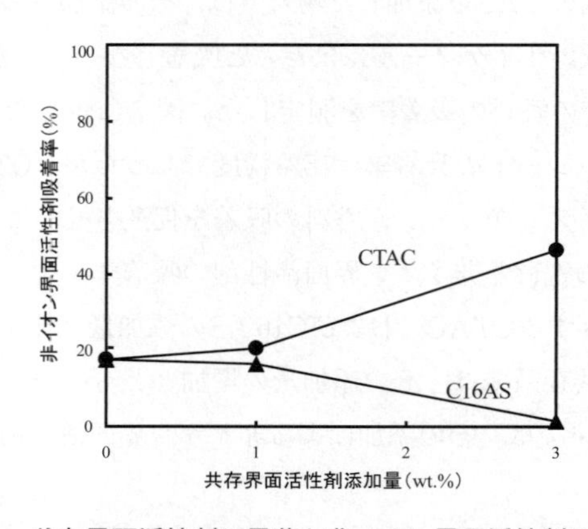

図8　共存界面活性剤の電荷と非イオン界面活性剤の吸着率

持つため，その多くがバルク中に存在する。このバルク中に溶解している香料成分が綿布に吸着するため，ミセルの吸着に伴う香料成分の吸着量の増加はほとんどない。一方，疎水性の高い香料成分（ヘキシルサリシレート）の場合，香料自体はほとんど水に溶解しないため，香料成分の多くはミセル中に可溶化されて存在する。ミセルとして香料成分が吸着するため，混合ミセルの吸着量の増加に伴い，香料の吸着量も増加した。すなわち，非イオン界面活性剤を主剤とするモデル洗剤中に陽イオン界面活性剤を共存させることで，綿布に対するミセルとしての界面活性剤吸着率の増加に伴い，可溶化されている疎水性の高い香料の吸着率が増加した。

2.2.5　液体洗剤香料の展望

液体洗剤が急速に伸張し，ますますバラエティに富んだ商品が市場導入されることが予想される。液体洗剤は粉末洗剤と比べると香料開発の自由度は大きいことから，様々な香りが開発されることが期待できる。きれいに汚れを落として清潔になっていることの証しとして，洗剤の香りが衣類に残ることが大切であり，香料原料の物性や界面活性剤の特性を利用した残香性の実現が不可欠である。また，香料前駆体やカプセル化香料の活用も残香性を実現し生活者に実感してもらう手段として有用である。

液体洗剤ユーザーを対象にした市販液体洗剤のブラインドホームユーステストの結果を解析し，洗剤の性能と使用意向について共分散分析を行ったところ，「香り」が最も使用意向に影響していることがわかった[8)]。すなわち生活者が商品を選択する際の決め手として，香りが重要な位置づけになっている。したがって，トレンドを反映した魅力のある香りや生理心理的に癒される香りの開発など，生活者の購買意欲につながる積極的な香りの仕掛けが必要である。シャンプーの良い香りが髪の香りとしてポジティブな印象であるように，液体洗剤の香りが衣類や身体全体から香るポジティブな香りの代表格になることを望んでいる。

3　柔軟剤[9)]

柔軟剤は衣類に柔らかさや静電気防止性能などの機能を付与することを目的として使用される。柔軟剤はどの洗濯工程で使用されるかによって二種類に大別される。洗濯のすすぎ時に使用する液体タイプと，乾燥機使用時に使用する不織布のシートタイプがあるが，わが国では液体タイプが99％以上を占めている。乾燥機使用時に使用されるシートタイプの柔軟剤は，乾燥機使用時にしか使用できないことや，日本では洗濯物は屋外や部屋干しするという習慣があるためあまり普及していないが，ドラム用洗濯機などの洗乾一体型の洗濯機の普及が進めば，今後，シートタイプ柔軟剤が拡大する可能性はある。ここでは主に液体柔軟剤について以下に述べる。

国内の柔軟剤市場はここ数年620億円程度の市場規模であり，市場自体は横ばいの状況が続いている（図9）。しかしながらその内訳を調べてみると，2001年には市場の70％程度の金額シェアを占めていた「柔軟性」を訴求したカテゴリー（「ふんわりソフラン」や「ハミング」）は，2011年には市場の約20％にまでシェアが低下した。代わりに，良い香りであることを訴求した商品や，

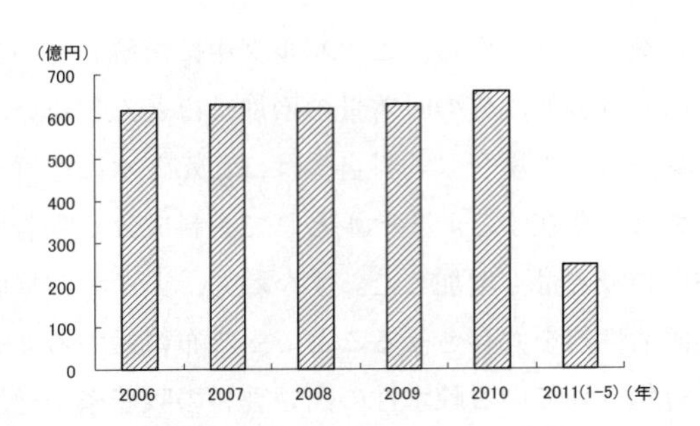

図9　柔軟剤の市場規模推移（経済産業省：化学工業統計）

衣類に香りが長く続くことなどで防臭効果を訴求した商品の金額シェア（香り・防臭カテゴリー：ライオン㈱分類）が70%を占めるまで増加している（ライオン調べ）。また，主要大手3メーカー（花王，ライオン，P&G）の柔軟剤ブランド数と香り違いアイテム数を調べてみると，2001年時点では，9ブランド，9アイテムであったが，2011年1月では，17ブランド，29アイテムになっており，柔軟剤のブランド数自体も増えているが，それぞれのブランドに多くの香り違い商品が上市されている状況となっている。このような1ブランドに対して香り違い商品を複数上市する傾向は2005年以降顕著であり，香り違いアイテムは急速に増えている。このような市場状況は欧米や東南アジアではすでに顕著であったことから，ようやく日本が海外市場と同じ状況になったともいえる。また，ダウニーなどの海外製品も日本市場で見られるようになった。

3.1　柔軟剤の組成[10)]

柔軟剤の主基材は繊維への吸着性に優れた陽イオン性界面活性剤である。衣類の素材として最も多く用いられている綿は水中でマイナスに帯電していることから，その綿に効率的に吸着させるために，水中でプラスに帯電している陽イオン性界面活性剤が主に用いられている。家庭用柔軟剤が開発された1950年代から1990年代までは塩化ジ硬化牛脂ジメチルアンモニウムが主に用いられていたが，1990年以降，より生分解性に優れたエステル基含有陽イオン性界面活性剤が主に使われている。この界面活性剤は分子中にエステル基を含み，排水中で容易に加水分解されるため，環境への負荷がより小さいことが理由である。現在，大手メーカーから発売されている柔軟剤は，エステル型ジアルキルアンモニウム塩やエステルアミド型ジアルキルアミン塩などのエステル基含有陽イオン性界面活性剤が主基材になっている。

最近は柔軟基材としてシリコーンを配合する柔軟剤も上市されている。シリコーンは化粧品や毛髪用コンディショナーのすべり性向上剤として用いられている基材であり，このすべり性を衣類に付与するために用いられている。アミノ変性シリコーンは繊維への吸着効率が良いことから長年利用されてきたが，処理布の黄変などの問題から最近はポリオキシアルキレン変性シリコーンも使用されている。このシリコーンは単独では繊維に吸着しにくいが，陽イオン性界面活性剤と併用することで吸着性を改善することができるためである。その他の成分としては，非イオン界面活性剤，溶剤としてグリセリンなどがあげられる。

3.2　柔軟剤の多様化と香料の役割[10)]

近年の柔軟剤は，主機能である柔らかさや静電気防止性能の付与以外に，香りのバリエーションや持続性を高めたもの，防臭機能を有するもの，衣類と肌の摩擦を抑えて乾燥・敏感肌への衣類による刺激をやわらげるもの，洗濯により生じるしわを抑制するもの，花粉の付着を抑制するものなど，快適性や利便性を強化・訴求した商品が市販されている。これらの中で特に香りの役割が大きい，香り訴求や防臭訴求商品の香りの役割について述べる。

近年，積極的に香りを楽しむために柔軟剤を使用する生活者が増えている。気分に合わせて香りを使い分ける，心地良い気分を楽しみたいとのニーズに合わせ，多種多様な香りの柔軟剤が市販されている。さらに最近は天然のアロマオイルや香りエッセンスなどを配合し香りの質を向上させることで，他の香りとの差別化を図ったものも発売されている。香りの種類を増やす傾向は2005年以降強まり，１ブランドに３～５品の香り違いが存在するようになった。欧米や東南アジアではすでにこの傾向が顕著であることから，日本でも香りの多様化は続くと考えられる。香りを楽しむという観点からは，近い将来，ベース柔軟剤と香りのエッセンスを別々に販売し，生活者がその日の気分に合わせて香りをつけるような商品も考えられるであろう。洗濯物の香りをどこまで感じていたいかを調査した結果，乾燥後まで香りが続いていることを望む生活者は約90%も存在する[11)]ことから，そのニーズに合わせ香りの持続性を高めた商品も発売されている。

自分のニオイ，体臭を気にする生活者の割合を調査した結果，男性80%，女性72%の人が自分のニオイを気にしていることが調査から明らかになっている[12)]。2004年以降，衣類の嫌なニオイを防ぐ機能が多くの柔軟剤で訴求されている。嫌なニオイは大きく分けて二種類存在する。一つは部屋干し臭や汗のニオイなど，衣類に付着している汚れを菌が分解することによって発生するニオイである。もう一つはタバコや食べ物のニオイなど衣類に付着するニオイである[13)]。前者のような，菌が媒介して発生するニオイを防ぐためには，抗菌効果で菌の活動を抑制することが重要である。一般的に陽イオン性界面活性剤は，特に皮膚常在菌である黄色ブドウ球菌に対して高い抗菌作用を有している。抗菌効果を訴求している柔軟剤では，塩化ジデシルジメチルアンモニウム，塩化ベンザルコニウムなどの抗菌活性の高い陽イオン性界面活性剤が配合されている場合が多い。これらの陽イオン性界面活性剤が菌の活動を抑制することで，部屋干し臭や汗のニオイの発生を抑制する。

一方，タバコや食べ物臭など外部から衣類に付着するニオイに対しては，両性界面活性剤などの中和物質やシクロデキストリンなどの包接化合物，ローズマリーなどの天然植物精油などで消臭したり，嫌なニオイを香り成分などで包み込む感覚的消臭という方法がある。感覚的消臭とは，強い香り成分で悪臭をごまかすのではなく，嫌なニオイと香り成分を合わせて別の臭気に変換する技術である。この技術で，焼き肉臭・タバコ臭だけでなく，加齢臭に対しても効果のある商品

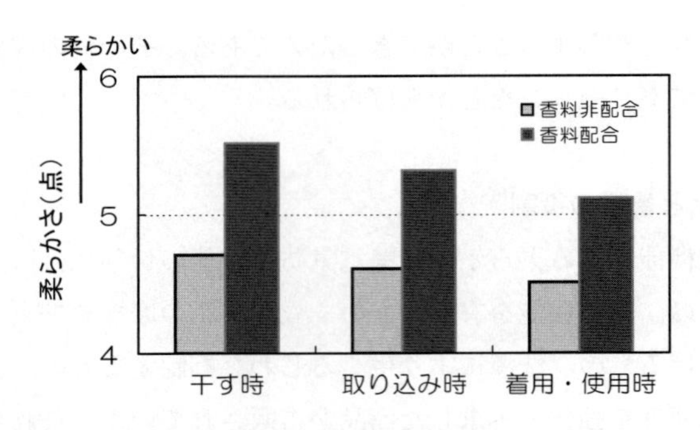

図10　香りの有無による衣類の柔らかさの違い

表2　香りのタイプによる香りの嗜好と柔らかさの関係

＜フレッシュタイプの香調＞

		柔らかさ		計
		平均未満	平均以上	
香り嗜好	平均未満	42	43	85
	平均以上	27	48	75

＜フローラルタイプの香調＞

		柔らかさ		計
		平均未満	平均以上	
香り嗜好	平均未満	31	35	66
	平均以上	19	75	94

が発売されている。

衣類から香りがすることで，衣類がより柔らかいと感じることが報告されている[14]。香料以外は同一の柔軟剤組成を用いて，フローラル調の香料を配合した柔軟剤と，香料を配合していない柔軟剤を，各々1週間ずつ使用してもらい，その柔軟剤を使用後，衣類の柔らかさ，衣類の吸水性などについて調査した。その結果，香料を配合した柔軟剤を使用した場合には，香料を配合しない柔軟剤を使用した場合に比べて，衣類を干すとき，衣類を取り込むとき，衣類を着用するときのいずれの場面でも，衣類が柔らかいと感じていることを確認し（図10），香りが触感に影響を及ぼしている可能性が示唆された。

また，香りのタイプの違いにより衣類の柔らかさに及ぼす影響を調べた研究事例がある[15]。「爽やかでグリーン感のあるフレッシュタイプの香り」と，「甘く花の要素が強いフローラルタイプの香り」を嗅がせながら，同じ柔らかさのタオルを触っていただき，タオルの手触り感に及ぼす香りのタイプの違いの影響を評価した結果，前者よりも後者の香りの方が，香りの嗜好が平均以上の場合でタオルがより柔らかいと感じている方が多いことを確認した（表2，網掛け部）。

「自分からいい香りを漂わせたいときに使用するアイテム」について生活者の意識調査をした結果，柔軟剤が香りつけの代表である香水を抑え最も多い割合であった（図11）。柔軟剤は単なる衣類の仕上げ剤に留まらず，香りつけとして自分らしさの表現ツールになったといえる。柔軟剤の香りが女性の印象にどのような変化を与えるかについて研究された事例では，香りの違いにより

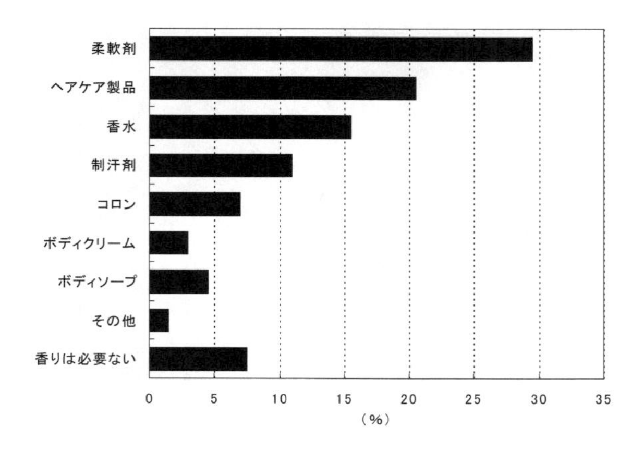

図11　自分から良い香りを漂わせたいときに最も良く使うもの

人に与える印象が異なることがわかっている[16]。

このような研究結果は，触覚と嗅覚や視覚と嗅覚の二つの感覚間のクロスモダリティに関する研究として非常に興味深く，今後，他の感覚とのクロスモダリティ研究も増えてくると考える。

3.3　柔軟剤の香りを残す技術[9]

柔軟剤は洗濯工程の最後のすすぎのときにすすぎ浴に投入されるため，衣類に香りをつけるためにはまず，すすぎ浴中から柔軟成分とともに香り成分が衣類に吸着することが必要である。このすすぎ浴からの吸着工程が，柔軟剤で衣類に香りをつける際に考慮しなければならない重要な点である。次に衣類を乾燥する工程があるが，水分を蒸発させながら，香り成分の揮発を抑制し，乾燥後にも衣類に香りが残るようにしなければならない。生活者が望む衣類を着用中まで香りを感じるようするためには，香料成分の衣類への吸着を多くする，閾値が低い香料を活用する，衣類での香料の揮発を抑制する，香料前駆体やカプセル化香料の活用などがあげられる。以下に研究事例を交えて述べる。

①香料成分の吸着性向上

香料成分の衣類への吸着に関しては，香り成分のLogP値（疎水性の程度を表す指標）と相関があることが報告されている[17]。香り成分として，ヘキシルサリシレート（LogP：5.26），ベンジルサリシレート（LogP：4.38），オイゲノール（LogP：2.30）を選定し柔軟剤に配合した。柔軟剤処理（吸着処理）前後のすすぎ水中の香料成分量を蛍光強度を指標として，綿布への吸着量を算出している。その結果，LogP値が大きく，疎水的であるほど綿布への吸着率が高くなっていた(図12)。また，柔軟剤への香料成分の添加方法によっても吸着率が変わることが報告されている。柔軟剤は柔軟付与成分である陽イオン性界面活性剤を水に分散して調製するが，その分散物に香料成分を添加した場合と，陽イオン性界面活性剤と香料成分を予め混合した後に水に分散した場

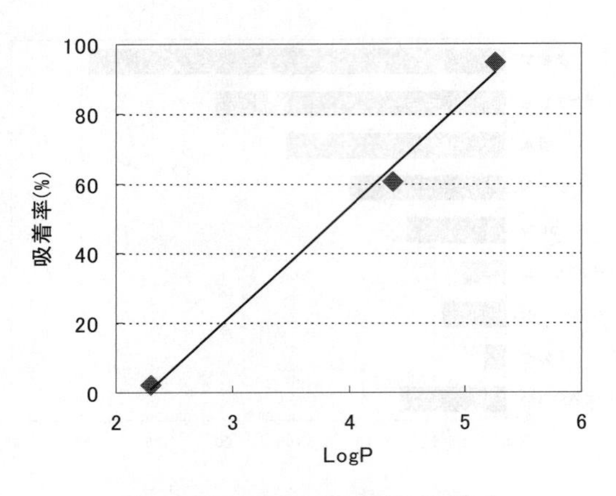

図12　香り成分のLogP値と吸着率

合では，LogP値が３～５（疎水性度が中程度）の香料成分の場合には後者の方が吸着率が高くなると報告されている。この理由として，香料成分が陽イオン性界面活性剤の会合体に可溶化され，その会合体とともに衣類に吸着するためだと推定している。

②閾値が低い香料の活用

香料成分の衣類への吸着率が低くとも人間が香りを感知できれば良いわけであるが，この場合，香料成分の閾値が重要になる。閾値とは，人が匂いを感じるために必要な匂いの最小量のことであり，閾値が低ければわずかな量が衣類に吸着しただけでも，衣類からは香りが発せられていることを感じることができる。ただし，閾値が低い香料は香りの個性が強いものが多いため，これらを調和させて使いこなす調香技術が必要である。

③香りの揮発性抑制

柔軟剤の主成分である陽イオン性界面活性剤の種類によって，衣類上での香りの揮発性が異なることが報告されている[18]。香り成分としてヘキシルサリシレート（LogP：5.26，吸着率が良好な香り成分）を選定し，陽イオン性界面活性剤のアシル鎖の飽和／不飽和基比率が異なる柔軟剤組成物を調製した。その柔軟剤を用いて綿タオルを処理し，香り成分の綿タオルへの吸着率および１日乾燥させたタオルのヘッドスペースガスクロマトグラフィーの結果から揮発性を評価している。その結果，香り成分の吸着率は両者でほぼ同じであったが，１日乾燥後では，アシル鎖の飽和比率が高い陽イオン性界面活性剤を用いた柔軟剤の方が，衣類に残っている香り強度が強いことがわかった。この原因として，衣類に香り成分とともに吸着した陽イオン性界面活性剤のアシル鎖の存在状態が関与していると推定している。つまり，不飽和比率が高い場合には，アシル鎖は衣類乾燥時の温度では溶融状態であるが，飽和比率が高い場合には固体状態であり，固体状態の中に存在している香り成分は揮発が抑制されたために乾燥後でも香りが残っていたと推定している。

④香料前駆体やカプセル化香料の活用については，粉末洗剤の項で述べたとおり。

3.4　柔軟剤香料の留意点

組成物由来の基剤臭のマスキングは香料の重要な役割である。柔軟剤においては，主成分の陽イオン界面活性剤由来のアミン様の臭気やシリコーン由来の溶剤臭，長期保存時には脂肪酸臭などの基剤臭が見られる場合があるので，香料開発時には注意が必要である。柔軟剤は陽イオン界面活性剤を主としているのでpHは酸性であることが多く，一般的には酸性下で柑橘類の香りが石油様の溶剤臭に変質する場合があるので，長期保存時の品質評価には注意が必要である。また，柔軟剤への香料成分の添加方法によっても香り立ちや香料成分の衣類への吸着率が変わることがあるので，調製方法も含めた香りの開発が必要である。

これらに限らず，組成物に対する香気安定性という点では十分に考慮されなければならない。また，大量に使用する香料であるゆえに，香料原料の供給安定性やコスト面での取捨選択，危険物としての管理について考慮すべきであることは衣料用洗剤と同様である。

3.5　柔軟剤香料の展望[9)]

首都圏に住む20～50代の主婦を対象に柔軟剤の使用理由を調査（複数回答可）すると，2002年に実施した調査では「柔らかく仕上がる効果が大きいから」，「香りが良いから」の順で回答率が高かったが，2010年の調査では，選択理由として「香りが良いこと」をあげる方の割合が増加しており，その傾向は若年層ほど顕著である（ライオン㈱調べ）。また，「香り・防臭」を訴求した柔軟剤の購入者に，次に購入したい柔軟剤は何かについて調査した結果，現在使用している柔軟剤とは「異なった香りの柔軟剤」と回答された方が5割を超え，「お気に入りの香り」や「気分に合った香り」などを求めて，様々な香りを楽しむ傾向が高まっている。

柔軟剤使用者に対して，いつまで柔軟剤の香りが続くと良いかとの調査では，「衣類を着ているときまで」，「衣類を着終わったさらに先まで」と回答した方の割合は34％にものぼり（2010年，ライオン㈱調べ），生活者は現在使用している柔軟剤よりもさらに長く香りが続くことを期待していることがわかる。この傾向は若年層ほど顕著であり，若年層は柔軟剤の香りに対する要求が強いことが明らかとなった。また，柔軟剤の香りの強さについては，「自分だけが何となく感じるくらいの強さ」を求める方の割合が最も多く49％を占めている。次に多かった回答は，「近くにいる人が何となく感じる強さ」であり，22％の方が回答している。

前述のように，自分から良い香りを漂わせるために使用するものとしては，香水やコロンを抑え，実に約3割の方が柔軟剤と回答し，香りを身につけるためのフレグランスとして柔軟剤を活用していることや，清潔感を想起させる「柔軟剤の香り」を使うことで，周りの人から「いい匂い」と褒められたいと思っている主婦は6割にも達している。さらに身にまとっている衣類から感じられる柔軟剤の香りで褒められたことがある主婦も約4割いる（ライオン㈱調べ）など，友達や家族から，自分に良い香りがするイメージを持たれることを期待している生活者が増えている。このように日常生活の中で柔軟剤の香りはちょっとした幸せを感じるためのツールになっている。

すでに柔軟剤の香りは身だしなみの一つになっており，清潔好きで自然な香りを好む日本人にとっては，香水に代わる香り付けの役割を担うものになっている。より洗練されてバラエティに富み，長続きする柔軟剤の香りが数多く開発され，市場が活性化することを望む。

4 ファブリック製品香料の環境負荷の低減

REACH，GHSなど化学物質管理規制や表示の欧州の動きに対して，日本の化学物質管理についても国際的な協調を考慮した法制度の整備が必要との立場をとっており，既存化学物質の安全性情報を収集し，広く情報発信を行う方策の検討が進められている（Japanチャレンジプログラム）。生活者ニーズ，原料，洗濯機，規制と洗濯用品を取り巻く環境は大きく変化しており，製品開発に必要な基剤選定には多くの配慮が必要となる。

衣料用洗剤や柔軟剤の組成については，主成分の界面活性剤を中心に，性能向上と環境負荷低減を両立させる技術がますます重要になってくる。また，化学物質としての香料の規制や，IFRAや日本香料工業会からアナウンスされる安全性情報をもとにした環境負荷への低減にも配慮が必要である。衣料用洗剤や柔軟剤のようなファブリック製品は，年間の製品販売数量が家庭品の中でも多く，配合されている香料量から推定すると，フレグランス全体において最も香料使用量が多いことが推定される。そのため香料処方中に大量に用いられる香料原料は生分解性を考慮した原料への転換や処方量の低減など，環境に配慮した処方の設計に移行されつつあり，香りのパフォーマンスと環境負荷低減を両立した香料の開発が重要になる。

5 おわりに

日本の家庭は単身世帯から高齢者世帯まで世帯構成の多様化が進み，それぞれに異なる生活スタイルが存在する。各家庭には洗濯機から水の使い方まで，それぞれ異なる洗濯環境があり，洗濯に期待する機能も異なる。落としたい汚れ・気になる汚れ，大切に洗いたい衣類の種類，生活スタイルによる洗濯行動の違いなど，各人の要望に合致した清潔意識を実現することが必要である。これらに応えるための新たな技術，原料，基剤，香料の開発は，今後も重要な課題である。生活者のライフスタイルに合った清潔意識を実現する技術，高齢者世帯や要介護者のいる世帯に必要な機能，ペットの家族化，スギ花粉や新型インフルエンザへの対応など，生活者の多様化に対応した新しい価値を持つ製品を提供するために，基剤や原料の開発が期待される。

生活者にいつも清潔な衣服を気持ち良く着ていただくために，「Clean（洗う）」「Care（防ぐ）」「Cure（改善する）」といった提供価値に加え，香りや環境といったさらに上質な生活価値を提供してゆくことがファブリック製品の使命であると考える。

文　　献

1）泉祐，香料，**197**，65（1998）
2）特許庁公報 周知・慣用技術集「衣料用粉末洗剤」(1998)
3）埴原鉱行，園田明子，香料，**223**，109（2004）
4）岡本貴弘，洗濯の科学，**55**(4)，2（2010）
5）宮前喜隆，第42回洗浄に関するシンポジウム予稿集，13（2010）
6）高岡弘光，第40回被服整理学夏季セミナー要旨集（2010）
7）寺林剛，飯原禎，大山展広，第40回洗浄に関するシンポジウム予稿集，53（2008）
8）寺林剛，橋本恵美子，飯原禎，高岡弘光，日本繊維製品消費科学会研究発表要旨集，1（2008）
9）江川直行，洗濯の科学，**56**(2)，2（2011）
10）江川直行，フレグランスジャーナル，**36**(12)，68（2008）
11）江川直行，繊維学会予稿集，**60**(2)，79（2005）
12）宮坂広夫，洗濯の化学，**49**(3)，37（2004）
13）高橋典子，川口直，香料，**227**，123（2005）
14）藤井日和，川口直，江川直行，掬川正純，日本家政学会第59回大会研究発表要旨集，83（2007）
15）河野智子，鈴木幸一，大和久美紀，大山展広，坂井信之，日本味と匂学会要旨集，**16**(3)，613（2009）
16）藤井日和，齋藤麻優美，宮原岳彦，江川直行，高岡弘光，日本繊維製品消費科学会研究発表要旨集，108（2011）
17）天谷友彦，川口直，藤井日和，江川直行，高岡弘光，繊維学会予稿集，**63**(1, 2)，428（2008）
18）齋藤麻優美，天谷友彦，宮原岳彦，高岡弘光，河野智子，藤田早苗，日本家政学会第61回大会研究発表要旨集，85（2009）

第7章　エアケア

野村竜志

1　はじめに

家庭用のエアケア製品と言われるものは非常に多種・多様なものがスーパーマーケット，ドラッグストア，ホームセンター，カーショップなどで販売されている。

そこでは主に液体やゲルを基材とした置き型のタイプや，固体担体型の含浸タイプの自然蒸散式，エアゾール，トリガースプレー型の噴霧式，電池やコンセントから電力を使って成分を蒸散する電子式などが主流である。また，歴史的にも古くから親しまれているお香のタイプなども多種に及んでいる。また，炭などの吸着剤によって気になるにおいを脱臭するタイプの製品もエアケア製品に入るが，このタイプの主なものは冷蔵庫脱臭剤が店頭では主流である。

一方，これらエアケア製品を対象とする業界団体としては芳香消臭脱臭剤協議会があり，一般の消費者に向けた自動車用を含む家庭用芳香剤・消臭剤・脱臭剤・防臭剤についての自主基準を設け，効力や表示などについて指針を設けている。

ここでは，その芳香消臭脱臭剤協議会が対象とする製品群を主に香り開発と応用について述べていく。

なお，芳香消臭脱臭剤協議会では以下のように製品名の分類を定義している。

- 芳香剤：空間に芳香を付与するもの
- 消臭剤：臭気を化学的作用又は感覚的作用などで除去又は緩和するもの
- 脱臭剤：臭気を物理的作用等で除去又は緩和するもの
- 防臭剤：ほかの物質を添加して臭気の発生や発散を防ぐもの

実際の製品では「消臭芳香剤」のように機能を併せ持つものが多い。

2　芳香剤，消臭剤（トイレ用，部屋用）

前述のように売り場の製品は「消臭芳香剤」（または「芳香消臭剤」）のように，消臭剤と芳香剤の定義の機能を併せ持ったものが多くの品種を占める。それら製品は楽しむための香りを持ち，かつ消臭成分による化学的・物理的消臭機能と香りによる感覚的消臭機能を持つものである。

一方，品名に「芳香剤」とされたものは，そのパフォーマンスを，楽しむための香り創りにのみ開発の軸をおいたものであるが，香りによる感覚的な消臭効果も実質的には有するものの，機

＊　Ryuji Nomura　エステー㈱　R&D部門　研究グループ　マネージャー

能として定量化されていない。

以下，「香り」開発と応用に関して，影響度の大きい設計要因について個々述べていく。

2.1　剤型による設計

これら芳香剤，消臭剤の「香り」機能については，いずれの製品も使い始めから終わりまで，強度や香調を安定にそしてより長く持続することが基本性能として求められる。が，現実には製品の剤型によりそれら安定性には多少の特徴が現れ，開発段階では剤型による特徴を生かした用途設計や，製品設計が異なってくる。

2.1.1　含浸タイプ

薬剤を単純に担体に含浸したタイプで，最も古くからある剤型である。例えば，香料を直接木材や樹脂に染み込ませたものなど，設計が最もシンプルで構成部材も一般に少なく，大きさの自由度も大きい。よってコストが安く生産工程もシンプルにできるのが特徴である。

逆に，使用にあたっては薬剤が一度に暴露されるために，一般に強度や香調の変化が最も大きいタイプとも言える。ただしその設計のしやすさなどは大きな特徴であり，以下に述べる薬剤成分と担体の相性などの研究から，今後の展開が望まれる剤型でもある。

使用される薬剤担体としては，木材，紙，無機の多孔質材料，樹脂などが主であるが，香りの安定蒸散のためにはそれら担体の大きさ，厚さが目標とする持続性により設計されるほか，樹脂などはその種類によっても特徴が出てくる。特に樹脂については，主にPE，PP，EVAなどが使いやすいが，樹脂により含浸する香料成分に選択性が現れるため，香料成分と相性が研究されている。一般に使いやすいPEやPPなどのオレフィン系樹脂では無極性の香料成分がより含浸しやすい傾向がある。

それに比較して，無機系の多孔質材料ではその物理的空隙としての担持性を利用するため，香料成分による選択性が一般に低いが，放出の持続性は樹脂よりも低い傾向がある。

また，いずれの担体に関しても，香料との化学的影響も評価が重要で，成分の変化（変臭・変色）については考慮が必要である。

一方，持続性に関しては含浸する成分による調整もされている。つまり，蒸散保留性の高い薬剤を多く使用することで，薬剤側からの調整も重要である。

2.1.2　ゲルタイプ

ゲル素材に薬剤を含浸した構成であり，広義にはその構成上は前述の含浸タイプと同様のものである。ただし，製品としてはその美観性を生かした容器構成などと相まって，製品数としては主流の一つとなっている。また，前述の含浸タイプと大きく違う点は，ゲルへの薬剤の膨潤性を利用することで，少ない含浸素材で大量の蒸散成分を担持することができ，薬剤の蒸散に伴ってゲルの収縮が起こることで，使用感や終点の表現性が高いことは前述した含浸タイプとは大きく特徴が異なる。

特に近年では高吸水性樹脂を使用した製品がシェアを増やしており，その美観の特徴を生かした今後の研究・展開が期待される。

一般に使用されるゲル基材は水性のものが多く，カラギーナンやジェランガム，ゼラチン系ゲル，吸水性樹脂などが多用されている。油性系ではシリコン系樹脂などが挙げられる。カラギーナンゲルは比較的素材単価も安く取り扱いも容易なため多用されているが，ゲルの透明性や安定性，薬剤の保持性を向上させるために，素材の精製や成分の配合による製剤化が研究されている。

一方ジェランガムは，透明度やゲルの耐熱性が高いために利用価値が高い。ただし，薬剤生産時の溶解温度がやや高く，ゲル化後の再溶解にも制限があるなど，生産上の取り扱いがやや難しい面もある。

いずれのゲル基材も，薬剤の安定性，性能向上のために複数のゲル化剤のミックスや添加剤の利用により製品のゲル性能が改質されている場合が多い。

さらに近年普及が著しい高吸水性樹脂を担体とした製品では，樹脂自体の形状や性質も開発が進んでいる。形状で言えば従来は架橋成型樹脂を砕いた形状のものが主流であったのに対して，現在は球形のものが増え，さらに着色したゲルも徐々に普及をしている。

高吸水性樹脂の課題としては，極性の高い水の吸水能力は極めて高い反面，低極性の溶剤や香料成分は極めて吸収性が悪い。この選択性は製品の設計上，大きな影響を持つため，薬液の処方技術やそのほか補完技術により現在は補われている。

2.1.3 液体タイプ

置き型の芳香剤，消臭剤で最も多用されているタイプで，その多くは水ベースの液体タイプである。その最大の特徴は使用に伴って薬液が減るのが明確にわかり，使用感に繋がると共に，外観上の薬剤残渣がないため，終点が明確である。さらに，製品の使い始めから終わりまでの薬剤の蒸散安定性が，自然蒸散式の製品では最も高いと言える。また主流の水ベースは，使用時の安全性もより高い。

主な製品構成は，薬剤の貯留部と，そこから薬剤を蒸散体に導入する部分，そして蒸散体という構成が基本となる。この点では，ほかの剤型に比較して部品点数が多く複雑で，使用開始時の操作も一手間多い。また，液体ゆえに薬剤漏洩に対する容器設計には工夫がされている。特に使用中の製品転倒時については漏出をできるだけ防ぐ構造が欠かせない。

一方，薬剤処方としては，油性の香料をベースの水に安定に溶かし込む溶解技術・処方が研究され続けている。一般には界面活性剤を使用するケースがほとんどであるが，この溶解技術が悪いと，液の白濁や香料の分離などに繋がるだけでなく，多量の溶解剤が必要となり，そもそもこの剤型の特徴である安定した蒸散性能を落とすことになる。

この香料の溶解に使う界面活性剤についてはいろいろと研究がなされているが，多成分からなる香料を溶解するには，幾つかの界面活性剤を混合して使用するケースが多い。ここで使用する界面活性剤は一般に蒸散性がないため，製品では蒸散体内に残渣として貯留される。溶解性能の低い界面活性剤では，多量の添加が必要となり，その結果，蒸散体の吸液量と蒸散面積を減らし，製品使用終期のパフォーマンスに大きく影響するので注意が必要である。

一方，溶剤ベースの液体タイプでは，水性タイプのような残渣の心配はなく，また，香料の添加量を高く設計できるために製品自体を小型化できる。ただし，蒸散速度を低く抑えて製品使用期間を確保する技術が必要のほか，液の漏洩に対しては高い安全性が要求される。また，多くの製品が消防法上の危険物に該当するケースも多く，生産や保管に制限が出ることもある。

液体タイプの構造の補足として，多くの製品は蒸散体が製品上部にあるが，近年蒸散体を下にした下面揮散タイプも定着してきており，外観や性能で特徴を出している。

2.1.4　メンブレンタイプ

この剤型の構成としては，薬剤を入れた容器の一面，もしくは前面を，薬剤透過性のある樹脂フィルムで構成したタイプである。油性の液体タイプ同様，高濃度の香料を使用できるため薬剤部が小さくでき，同時に蒸散構造が極めてシンプルなため，製品デザインの自由度が高い。

一般的な蒸散機構は，薬剤が透過膜に容器内側から浸透し，外側から蒸散することとなるため，2.1.1で述べた含浸タイプの技術の発展型とも言える。

また大きな特徴として，薬剤を透過する樹脂膜に成分の選択性があり，使用する香料や溶剤に研究が必要である。逆に，透過膜の性質を変えることでその薬剤選択性を生かした設計の可能性もあると言える。ちなみに，現在流通する製品に使用する透過膜の樹脂はオレフィン系が主流である。

注意点としては前項の液体タイプ同様に，薬剤の漏洩安全性のための部材構成，生産技術が必須である。また，使用開始前の状態の多くは，透過膜の外側に非透過膜を貼り付けた構造が主流で，使用時には非透過膜が容易にはがせるようなフィルム技術が製品構成の鍵の一つとなる。

2.1.5　スプレータイプ（エアゾール，ハンドスプレー）

スプレータイプの最大の特徴は，薬剤をそのまま噴霧できることであり，効果がほかの方式に比べて出しやすい。つまり，ほかの剤型にあるような蒸散性などに大きく制限を受けない薬剤設計が可能である。設計した香りの質や強度が直接表現できるため，香りの強弱も作りやすく質の表現も自由度が高い。さらに一度に大量の成分の噴霧も可能なことから，瞬間に効果を実感できる。

一方で，例えばエアゾールタイプであれば，圧力容器と噴射剤というパーツがつくことで，デザインの制限や容器コストが一般に高い。ハンドスプレーであれば，エアゾールほどの容器制限は受けないが，スプレーパーツとの融合が必要である。

機能的には瞬間的な効果が狙える一方，持続性は置き型から大きく見劣りする。一般の部屋の換気度であれば1時間程度の効果持続性があるが，空気の動きが大きければそれに応じた持続時間の低下が起きる。

そういった持続性をカバーする手段として，近年は自動間欠噴霧式の製品が定着しつつある。一定の時間間隔で定量を自動スプレーすることで，連続した効果を実感でき，また特に香りについては，香りの強度が上下することで嗅覚的な慣れが起きず，効果的に香りを実感できる特長にもなっている。

現在主流の自動スプレータイプは，小型のエアゾール缶を内蔵し，定量噴射バルブもしくは定噴射時間制御で噴射量を規定している。

また特徴的なものでは，液体を超音波振動体で間欠噴霧するものもあり，様々な技術が利用されているが，一般に装置の価格はそのほかの方式に比べて高く，詰め替えを用意することで高い効果感と共に購買力を得ている。

さて，薬剤の噴霧に目を向けると，アルコールベースのエアゾールでは噴霧直後にほとんどの成分がガス化することで，効果の空間への拡散性が極めて高い。合わせて，噴霧口の大きさや形状，噴射ガス圧などを変えることで，粒子系や噴霧薬剤の拡散性を調整できる。一方水ベースのエアゾールは日本では少ないものの，大きなミスト径の効果と処方の効果が相まって，持続性が勝るエアゾールとなっている。

一方のポンプ式スプレーは，ミストの状態が水ベースのエアゾールと同等かそれ以上であるため，拡散性は低下するものの，部分的処理や持続感は勝る傾向がある。

2.1.6．電子式

電子式と分類されるものは主にコンセントから電力を使い，薬剤をヒーターで加熱したりファンで蒸散を促進するタイプがある。最近の市場では加熱タイプがほとんどとなっている。

この方式は熱を使って蒸散を促進できることで，拡散性や蒸散できる成分の自由度を増やすことができている。また，使用開始から終わりまでの効果の変化も極めて少ない。

薬剤は溶剤ベースを使うことで，使用成分の制約を極力減らすことで，過熱式の長所をさらに生かしている。

装置としては，ヒーターや安全カイロなどを伴った電気装置になるため，コスト上は高くなるが，詰め替えを設けることで，できるだけ安価に使い続けることができる設計になっている。

2.2　香料（香り）の設計

香りの受容性は香調による変化と，強度による変化が起こってきた。それら変化について特徴的なものを箇条書きにリストする。

- 常に変わらずアイテム化されるものにシトラス系やフローラル系が入る。
- シトラス系は常に嗜好性も高く香調も根本的な変化はあまりない。
- フローラル系はいわゆるシングルフローラルの流行り廃りがあり，一旦少なくなったものでも再流行がある。ただし，再流行する場合でもその時代を反映した香質の向上や強度変化などの進化がある。
- 近年はいわゆるソープ系が定番アイテムとなっているが，基本はフローラルブーケを基本とした香りである。
- 強度の強い商品郡が近年増えている。これは，欧米由来の強い香調の許容性が上がったことが一因だが，定番化されるものは日本人に合った改良がされている。
- 香りの経験値が増えることで，香調のバラエティーに対する許容性も上がり，製品としては香りのアイテムが極端に増えている。

- 自然な香りが求められる一方で，いわゆる創造的な香りのトライアルも増えている。
- 日本人の傾向として，そもそも無臭を好み悪臭に対して非常に敏感な感覚を持つことから，古くは強い香りを消臭のために使われていたが，消臭技術の向上と共に香り強度がやわらかいものが嗜好された。近年はより香りを楽しむ傾向が強くなってきている。

総じて，香りも質や強度の表現が製品技術の向上と共に進化が見られる。

3　車用

3.1　技術的特徴

車用のエアケア製品は，技術的には部屋用のものが基本的に応用されている。ただし，温度環境が家庭用に比べ低温から高温までかなり幅広い安定性が要求される。低温は凍結状態から，高温はダッシュボード上で一時的には90～100℃の環境が起きている。一時期，それら温度変化に対応して蒸散をコントロールする機能の搭載品なども出ていた。

近年では技術を明確に出していくというより，デザイン的な要素でのバラエティーが多い傾向にある。

3.2　製品分類と傾向

車用エアケア製品は，部屋用の芳香剤にあたる「香水系」と，消臭剤にあたる「消臭系」に分類されている。

香水系は香りや容器デザインのバラエティーが極めて多く，また，男性的・女性的な香りやデザインのものがある点では部屋用のものと異なる特徴である。

剤型としてはゲルタイプと液体タイプが主流で，含浸系は安価で使いやすい設計となっている。

一方，消臭系は無香，有香系それぞれがあるが，大型のゲルタイプもしくはエアゾールが主流と言える。悪臭の種類が，例えば排気ガス臭や食品臭，エアコンのカビ臭といったものがあり，部屋用とは違う特徴である。

3.3　香りの傾向

部屋用と同じ傾向はあるものの，ムスクタイプやよりファンシーな香りなど，創造的な遊び心がある香りアイテムも多く特徴的である。

高温環境を考慮し，どちらかと言うと保留性が高く，はっきりとした香りの使用が多い傾向がある。

4　おわりに

芳香剤，消臭剤の設計について，剤型と香りの点で以上述べてきた。これら製品は店頭で￥200～￥400台の製品群であるが，技術的には様々なトライアルがなされており，各メーカーもしのぎを削っている。近年は海外企業製品のシェア定着が大きな変化であるが，これは同時に，消費者の香りの嗜好性へ大きな影響を与え，エアケア製品の多様性を促進している。

一方で電子式やエアゾールの自動噴霧など，価格帯の高い製品に対してもその性能の価値観が認められることでシェアが伸びつつある。

ミネラルウォーターをあたり前のように買う時代になったが，一方で，自分の好みに合う空気を買う（作る）世の中になりつつあることが見て取れる。

第８章　抗菌性とその評価

岡崎　渉*

1　はじめに

本章では，主として香料の抗菌性について述べることにする。精油については，古くから抗菌性あるいは抗酸化性があることが認められ，広く利用されている。これらの作用は，精油に含まれる特有の成分によるものとされている。精油あるいはその成分に関する抗菌性について，直接的な接触試験法，蒸気状態での試験に関する報告が多数ある[1~7]。

筆者は，香粧品における香料の抗菌効果について検討している[8~14]ので，香料の抗菌性評価法，同じ属の植物でも品種が異なった場合の抗菌性の差異，微生物種が異なった場合の抗菌力の差，製品に配合する際の留意点などを抗菌性という点からまとめた。

香粧品においては，香料の利用は，附香が目的であり，抗菌作用を目的として用いることはよほど特定の場合を除いては，存在しないかと思う。ここでは，香粧品類の配合目的とは切り離して，筆者の研究室において得られたデータを基に抗菌性を論じることにした。

2　香料の抗菌性評価法

精油，合成香料などの構成成分のそのほとんどは，沸点が比較的高い，水に難溶か不溶に近いものであり，また，香りを楽しむという観点からは，精油あるいは香料から揮発してくる成分を扱うことになる。製品においては，香水のように香りそのものを楽しむ場合，化粧品類では，製品のイメージ付け，原料臭のマスキングなど，その利用範囲は多岐にわたっている。

抗菌性の評価に当たっては，精油あるいは香料そのもの（溶液の状態）とそれらから揮発してくる成分（本章においては，「蒸気」と呼ぶ場合がある）について検討する必要がある。ここで，「生育阻害」「生育阻止」を「抗菌性」という意味合いで見ていただければと思う。次の４種の評価法についてまとめた。

①蒸気法

試料から揮散する成分による微生物生育阻害を試験する方法

②溶液法

試料（溶液）を微生物に直接接触させ，生育阻害を試験する方法

③保存効力試験法（日局など公定法）

＊　Wataru Okazaki　東洋大学　生命科学部　応用生物科学科　教授

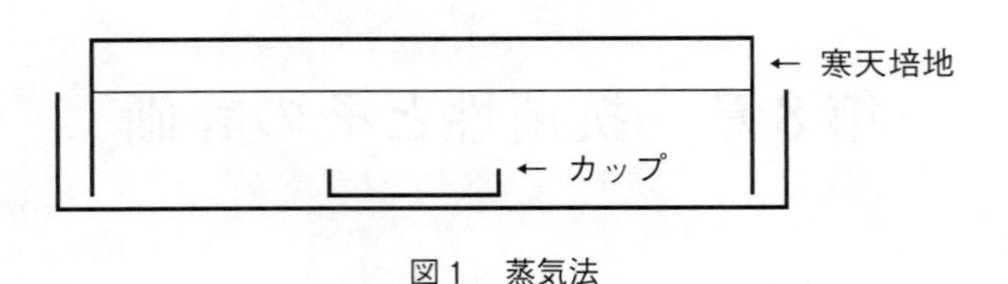

図１　蒸気法

④セパラブルフラスコを用いる方法

蒸気法よりも，広い空間で試験する方法

2.1　蒸気法

試料から揮散する成分による生育阻害を試験する方法で，次のように行った。

直径90 mm×深さ20 mmのシャーレに試験菌株に適した寒天平板培地を調製した。各シャーレの培地の厚さが均一となるように培地量を20 gとした。試料0.5 mLを入れたカップ（内径25 mm×高さ７mm）をシャーレの内側中央に置き，微生物を全面に塗布したシャーレ（寒天培地）を逆さにして32℃で培養した（図１）。24時間培養後，揮散した蒸気成分の影響を観察した。すなわち，蒸気成分の影響を受けない場合は，寒天培地全面に供試菌株が生育し，影響を受ける場合には，カップの直上からシャーレの周縁に向かって微生物が生育していないクリアーゾーンができる。このクリアーゾーンの大きさから次式により生育阻止率を求めた。

$$\text{生育阻止率（\%）} = \frac{\text{クリアーゾーン直径(mm)}}{\text{シャーレ直径(mm)}} \times 100$$

本法の特徴は次のようである。シャーレ内の狭い空間で試験を行うので，精油あるいは香料から揮発する成分量が高濃度となることが想定される。香粧品などに配合された揮発成分量はそれほどは高濃度ではないと考えられるので，簡便な方法として用いることができる。揮発性成分の量が少ないと予想される場合には，塗布する菌液の濃度を低めに調整すると評価できる場合がある。

2.2　溶液法

試料を微生物に直接接触させ，生育阻害を試験する方法で，次のように行った。

抗生物質の検定に用いられるディスク法に準じた。微生物を全面に塗布したシャーレ（寒天培地）上の中央に，抗生物質検定用ペーパーディスク（直径８mm，厚み1.2 mm）を密着させ，試料0.6 mLを含浸させ，24時間培養した（図２）。生育阻害の評価は，ディスクの周囲にできるクリアーゾーンの大きさによった。

香料は，油性成分と考えられるので，寒天培地（水性）への溶解性，浸透性に差が生じる可能性があり，クリアーゾーンの大きさから評価しているので，溶解度は考慮すべき事項である。また，試料の揮発成分が多い場合には，ディスク表面より揮散するものの影響も考えなければならない。製剤など混合物系の試料は，ディスクを通過する際に分離が生じる可能性もある。

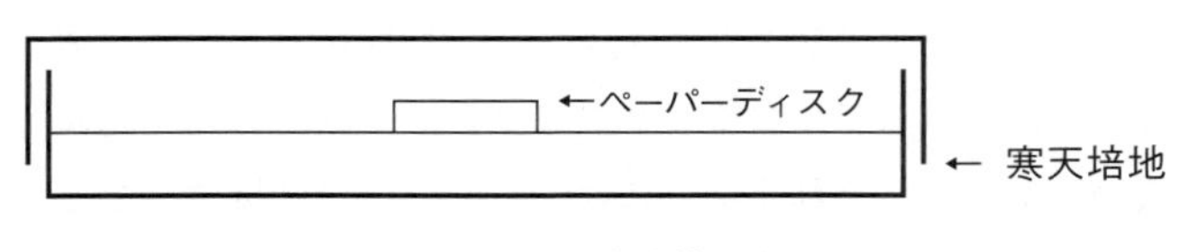

図２　溶液法

2.3　保存効力試験法（日局など公定法）

製剤中の精油または香料そのものの影響を試験する方法となる。試験溶液を保存しておく容器の蓋をサンプリングごとに開閉するので，揮発成分含有量の若干の変動が生じるので，試験溶液に含まれる揮発成分が，微生物の生育に影響を及ぼしている場合には，考慮すべき事項である。

試験方法については，それぞれの公定書を参照されたい。

2.4　セパラブルフラスコを用いる方法

前述2.1蒸気法では，シャーレ内の狭い空間での試験法であるため，それよりも空間の大きい状態で試験する簡易試験法を考案した。取り扱う成分が揮発成分であることから，有機合成に用いられる耐圧性のセパラブルフラスコを用いた（図３）。セパラブルフラスコは，内容量500 mL平底のものを用い，セパラブルカバーを装着した場合の内容積は，約840 mLとなった。

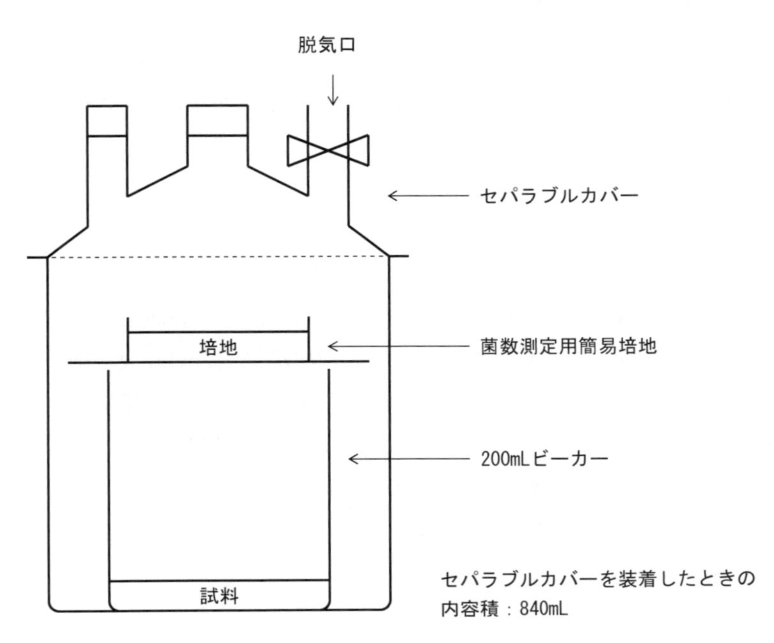

図３　セパラブルフラスコ（500 mL）を用いた方法

試験方法は次のようである。セパラブルフラスコ内に200 mLビーカーを置く。香料のように揮発成分量が多い場合には，蒸気法で用いたカップに試料をとりビーカー内にセットし，また，製剤のように揮発物質が少量と見込まれる場合には，ビーカーに直接試料をとり揮発する表面積を大きくした。ビーカーの上に試験微生物を接種した生菌数測定用簡易培地をのせ，セパラブルカバーにより気密性を保った。その後，0.005 MPaで３分間脱気した後，１時間放置し香料等を揮発させた。次いで，常圧に戻し，24時間，32℃で静置培養し，コロニーの大きさを比較して抗菌力を比較した。

簡易試験培地としては，コンパクトドライTC（日水製薬製），フードスタンプ（日水製薬製）を用いた。前者については，適宜希釈した培養液を接種し，培養後のコロニー数から抗菌力を評価した。また，後者については，菌液を３～４点各１μLスポットし，コロニーの大きさから評価した。揮発成分の抗菌力が弱いと考えられる場合には，接種菌液を希釈し，試験を行うと評価できる。

2.5　固体試料および希釈

固体試料については，５％濃度となるようにホホバ油に溶解して，試験を行った。セパラブルフラスコを用いる方法では，香料の場合に前述の試験条件下で揮発する範囲の量であれば抗菌力に比例関係が得られた。

3　精油およびその構成成分の抗菌性

精油から揮発する成分による微生物生育阻害[8,9]について述べる。精油に含まれる成分のうち，含有量の多い物質，比較的沸点の低い物質，精油からの揮散量が多い物質が微生物の生育に影響を及ぼすものと考えている。

3.1　試料

本実験に用いたラベンダー油および化学物質は次の通りである。

Lavandula LATIFOLIA（フランス原産）：*L. LATIFOLIA*（France）と略記。

Lavandula LATIFOLIA（スペイン原産）：*L. LATIFOLIA*（Spain）と略記。

Lavandula HYBRIDA SUPER（フランス原産）：*L. HYBRIDA* と略記。

Lavandula OFFICINALIS（フランス原産）：*L. OFFICINALIS*と略記。

Lavandula VERA（フランス原産）：*L. VERA*と略記。

Lavandula ANGUSTIFOLA（フランス原産）：*L. ANGUSTIFOLA*と略記。

1,8-Cineole（合成）

Linalool（合成）

Linalyl acetate（合成）

3.2　供試菌株

微生物生育阻害実験に用いた微生物は，公定書記載の汚染指標菌，皮膚常在菌，化粧品由来菌を用いた。精油などを皮膚に直接塗布した場合の影響，化粧品に配合した場合を想定したものである。また，化粧品由来菌は，微生物汚染化粧品より得たもので，化学物質に耐性を有しているものと考え採用した。

汚染指標菌

グラム陰性菌：*Escherchia coli* IFO3972（ATCC8739）（*E. coli* と略記）

グラム陽性菌：*Bacillus subtilis* JCM2449（ATCC6633）（*B. sub* と略記）

皮膚常在菌

酵母 *Candida albicans* JCM1543

酵母 *Saccharomyces cerevisiae* JCM7255

放線菌 *Streptomyces griseus subsp. griseus* JCM4047

化粧品由来菌

グラム陰性菌：*Serratia* sp. A3（A3 と略記）

Enterobacter sp. G42（G42と略記）

グラム陽性菌：*Corynebacterium* sp. G01（G01と略記）

Bacillus sp. G21（G21と略記）

3.3　精油の構成成分による影響

ラバンジュラ属精油を用いて，50℃で揮発する成分をヘッドスペース法で捕集し，GC/MS法で定量分析した。表1に精油そのものの主成分を，表2に揮発した主成分についての組成を示した。

表1に示したように，品種によって異なるが，1,8-Cineole，Linalool，Linalyl acetateを多く含んでいた。また，*L. LATIFOLIA* には，1,8-Cineoleの含有量が高く，他の品種のものには，最大3％程度であった。次に，これらの精油から揮発した成分の組成（表2）を見ると精油そのものの組成を反映していた。

これらの精油を用いて蒸気法による微生物生育阻害試験を行った結果を表3に示す。*L. LATIFOLIA* では，汚染指標菌および皮膚常在菌に対して生育阻害を強く示していた。他の4種の精油については，*L. LATIFOLIA* と比較すると低い傾向を示すが，菌種により各精油に対する生育阻害が異なっていた。これは，品種によって構成成分が異なっているため，各菌株に対する生育阻害に差異が生じたものと考えられる。

構成成分の影響をそれぞれ見ると，1,8-Cineoleが最も大きく阻害作用を示した。1,8-Cineoleの化学的性質から考えると，主要構成成分中最も揮散しやすく，蒸気中に大量に存在することが，生育阻害に大きく影響を及ぼしたものと考えられる。

同じ属の植物でも，品種が異なると精油に含まれる構成成分に違いがあり，それによって，微生物に対する生育阻害（抗菌性）に差が生じることが認められた。

表1　ラバンジュラ属精油の主成分組成（%）

精油・原産国 / 成分	*L.. OFFICINALIS*	*L.. HYBRIDA SUPER*	*L.. LATIFOLIA*	*L.. LATIFOLIA*	*L.. VERA*	*L.. ANGUSTIFOLIA*
	France	France	France	Spain	France	France
1,8-cineole	1.071	2.978	25.632	26.927	0.570	1.041
linalool	27.088	32.070	39.245	42.670	30.713	25.437
linalyl acetate	39.156	39.511	0.085	1.426	31.934	39.487

表2　ラバンジュラ属精油の主揮発（蒸気）成分組成（%）

精油・原産国 / 成分	*L.. OFFICINALIS*	*L.. HYBRIDA*	*L.. LATIFOLIA*	*L.. LATIFOLIA*	*L.. VERA*	*L., ANGUSTIFOLIA*
	France	France	France	Spain	France	France
1,8-cineole	2.950	7.845	44.382	40.703	4.902	2.348
linalool	22.053	28.426	20.134	27.595	25.851	20.697
linalyl acetate	35.540	29.868	0.068	0.653	22.428	33.796

3.4　微生物の起源による抗菌性の差

表3に示したように，微生物の分類によって，生育阻害が大きく異なっていた。抗菌性の強い1,8-Cineoleの生育阻害について見ると，汚染指標菌および皮膚常在菌については，大きく影響を受け，化粧品由来菌については，全く影響を受けていないものも存在している。これは，化粧品には，界面活性剤をはじめとする化学物質が多数配合され，そのような環境下で生育していた微生物は，化学物質に対して高い耐性を持っているものと考えられる。したがって，製品開発における抗菌力試験においては，起源の異なった多種類の微生物を用いると見落としが少ないと考え

表3　ラバンジュラ属の揮発成分（蒸気）および主要構成成分による微生物生育阻害

阻止率（%）

供試微生物 / 精油等	汚染指標菌		皮膚常在菌			化粧品由来菌			
	E. coli	*B. sub*	*Candida albicans*	*Saccharomyces cerevisiae*	*Streptomyces griceus subsp.*	A3	G42	G01	G21
L.. LATIFOLIA (France)	100	100	100	100	100	27	S	43	52
L.. LATIFOLIA (Spain)	100	72	100	100	100	18	49	S	42
L.. OFFICINALIS	67	58	44	44	100	0	44	40	42
L.. HYBRIDA SUPER	55	45	41	24	100	0	40	40	28
L.. VERA	24	67	77	29	79	0	34	31	40
L.. ANGUSTIFOLIA	24	34	32	45	72	0	0	0	34
1,8-cineole	100	100	100	100	47	19	0	100	71
linalool	100	100	59	79	18	0	0	100	55
linalyl acetate	0	18	0	10	0	0	—	—	8

S：静菌

られる。

3.5　香料の*d*-体と*l*-体

天然物質には，光学異性体の*d*-体と*l*-体が単独で存在している。しかし，合成物質では通常それらの混合物ラセミ体として得られる。天然精油においても同様で，光学異性体では，味や香り，生理活性が異なることが多い。

ここでは，*d*-体と*l*-体の混合物として合成される*dl*-Linaloolと，*d*-体を豊富に含有するCoriander oilおよび*l*-体を豊富に含有するHo oilを用い，Linaloolの光学異性体が微生物に及ぼす影響について述べる[10]。Coriander oilの主成分は，*d*-Linaloolが約67%，α-Pineneが約８%，Ho oilでは*l*-Linaloolが95.8%含まれていた。Coriander oilの蒸気成分は，*d*-Linaloolが約16%，α-Pineneが48.8%，Ho oilでは*l*-Linaloolが約94%であった。Coriander oilには約67%の*d*-Linaloolが含有されているのに対し，蒸気成分には約16%しか含まれていないことが示された。これは，Coriander oilに含まれるα-PineneがLinaloolより揮発しやすく，Coriander oilの蒸気成分の約50%を占めたためであると考えられる。

結果を表４に示す。Linaloolおよびその異性体を含む精油２種において，界面活性剤由来菌の３菌（G21，G42，A3）では生育阻害がほとんど認められなかったが，その他の菌株では，生育阻害を示した。精油および香料物質の３種で比較すると，皮膚常在菌の酵母以外では違いはあまり認められなかったが，酵母（*Candida albicans*および*Saccharomyces cerevisiae*）においては，Coriander oilよりHo oilの生育阻害は高いことが認められた。この原因としてHo oilとCoriander oilに含有されているLinaloolの異性体の違いが考えられる。Ho oilに含まれているLinaloolは*l*-体であるため酵母では*l*-体のLinaloolが*d*-体のLinaloolより抗菌作用のあることが示唆された。これらの結果より，細菌および酵母や放線菌を含む真菌類において生育阻害に違いが生じたのは，各菌種に対する抗菌作用機序や阻害物質に対する耐性機構が異なるためと考えられる。

また，化粧品由来菌の挙動を見ると，前項の結果と同じように化学物質に強い耐性を持っていることがわかった。

表４　光学異性体を含む精油の揮発成分（蒸気）およびdl-linaloolによる微生物生育阻害

阻止率（%）

供試微生物／精油等	汚染指標菌		皮膚常在菌			化粧品由来菌			
	E. coli	*B. sub*	*Candida albicans*	*Saccharomyces cerevisiae*	*Streptomyces griceus subsp.*	A3	G42	G01	G21
Coriander oil	S	79	47	40	S	0	0	100	42
Ho oil	S	38(S)	100	100	S	0	0	100	50
dl-linalool	S	51	67(S)	S	S	0	0	100	55

S：静菌　　(S)：クリアゾーンができその周囲にも静菌が認められた

4　セパラブルフラスコを用いる試験法の応用

蒸気法では，試験空間が小さく，香料濃度がかなり高くなっていると予測できる。現実的な状況下（大きめの空間）での試験を行うために，本法を考案した。試験結果の一例を示す。

1,8-Cineoleを100 μLカップにとり試験したところ，*E. coli*では生育阻止率83%，*B. sub*では77%であった。

次に，製品から揮発する香料の抗菌性評価をイメージして次のような試験を試みた。1,8-Cineoleを1%添加した単純な組成のシャンプーを調製した。これを前述の200 mLビーカーに直接50 g量り取り試験した結果，*E. coli*では67%，*B. sub*では85%の生育阻止率を示した。

本法は，次のような試験に応用できる。ポンプタイプの化粧品類（例えば，シャンプー）では，製品を最後まで使い切る直前に腐敗臭を発するものを吐出することがある。これは，ボトル内での空間で微生物汚染を受けていることが想定される。このような製品には，香料が配合されることがほとんどかと思うので，そこから揮発する香料の抗菌力を評価することができる。このような状況では，空気中より混入する微生物数はかなり少ないと思われるので，簡易試験培地に接種する菌液の濃度を低めに設定しておくと評価しやすい。空気中より混入した雑菌を香り成分により，増殖させないという考え方である。

実際の製剤を考えたとき，配合した香料の他，試験条件下で揮発してくる成分があればそれらの相乗・相殺効果も考慮する必要がある。

5　香料の抗菌性と製品開発

香粧品類においては，香料を防腐・抗菌目的で配合することはないと思う。今まで述べてきたように，天然精油で抗菌性を示すもの，安価に大量に用いられる調合香料においても配合する成分によって抗菌性を示すものが多いと考えられる。

製品開発に当たって，香料を附香目的で添加した場合の抗菌力変化についてまとめてみたい。一部，通常の防腐・抗菌剤と考え方が共通の場面もある。

(1)　香料の添加量を変更した場合

香粧品類の試作段階，モニターテストなどにおいて，匂いがきついなどの理由で香料を減少させた場合に抗菌力の低下が起こる可能性がある。製品素地の防腐・抗菌効果が弱い，あるいは，添加している防腐・抗菌剤による効果が限界点近くで香料が抗菌効果の役割を果たしていたという事例である。対策としては，製品素地の抗菌力と防腐剤を添加していればその効果を確認すればよい。

＊製品素地：処方から防腐・抗菌目的で配合した成分および香料を除いたものをいう。

(2)　製品の香調を変更した場合

香調の変更は，香料の組成変更になるので，前記(1)と類似の理由で要注意である。抗菌力試験には時間がかかるので，製品発売直前の香料に関する変更は注意を要する。

(3)　香料は油分

香料のほとんどは，油分と考えてよい。香料の添加温度にもよるが，乳化系においては，エマルションへの取り込みが考えられる。また，経時的に転相など物性変化が生じ，匂いの強さ，防腐・抗菌力の変化も考えられる。

6　まとめ

香料は，香りを楽しむ以外に製品のイメージ付け，化粧品類の使用感の向上など幅広い分野に用いられている。香料の特性を生かして多方面の製品開発が可能かと考える。

同じ属の植物において品種が異なった場合に，精油の構成成分の組成が異なり，それによって抗菌性に差が生じることが認められた。また，微生物の起源によって化学物質に強い耐性を示すものもあり，型通りの抗菌力試験を行っただけでは見落としも生じることもあるので，製品の特性，製造所の状況に応じた対策を講じる必要がある。

香りを楽しむという観点からは，空間における香りの数値化ができれば，比較しやすいものと思う。本章で取り上げた「香料の抗菌性」については，揮発してくる成分による抗菌力の評価も必要となってくる。セパラブルフラスコを用いる試験法は，市販のガラス器具を用いることで，揮発成分による空間における抗菌性をある程度予測できるので，便利な方法かと思われる。

空間における抗菌力の試験方法として，テドラーバックを用いた方も試みたが，混合気体の調製が難しいこと，気体の漏れなどから，簡易試験法として不向きであった。

精油の持つ抗菌作用は，病原菌や感染菌などに効能を示すことが報告されている。リラクゼーション効果などと組み合わせることによって，また，精油の抗菌的性質を反映させれば，幅広く製品開発に応用できるものと思う。

文　　献

1)　J. M. Blakeway，香粧会誌，**6**(4)，212（1982）
2)　吉川真央，三原智，粧技誌，**21**(2)，104（1987）
3)　C. JASPER, MARUZZELLA, *Soap, Perfumery & Cosmetics*, 835（1960）
4)　C. JASPER, MARUZZELLA, EUGEN BRAMNICK, *Soap, Perfumery & Cosmetics*, 743（1961）
5)　J. A. MORRIS, A. KHETTRY, E. W. SEITZ, *J. Am. OilChem. Soc.*, **56**, 595（1979）
6)　C. JASPER, MARUZZELLA, J. S. CHIARAMONTE, M. M. GAROFALO, *J. Pham. Sci.*, **50**, 665（1961）

7) C. JASPER, MARUZZELLA, J. S. CHIARAMONTE, M. M. GAROFALO, *J. Perfum.*, **2**, 35 (1961)
8) 野田信三，小林史枝，安東由紀子，岡崎渉，アロマテラピー学雑誌，**1**(1)，16-21 (2001)
9) 野田信三，寺井規哲，岡崎渉，アロマテラピー学雑誌，**2**(1)，23-26 (2002)
10) 野田信三，村井田亜美，寺井規哲，岡崎渉，アロマテラピー学雑誌，**3**(1)，7-10 (2003)
11) 野田信三，大徳絵里，岡崎渉，アロマテラピー学雑誌，**4**(1)，26-29 (2004)
12) 野田信三，坂本晴香，岡崎渉，アロマテラピー学雑誌，**6**(1)，37-40 (2006)
13) 野田信三，徳田千尋，伊藤麻美，岡崎渉，アロマテラピー学雑誌，**7**(1)，41-44 (2007)
14) 岡崎渉，FRAGRANCE JOURNAL，**38**(4)，51-54 (2010)

第9章　消臭

永友茂美*

1　はじめに

家庭内の消臭ニーズに対応する商品の一つに芳香消臭剤があるが，これは1952年に「エアーウィック」が近江兄弟社より発売されたのが最初と言われている[1)]。それから約60年が過ぎ，住環境やライフスタイルの変化に合わせる形で，芳香消臭剤でも様々な用途やコンセプトの商品が発売されてきたが，商品に使われる“香り”の役割も大きく変化してきている。

この章では家庭内の消臭ニーズの変化や消臭技術について解説し，特に感覚的消臭法についての評価法や開発事例も挙げながら，消臭という切り口で香りを考えていく。

2　家庭内の消臭ニーズの変化

日本人は清潔好きで，ニオイに対しても敏感と言われるが，1960年代以降の住環境レベルの急速な向上は家庭内の消臭ニーズを顕在化し，そのプロブレムを解消する多くの商品が生まれた。ここではまず住環境の変化に伴う家庭内の消臭ニーズの変化を確認しながら，ニオイのプロブレムを解消する商品の一つである家庭用の芳香消臭剤の変遷と消臭における香り役割を確認する。

2.1　トイレの消臭ニーズの変化

家庭内の消臭ニーズは住環境の変化とともに大きく変化してきた。特にトイレは便器の水洗化や洋式化，さらには温水便座の普及によって不浄な空間のイメージは薄れ，今ではお部屋の一つとしての位置づけにまで変化してきた。

水洗化が進む1960年代，トイレの排便臭の防臭にはパラジクロロベンゼンや片脳油などが用いられていたが，いずれも薬品的な強い香りでトイレ内の排便臭を感覚的に消臭（＝マスキング消臭）するものであった。一方，トイレ用の芳香消臭剤としては液体タイプの「エアーウィック」やエアゾールタイプの「グレードエアゾール」など，数品の芳香消臭剤がすでに発売されてはいたが，消費者の認知や需要も少なく市場も大きくはなかった。

1970年代に入り，さらに水洗化や住居空間の密閉化が進むと，パラジクロロベンゼンなどの防臭剤が発する香りは強すぎると感じられるようになってきた。1975年に発売されたゲルタイプの芳香消臭剤「サワデー」は，テレビコマーシャルを通じて‘香りでトイレを爽やかにする’という

＊ Shigemi Nagatomo　小林製薬㈱　日用品事業部　香り開発グループ　課長

意識を根づかせ，消費者の消臭ニーズが顕在化されることで，その後の芳香消臭剤市場の拡大や清潔志向を高める大きな原動力となった。1980年に入ってもこうしたニーズの高まりに後押しされる形で新商品の発売が続き，香りつきのビーズがトイレットペーパーロールにセットされた「ローレット」や，缶詰の中にリモネンを主体とする油性ゲルが入った「マイシャルダン」など，新しい機構や基剤，そして香りが市場を賑わした。

そして1990年代，新たに消臭機能に特化した商品が増え始める。1995年に発売された「トイレその後に・無香料」は排便後のトイレを香りで爽やかにするのではなく，香料を使わない消臭剤として，‘排便臭だけを消臭したい’という新しいニーズを顕在化させる商品となった。こうした背景には芳香消臭剤に限らず生活の中に溢れる‘香り’への反動があったと考えられ，整髪剤や化粧品などの様々な商品カテゴリーで無香料タイプの商品が登場した。こうした無香料タイプの商品は現在も残り，‘香りでごまかさずに消臭だけしたい’というニーズは今も一定の消費者から支持されている。

一方，従来からの香りでトイレを爽やかにする商品にも，消臭機能を大きく標榜した商品が増え始める。これにより，香りでの消臭に頼るのではなく，化学的な消臭成分を商品に配合することで「消臭成分は排便臭をしっかり消臭し，香りで空間を爽やかにする」という“消臭”と“香り”の機能分化が進んだ。この傾向は現在も続いており，こうした機能分化は消臭技術の向上や，香りに大きく影響を及ぼした。

以上のように，香りの位置づけは排便臭のマスキングを意識したものから，トイレを爽やかにしてくれるものへと変わり，さらに現在ではトイレ空間を演出するものへと移りつつある。トイレの位置づけが個人のリラックス空間へと変わりゆく中で，香りに求められる役割も，お部屋用と変わらず上質なものへと変化してきている。

2.2　お部屋の消臭ニーズの変化

トイレと同様に，お部屋の環境も時代とともに変化してきている。昔のように三世代が同居し，日中も誰かが窓を開けて換気ができた家庭は核家族化が進み，さらに共働きの増加で昼間は換気できない家が増加してきた。さらに木造住宅からコンクリート住宅への変化は，室内の空気がこもりやすい空間へと変化をもたらした。

1970年代はお部屋での消臭ニーズはトイレと比べても低く，ほとんど顕在化されていなかった。1980年に入ってからは芳香消臭剤で「ペット＆スモーク」というタバコ臭やペット臭対策を訴求した商品が発売され，お部屋のニオイに対する問題意識が少しずつ顕在化され始める。特にタバコ臭のプロブレム意識は高く，ニオイに留まらず妊婦や子供に対する有害性が社会問題化するなど注目された。

1990年代には香りを使わずに消臭する「無香空間」などの無香料タイプの商品の発売や，消臭と香りの機能分化が進むなど，トイレ用とほぼ同じような動きを見せた。

そのような中，布製品の消臭剤として1998年に発売された「ファブリーズ」は，消費者の清潔志向を刺激し，大量のテレビコマーシャルを使ったマーケティング戦略によって布製品の消臭剤市場を新たに開拓する。発売当初のコマーシャルは，布製品の消臭効果の訴求に留まらず，「お部屋のニオイは，布製品に染み付いたニオイが原因」と，消臭の新しい考え方を訴求した内容であった。こうしたコミュニケーションの効果もあって，その後も香りアイテムの追加や，2004年には置き型タイプを発売するなど，基本である消臭を軸に拡張を続けている。

図１は，玄関やリビングで使用する芳香消臭剤に求める効果の調査結果を1999年と2010年で比較したものであるが，1999年には消臭目的がほとんどであったが，2010年にはエチケットやリラックスなどの香りに対する期待が高まっており，機能的な価値は情緒的な価値へと移りつつある。ただし消臭目的も減少することなく微増しており，香りと消臭の両方を求める意識がこうした結果から伺える。

次に消臭プロブレムを場所別に詳しく見ていくと，表１はニオイが気になる場所とニオイの種類を調査した結果であるが，玄関や下駄箱の「靴臭」や，キッチンの「調理臭」，水周りや収納場所の「カビ・湿気臭」のように場所に応じて悪臭源が明確なものが多い中，人が集まるリビングやダイニングなどでは「その家独特のニオイ（以下，生活臭と呼ぶ）」が気になると回答している。自分の家のニオイは鼻慣れもあって感じにくいものの，他人の家に遊びに行ったときに，その家独特のニオイを感じた経験や，主婦の清潔志向やエチケット意識の高まりから，この生活臭を気にする方は多い。このように生活臭は今の家庭内では避けては通れないニオイであり，表１の全ての場所で３位以内に入っていることからも，その問題意識の高さがわかる。

最近のお部屋用で求められる香りについて触れておくと，最近は香りを楽しみたい方も増加し，生活の中での香りの必要度も上がってきている。こうした背景には住居用洗剤や柔軟剤などの商品カテゴリーにも香りの種類が増えたことで，家事や生活の中で好意的に香りと接する機会が増

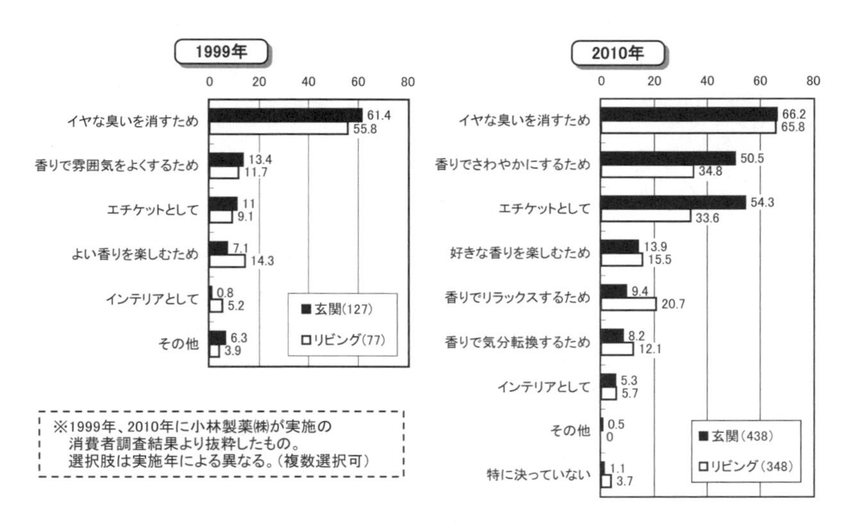

図１　部屋用芳香剤の使用目的の変化

表１　ニオイが気になる場所と，ニオイの種類

1位	2位	3位

（単位：％）

ニオイの種類／ニオイの気になる場所	タバコ臭	ペット臭	汗臭	料理臭	靴臭	カビ・湿気臭	加齢臭	その家独特の臭い
玄関	2.6	6.5	2.4	3.2	44.1	14.2	0.6	31.4
下駄箱	0.2	0.6	2.7	0.3	65.5	23.0	0.3	5.1
キッチン	4.1	1.4	0.3	62.7	0.3	5.1	0.2	11.7
リビング（居間）	11.1	11.1	4.4	17.7	0.1	3.5	2.6	36.9
ダイニング	5.1	5.1	1.6	22.2	0.2	2.3	1.1	26.8
寝室	3.9	3.9	13.9	1.0	0.1	8.7	16.1	24.1
子供部屋	1.0	1.0	8.8	0.5	0.2	3.9	0.3	11.7
洗面所	0.3	0.3	2.8	0.4	0.3	34.6	1.2	8.4
収納空間	0.7	0.7	2.7	0.1	0.6	40.3	1.9	10.5
浴室	0.1	0.1	1.2	0.1	0.2	46.9	1.0	5.0

※2010年　小林製薬㈱　消費者調査結果より

加したことが考えられる。芳香消臭剤の香りも昔はレモンやキンモクセイなどのシンプルな香りが中心であったが，最近では情景を表現した香りや，気持ちに訴える情緒的な表現が増え，フレグランスのような複雑さや上質さのある香りが多くなってきている。

2.3　家庭用芳香消臭剤の市場規模について

芳香消臭剤の市場規模の推移についても少し触れておくと，芳香消臭剤のトイレ用およびお部屋用の市場規模は，2010年でトイレ用187億円，室内用312億円と報告されている。市場規模の推移を約20年前から５年おきに示したのが表２[2)]であるが，トイレ用が1997年をピークに減少傾向であるのに対して，お部屋用は年々成長しており，2002年頃にはトイレ用と逆転した。また，数

表2　家庭用芳香消臭剤の市場規模

単位：百万円

	室内用芳香・消臭剤※	トイレ用芳香・消臭剤※※
1992年	14,800	18,900
1997年	18,000	22,050
2002年	21,050	20,800
2007年	26,600	20,850
2010年	31,200	18,750

（出典：富士経済トイレタリーグッズ・マーケティング要覧　2002年，2011年版）
※　室内用は衣類用消臭スプレーは含まない。
※※トイレ用はタンククリーナーは含まない。

値には衣類用の消臭スプレーを含んでいないが，この市場も2010年時点で約170億円の市場規模があり，香りへのニーズの高まりから，お部屋用を中心として市場が拡大傾向であることが伺える。

3　消臭香料の開発と製品への応用

3.1　脱臭・消臭技術の概要

家庭内に限らず，不快なニオイを脱臭・消臭する技術には，処理方式に基づく分類と作用機構に基づく分類の２つがある（図２）。

実際のニオイ対策を行う過程では，まず規模や環境に適した処理方式（装置）を選定し，対象となるニオイ成分に適した脱臭・消臭方法を選定することになるが，ここでは家庭内のニオイ対策や，香料による消臭効果を踏まえ作用機構による分類に関して以下に紹介する。

(1)　物理的方法

悪臭成分を多孔質体などの表面に吸着させて除去する方法で，代表成分としては活性炭やゼオライトなどが挙げられる。

物理的方法は空気清浄機の脱臭フィルターや冷蔵庫用の脱臭剤としてよく用いられ，多種多様なニオイの除去能力には優れるものの，香料と併用すると香料成分を吸着除去してしまう恐れがあるため，香料とは併用せず無香料タイプの製品で主に用いられる。

(2)　化学的方法[3)]

中和型・付加型・縮合型・酸化型・還元型などの化学反応により悪臭成分の無臭化や不揮発化する方法である。

中和型による代表的な反応は酸アルカリ反応であり，アンモニアのようにアルカリ性を有する悪臭に対しては，リン酸や有機酸類などの酸性物質を反応させる方法である。

- アンモニアと有機酸の反応

$$2NH_3 + R-COOH \rightarrow R-COONH_4$$

付加型はマレイン酸エステルやメタクリル酸エステルなどの不飽和エステル化合物の二重結合

処理方式による分類
① 燃焼式脱臭法
② 光触媒脱臭法
③ 吸着式脱臭法
④ イオン・ラジカル式脱臭法
⑤ 洗浄脱臭法
⑥ 生物脱臭法
⑦ 脱臭・消臭剤法

作用機構による分類
① 物理的方法
② 化学的方法
③ 生物的方法
④ 感覚的方法

図２　脱臭・消臭技術の分類

への付加反応を利用するもので，硫化水素とメタクリル酸エステルとの反応などがある。

• 硫化水素とメタクリル酸エステルの反応

$H_2S + CH_3 = C(CH_3)CO - OR \rightarrow CH_2(SH)CH(CH_3)CO - OR$

縮合型は主にホルミル基（－CHO）との反応を利用したものであるが，調合香料で使用されるベンズアルデヒドやシンナミックアルデヒドなどの香料成分についても縮合型の反応が報告されている。

• アンモニアとホルミル基との反応

$NH_3 + R - CHO \rightarrow R - CH(OH)NH_2$

酸化型は酸化剤と呼ばれる過酸化水素，次亜塩素酸塩，オゾンなどの過酸化物と悪臭物質との反応であるが，酸化チタンなどの光触媒による反応機構も，紫外線を照射するときに発生する酸化力により，酸化分解・脱臭する方法で，還元型はヨウ化水素やアミン系化合物などの還元剤を利用した方法である。

消臭剤と香料を併用するときに，最も利用されるのがこの化学的方法である。これは，香料成分の多くが疎水性でイオン性が少ないため，香料と消臭剤を同じ処方中で使用しても成分同士の反応があまり起こらず併用が可能となり，悪臭物質の代表であるアンモニアや硫化水素などの多くはイオン性を持つことから，中和型などの化学反応を利用すれば，香料を消臭することなく選択的に悪臭だけを反応除去できるからである。

(3) 生物的方法

微生物が悪臭物質を摂取し，エネルギー源として酸化・資化する際に，悪臭成分を炭酸ガスや，硝酸イオン，硫酸イオンといった酸化物に分解する生物反応を利用したものである。

また生物反応ではないが，腐敗臭のような微生物の代謝によって発生する悪臭を防止するため，除菌剤や菌の増殖を抑えることができる抗菌作用のある香料成分を使用することで，悪臭のさらなる発生を抑える２次的作用も生物的方法に含める場合がある。布製品の消臭剤や制汗剤に除菌剤が配合されるが，それはこうした２次的作用を期待して配合しているものがほとんどである。

(4) 感覚的方法

マスキング（被覆，隠蔽）法と感覚的中和法などに分けられ，香料や植物精油などの香りを利用して悪臭を感じにくくさせる方法である。

マスキング法は悪臭が存在する場合に，強い香り物質を用いて悪臭をマスクする方法で，片脳油やパラジクロロベンゼンは排尿・排便臭の消臭で広く用いられてきた。

一方の感覚的中和法は悪臭に対してある種の香りを作用させることで，悪臭が香りの一部として取り込むように感じさせたり，悪臭と香りのマッチングによって不快感を低下させる方法であるが，マスキング法のように強い香りである必要がないことから，最近ではよく用いられる。

悪臭成分と感覚的中和作用を示す香りの研究は様々な取り組みが行われ，例えば表３[4]に示す結果が報告されている。これは悪臭に対する消臭効果の判定を，消臭効果（いかに悪臭を消しているか）とマッチング効果（悪臭と香りがどれだけマッチしているか）の２つの視点から行い，

表3　消臭とマッチング（家庭内の軽度の悪臭について）

	消臭：A・マッチング：A	消臭：A・マッチング：B	消臭：B・マッチング：A
タバコの煙	ゼラニウムオイル，パチュリオイル，ペチグレンオイル，アブソリュートカシス，カシメラン®，クマリン，デルタ-ダマスコン®，ジヒドロジャスモン，オイゲノール，ガラクソライド®，メチルジヒドロジャスモネート，イオノン，イソブチルキノリン，ムスクケトン，バニリン	アルデヒドC-12（MNA），シクラメンアルデヒド，フロラロゾン®，リリアール®	ベルガモットオイル，ラベンダーオイル，ローズマリーオイル，イランイランオイル，アセチルセドレン®，ダマセノン®，ヘリオトロピン，イソイースーパー®
吸殻のニオイ	ベイオイル，ガラクソライド®，トナリッド®	シトロネラオイル，ベルガモットオイル，セダーリーフオイル，シソオイル，ガンマ-ノナラクトン，ヘリオナール®，イソガーデニオール®，バニリン，サンタリノール®	スペアミントオイル，ライムオイル，アミルサリシレート，ジヒドロミルセノール，ジフェニルオキサイド，イオノン，リリアール®，シトラール，イソブチルキノリン
野菜臭	アルデヒドC-12（MNA），アミルサリシレート，シトラール	シトロネラール，シトラザール®，メチルヘプチンカーボネート	バジルオイル，シトロネラオイル，セロリリーフオイル，オレンジオイル，テトラヒドロムゴール®，ゲラノニトリル，トリプラール®，メチルベンゾエート，スチラリルアセテート
魚臭	エチルバニリン	アルデヒドC-12（NMA）	ベルガモットオイル，ガルバナムオイル，ジュニパーベリーオイル，ペパーミントオイル，ローズマリーオイル，クローブオイル，タイムホワイトオイル，シソオイル，シトラール，アミルアセテート，アネトール

AからCの三段階で評価している（Aの方が効果が高い）。

また，最近の研究では嗅覚メカニズムの解明に伴い，不快臭に作用してその不快感を和らげるような物質の存在も明らかにされ始めている[5)]。これはにおい分子を受け入れる“におい受容体”と呼ばれる嗅神経細胞の仕組みの解明からの新しいアプローチとして注目されている。イモリの嗅細胞を用いた電気生理学測定により16種類の香りの応答を確認した結果と，人による悪臭物質としてイソ吉草酸を使ったマスキングテストの結果には相関が確認された。なお，マスキング効果の強い化合物として，トリプラール，ゲラニオール，リナロール，ベンジルアセテイト，ジヒドロミルセノール，ベンズアルデヒドなどが報告されており，こうした研究の進展から新たな感覚的消臭香料の開発が望まれる。

3.2　悪臭の測定と評価

芳香消臭剤に限らず悪臭対策として様々な商品が発売されているが，ここでは一般的な性能評価の方法と，これからについて述べる。

消臭効力を測定する方法として一般的に用いられているのは，“悪臭物質”と“試験試料”を同一の密閉空間内に一定時間放置した後，悪臭物質の濃度変化を機器測定や（GC，検知管，センサーなど），専門パネルによる官能試験で確認する方法である。この“悪臭物質”については，表4[6]に示すように家庭内で発生するもののほとんどが複合臭であることから，消臭効力試験を実施する際は，①実際の空間に漂う悪臭をそのままサンプリングして使用，②定性・定量分析から擬似悪臭を作成して使用，③複合臭気中で最も寄与が高い単一成分を数品選んで使用，の3つから再現性や作業性を考慮して選択する必要がある。

また，実際に香料による効力試験を考えると，香りの効果が最も期待できる感覚的消臭効果の確認は人の嗅覚判断に依存するところが多く，GCなどの分析機器では測定することは難しい。よって訓練された専門パネルを使った官能評価を使った効力試験がその主体となるが，以下に芳香消臭脱臭剤協議会が定める一般消費者用の消臭剤・脱臭剤の効力を測定するための効力試験法（感覚的消臭）を紹介する。

3.2.1 効力試験方法（感覚的消臭）[7]

① 試験法

嗅覚測定法（六段階臭気強度表示法もしくは九段階快・不快度表示法）により試験を実施する。嗅覚測定は臭気判定士もしくは嗅覚テストに合格した3名以上で行い，その平均値を採用する。

② 試験試料

試験試料は香料そのものか製品状態にしたものを使用する。悪臭物質は先に示したとおり，実悪臭や擬似悪臭，単一悪臭のいずれかを用い，初期の臭気強度は製品仕様や使用環境などにより設定する。

③ 試験手順（図3）

試験容器として市販の10L程度のコック付きエアバックを使い，試験試料を入れた後に無臭空気で満たした10Lエアバック(A)，無臭空気のみを入れた10Lエアバック(B)，悪臭の入ったマスターバッチ(C)のそれぞれを室温（約20℃）に1時間放置する（図a）。その後，飽和となった(A)のヘッドスペースガスのみを別の10Lエアバック(D)に移しとる。(C)から10Lに希釈後の臭気強度が3から4程度になるように一定量の悪臭ガスを注射筒で量りとり，(B)と(D)のエアバックにそれぞれ注入した後，エアバック内の空気をコックを開けて直接嗅ぐ。

④ 評価

評価者に香料が入っていないブランクと比較して，悪臭の臭気強度や快・不快度がどれくらい改善されているかを図4のような評価用紙に記載してもらう。評価は六段階臭気強度表示か，九段階快・不快度表示法のどちらかで行い，芳香消臭脱臭剤協議会ではブランクに比べて一段階以上改善されていることを消臭効果の判断基準としている。

香りによる消臭効果を本法で評価する際の課題としては，六段階臭気強度表示法で評価を行う場合は，香料と悪臭の混合した状態で，悪臭だけの臭気強度を評価する（香料の香りは臭気強度

表4　家庭内の悪臭として報告されている成分例

場所	発生場所	ニオイの種類	悪臭成分
リビング	建材, じゅうたん, 家具	接着剤・溶剤臭, タバコ臭, ペット臭, 体臭	ホルムアルデヒド, エステル類, 芳香族化合物
	壁	カビ臭	3-メチルフラン, 2-オクテン-1-オール, 2-メチルフラン, 2-メチル-2-ブタノール, 2-ブタノール, 2-ペンタノン, 2-ペンタノール, 3-メチル-1-ブタノール, 2-メチル-1-ブタノール, 二硫化メチル, 2-ヘキセノン, 2-ヘプタノン, 1-オクテン-3-オール, 3-オクテノン, 3-オクタノール, 2-オクタノール, 2-エチルヘシノール, ジオスミン
	空調・ストーブ	カビ臭, 石油臭	低級脂肪酸とその酸化物
寝室・子供部屋	タンス, 衣類など	体臭	ヘキサナール, ヘプタナール, アミルアルコール, ノナナール, ヘプタノール, 酢酸, デカナール, オクタノール, イソ酪酸, ノナノール, デカノール, フェノール, カプロン酸, ペラルゴン酸, 5-アンドロストー16-エン-3-オン, 5-アンドロスト-16-エン3-オール, アンモニア, 硫化水素, カプリル酸, カプリン酸
		体臭（加齢臭）	酪酸, 吉草酸, ヘキサン酸, ヘプタン酸, ヘキサナール, ペプタナール, オクタナール, t-2-オクテナール, t-2-ノネナール
		汗臭	イソ吉草酸, アンモニア, 酢酸, カプロン酸, 2-ヘキセン酸-3-メチル
台所	生ゴミ	食品の腐敗臭	アンモニア, トリメチルアミン, インドール, スカトール, 1-ブタノール, 酪酸エチル, 硫化メチル, 二硫化メチル, 酢酸, メチルアミン, ホルムアルデヒド, アセトアルデヒド, プロピオン酸, i-酪酸, i-吉草酸, n-カプロン酸, メチルプロピオン酸エチル, 酪酸エチル, メチルヒキサノール, 二硫化メチルプロピル, 吉草酸エチル, β-ピネン, リモネン, 二硫化ジプロピル, ノナン酸エチル
	調理臭	天ぷら	3-メチルヘキサン, 2, 4-ジメチルヘプタン, n-ノナン, メチルノナン, n-デカン, 2-メチルデカン, 5-メチルデカン, n-ドデカン, n-テトラデカン, n-ペンタデカン, n-ヘキサデカン, トルエン, エチルベンゼン, スチレン, o-キシレン, m-およびp-キシレン, n-プロピルベンゼン, m-およびp-エチルトルエン, ナフタレン, リモネン, エタノール, プロパノール, 2-メチルプロパノール, n-ブタノール, n-ペンタノール, n-ヘキサノール, 2-ブトキシエタノール, 2-エチルヘキサノール, ベンジルアルコール, α-ジメチルベンジルアルコール, 酪酸, ペンタン酸, ヘキサン酸, パルミチン酸, アセトアルデヒド, 4-メチルペンタ-2-オン, ヘキサナール, 3-ヘキセナール, E, Z-ヘプタ-2, 4-ジエナール, E, E-ヘプタ-2, 4-ジエナール, E, Z-デカ-2, 4-ジエナール, E, E-デカ-2, 4-ジエナール, ベンズアルデヒド, アセトフェノン, 2-ペンチルフラン, フェノール, ベンゾチアゾール, ジクロロベンゼン
		焼き肉	硫化水素, メチルメルカプタン（ニンニク）, トリメチルアミン, アセトアルデヒド, ピリジン
		ネギ・ニンニク	ジアリルジサルファイド, アリルプロピルジサルファイド
浴室	排水口	腐敗臭	アンモニア, 酢酸, 硫化水素, メチルメルカプタン
	壁・床・小物	カビ臭	2-メチルイソボルネオール, ジオスミン
玄関	下駄箱	靴臭, 足臭	エナント酸, ペラルゴン酸, n-ウンデカン酸, n-酪酸, イソ酪酸

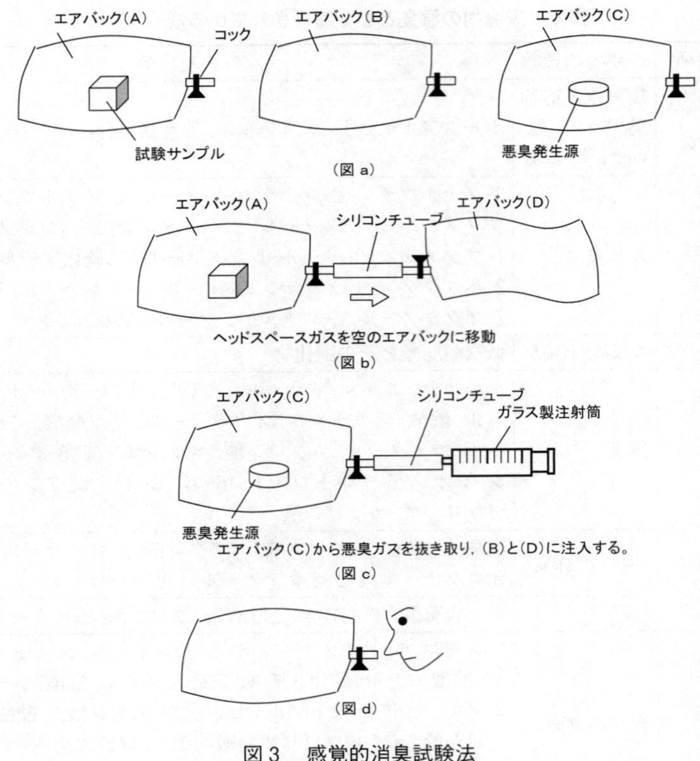

図3　感覚的消臭試験法

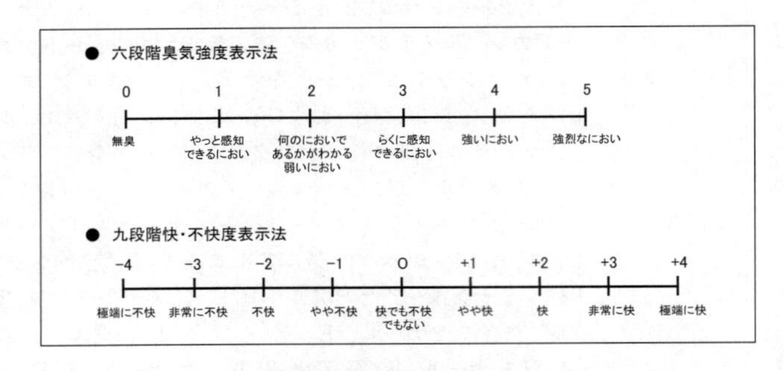

図4　嗅覚測定法で用いる評価尺度

に含めない）ことになるため，香料と悪臭を嗅ぎ分ける必要がある。こうした嗅ぎ分けを容易にするために，あらかじめ臭気強度別に悪臭ガスの基準臭を用意するなど，評価をしやすくする工夫も必要である。一方の九段階快・不快度表示法は，香料と悪臭の混合空気全体の快・不快度を評価できるので，評価としては実施しやすい。

3.3　新しい評価

以上のように香料における消臭効果を測定する場合は，実験が比較的容易な官能評価を用いる方法が一般的であるが，最近の動きとして生体計測を利用した方法も注目されつつある。こうした生理計測が官能試験に代わって検討され始めている理由としては，官能試験が持つ個人内差や個人間差によるバラツキや客観性の問題が挙げられる。一方の生体計測については，快適性評価やストレス低減効果の測定のために血圧や心拍数，脳波などの生理指標の利用が以前から行われてきたが，大がかりな装置や試験環境の必要性から，日々のルーチン業務の中で測定するには効率面で難しい点があった。最近では小型で携帯性を備えた測定機器の開発が進んでおり，今後は活用の範囲が広がるものと予想される。以下に生理評価を使った消臭効果の実験と，小型で携帯可能な生理測定器を紹介する。

生理評価による消臭効果の測定として，森林から取れる植物精油の消臭効果を，連続血圧（指式血圧測定法）と脳血液動態（近赤外線分光分析法）から計測した結果が報告されている[8]。被験者に対して，悪臭のみ与えたときの結果と，悪臭と精油の混合気体を与えたときの結果を比較することで交感神経や脳活動の状態を確認するとともに，生理評価測定後に快・不快度の心理評価を行う方法が検討された。このときの実験の結果からはユーカリ精油の糞尿臭に対する高い消臭効果が生理評価，心理評価の両面から確認されている。

一方，生理計測の測定器についても小型化やモバイル化が進んでいる。心電，体表温，3軸加速度（人の動き）が測定できる30 mm角の小型デバイスを胸部に装着し，ワイヤレスで個々の変化を測定できるセンシングデバイスがすでに実用化されている[9]。心電から得られる心拍周期は自律神経活動の評価に使えることから，リラックスや緊張の状態を評価することができ，被験者は従来のように大型の測定機器を装着することなく日常に近い状態で香りの評価を行うことができる。生理評価による結果の解釈には，多少の専門知識が必要にはなるが，従来の官能評価では見えてなかった生理反応を見ることで，新しい消臭香料の開発にも期待できるものと考えられる。

4　消臭香料の開発と製品への応用

家庭内といっても漂う悪臭は様々である。すでに表4で示したとおり，家庭内で発生する臭気は多種多様な複合臭である。現在の家庭内の代表悪臭である生活臭は，まさに複合臭そのものであり，ここではある一般家庭の生活臭を分析した結果を紹介する。

4.1　生活臭の分析

生活臭を一般の消費者「何かわからないこもったニオイ」とよく表現するが，言葉のとおり低濃度の多成分からなる複合臭気であることは，すでに明らかである。こうした状況から生活臭の分析のために複数のガス分析法を組み合わせて生活臭の解明を試みた。複数のガス分析法とは，悪臭防止法の中で「特定悪臭物質の測定方法」として定められた分析方法を組み合せ，家庭内の悪

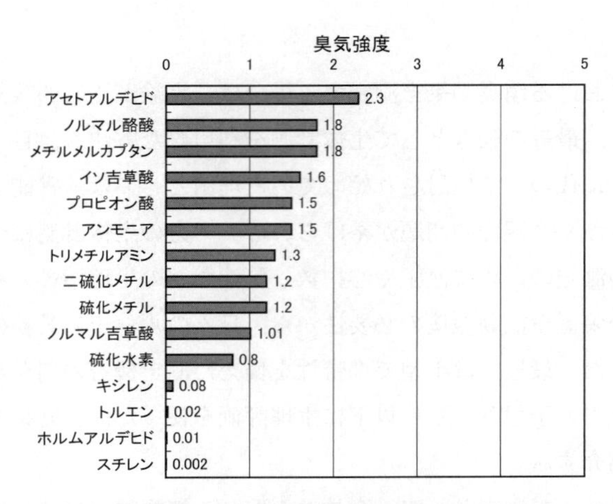

図５　玄関で検出された特定悪臭物質の臭気強度

臭に関する調査結果から，硫黄系，窒素系，脂肪酸系，アルデヒド系，炭化水素系の５種類の悪臭分析方法を中心に，実際に生活されているご家庭（マンション３LDK，５人家族，ペット，喫煙者なし）を訪問して空気のサンプリングとその後の分析を行った。またニオイのサンプリングは，玄関，リビング，台所，洗面所，寝室，子供部屋の６ヶ所で実施し，生活臭とその発生源を探った。

図５はこうして得られた分析結果から玄関部分での検知された成分の中から悪臭防止法で定める特定悪臭物質を抜粋し，臭気強度と物質濃度との関係式[10]を用いて定量結果を臭気強度に変換した結果である。この図からも明らかなように，検知された物質の濃度は検知閾値と認知閾値の間にプロットされるものが多く，「何かわからないこもったニオイ」という表現を裏付ける一つの結果となった。また場所別の分析結果をコレスポンデンス分析で２次元マッピングを行った結果が図６である。コレスポンデンス分析とは多変量解析の一つで，複数のカテゴリー間の類似度や関係の深さを把握するのに適した手法とされており，ニオイの類似する場所が座標上の近い位置にプロットされる。この分析結果から来客を迎える玄関や，リビングのニオイがキッチンのニオイに類似していることが示唆された。なお，こうした結果はサンプリングと並行して実施した嗅覚の専門家である臭気判定士や，調香師による官能評価の結果ともよく一致しており，生活臭の実態の一つにキッチン由来の臭気成分が大きく影響していることがわかった。以上の結果から，さらにキッチンの臭気成分に関する調査を，ダイナミックヘッドスペース法を用いて行った。このときの結果からは，キッチンで約190成分の物質が検出された。実際にはこうして検出された悪臭の中から臭気判定士や調香師にも協力を得て生活臭の再現を行い，表５のような特徴的な臭気からなる擬似悪臭の作成に至った。生活臭はそのライフスタイルや食生活，喫煙の有無やペットの有無などでも様々に変化するため，必ずしも全家庭にも当てはまるものではなく結果の解釈には注意が必要であるが，生活臭の実態や，家庭内の臭気の広がりを顕在化した活動例としてここで紹介した。

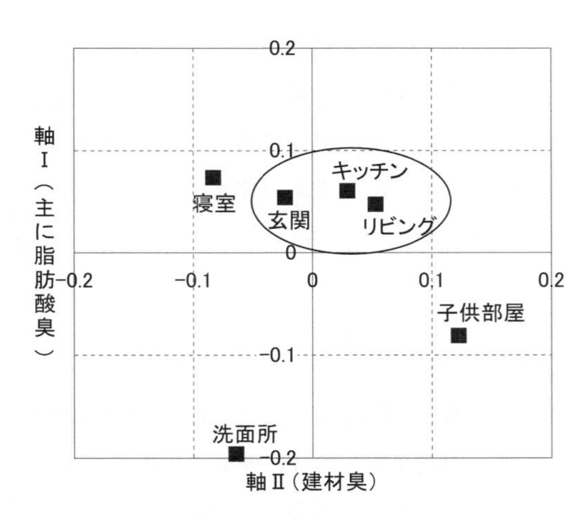

図６　家庭内臭気のコレスポンデンス分析結果

表５　生活臭を代表する成分

悪臭成分	においの説明
Isovaleraldehyde	足のムレたニオイ
trans-2-Decenal	野菜の生ゴミ的な青い臭いニオイ
Toluen	建材臭
2,3-Butanedione	発酵臭
Acetoin	発酵臭
Isobutyric acid	体臭

4.2　香りによる生活臭対策

こうして作成した擬似生活臭を用いて消臭剤を開発することになるが，多成分からなる複合臭を化学的に消臭するには，数種類の消臭剤による反応型ではカバーしきれないという問題がある。このような場合，生活臭を構成する悪臭成分の中からニオイの寄与が大きい２，３種類の成分をターゲットとして化学的に消臭できる消臭剤を選ぶことになるが，もともと１成分あたりの寄与が小さな生活臭の場合は，香りを用いて感覚的に消臭した方が効果実感としても有効である。

具体的には生活臭の分析結果から再現した擬似悪臭を使用し，それを気化させて濃度調整した悪臭ガスと，様々な天然香料や単品香料を気化させて調整したガスを混合し，混合ガスを感覚的に評価していくことで，生活臭の消臭に有効な精油や香料成分が選別できる。こうして得られた生活臭に効果的な香料成分の情報を元に調香を行うことで，生活臭を効果的に感覚的中和消臭できる香料開発が可能となる。今回の生活臭の場合では，ミュゲやグリーンアップルのきいたフローラル・グリーン・フルーティー調の香りが，擬似生活臭に対して有効に機能し，高い消臭効果が得られた。

以上のように，消臭香料の開発は元となる悪臭の分析と再現から，マッチングのよい香料素材を探索し，その情報を基に調香することで，効果の高い消臭香料の開発が成し遂げられる。先にも述べたようにこうした悪臭分析の結果は消臭効果の高い化学的消臭剤を選択・評価する上でも有用であり，香料による感覚的消臭と消臭剤による化学的消臭を併用することで，より高い消臭実感のある商品開発が可能となる。

5　おわりに

以上，消臭効果という視点から香りを見つめてきた。生活環境や消費者意識の変化は，消費者の新たなニーズを誘発し，それを満たす新しい商品が暮らしの中に新しい香りや消臭効果を絶えずもたらしてきた。消臭目的からはじまった芳香消臭剤は，消臭という機能的な価値から，香りを楽しみ暮らしを豊かにする存在として価値の転換が進み，香りに求められる意味はこれまで以上に大きくなっている。

そのような中で香りを使った感覚的消臭も分析技術や評価技術の発展から，悪臭とのマッチングに優れた開発が行われ，上質な香りと高い消臭効果を両立できるようになってきた。清潔感やエチケット感を演出しつつ気になるニオイを消臭し，時に空間を華やかにもしてくれる香りは，これからも暮らしの中に人とのつながりを高めてくれるものとして存在し続けるはずである。

その意味でも香料による消臭技術は完成されたものではなく，今後も本章で紹介した新しい評価技術や嗅覚メカニズムの解明が進むことで，さらに暮らしを豊かにし，快適さを提供してくれるものとして今後も発展していくことを期待したい。

文　献

1）矢田英樹，柴谷治雄，住まいとにおい(3)，J. Odor Research and Eng., Vol. 25, No. 5（1994）
2）㈱富士経済，トイレタリーグッズ　マーケティング要覧，1990-2011
3）岩橋尊嗣，空気調和・衛生工学，**80**，8（2005）
4）HASEGAWA LETTER, No. 11, p20（2000）
5）H, Takeuchi *et al.*, *J Gen. Phys.* **133**, 583-601（2009）
6）芳香消臭脱臭剤協議会，第十八回通常総会冊子（2005）
7）芳香消臭脱臭剤協議会，第二十三回通常総会（2010）
8）櫻川智史，日本生理人類学会誌，Vol. 11, No. 3（2006）
9）WINヒューマンレコーダー㈱ホームページ，http://www.winhr.co.jp/products_01.html
10）悪臭法令研究会編集，ハンドブック　悪臭防止法　四訂版，p485－487（2001）

第10章　生理的・心理的効果

江村　誠*

1　はじめに

心地良い香りは，人の心を和ませ，豊かにし，幸せな気持ちにすることができる。また，懐かしい香りに巡り合ったときに過去の記憶が蘇ってくることもある。

香りがヒトの心と身体に及ぼす影響については，古来より経験的に知られており，西洋では，古くからハーブや精油を用いたアロマセラピー（芳香療法）が病気治療の手段として用いられていた。近年，香りによる疲労軽減，作業効率の向上，意識水準の覚醒および鎮静，さらにはストレス緩和や睡眠への影響など，これら香りの生理心理効果を検討するために，様々なアプローチがなされている。アロマコロジーと呼ばれる研究もその一つである。

一方，例えば，80％以上のオイゲノールを含んでいるチョウジ油など，香り成分として使われるものが，日本薬局方に収載されているものもある。また，香り成分としても知られる化合物が直接的に作用することにより，生理作用を有することもある。ここでは，あくまでも香気成分が嗅覚レセプターにて認識され，そのシグナルが脳に伝達され，その結果，生じる一連の心理的ならびに生理的効果およびその研究手法にフォーカスを当てて紹介する。

2　気分へ対する影響

香りがヒトの気分へ及ぼすエモーショナルな影響を調べるために最も有効かつ効果的な方法は，主観評価である。多くの場合，質問紙やアンケート，ならびにインタビューによって実施される。良く用いられている方法としては，気分の状態を測定するPOMS（Profile of Mood States）であり，緊張・抑うつ・怒り・活気・疲労・混乱の6因子が同時に測定できる。性格傾向を評価するのではなく，その人の置かれた条件の下で変化する一時的な気分，感情の状態を測定が可能であり，香りの呈示の有無による変化に対する報告が多くなされている。

香りによるエモーショナルな影響としては，快適性からはじまり，作業効率の向上や購買意欲向上やさらに睡眠の改善など，多くのものがあり，それぞれ，香りが影響を与えることが報告されている。最近の一例を挙げると，ラベンダーの香りによって持続的注意力（ビジランス）が高まり，維持されたという報告がある[1]。それらの主観評価には，5段階評価などが良く用いられる。一方，VAS（Visual Analogue Scale）による分析も良く利用されている。

＊　Makoto Emura　高砂香料工業㈱　研究開発本部　部長

これらの主観分析と次に述べる他覚的な客観的分析手法を組み合わせ，同時に分析を行う研究が実施されており，より正確に香りが及ぼす影響が調べられている。

また，近年において，香りによる影響，すなわち嗅覚による影響を調べるのみではなく，味覚や視覚，さらに聴覚や触覚との複合感覚，すなわちマルチモーダルな影響に関する研究が積極的に行われている。

3　脳機能への影響

3.1　脳機能計測法

生理心理効果を検討するために測定する生体反応は，大きく中枢神経活動と末梢神経活動に分けられるが，はじめに中枢神経系活動である脳機能を評価する方法を述べる。

中枢神経活動すなわち脳の活動を測定する主な計測法を以下に示す。脳波（electroencepharogram：EEG）は，脳内の電気活動の指標として古くより用いられている。脳波の解析法としては，脳波を周波数帯域別に解析する方法，特に安静閉眼時に有意に出現するα波に着目し，リラックスの指標とする研究が多く見られる。また，被験者に刺激を与えたときに現れる脳波の事象関連電位（event related potential：ERP）は，認知情報処理の評価法をして用いられる。脳波と同じく脳内の電気磁気的活動を評価する測定法として，脳磁計（magnetoencephalography：MEG）による脳磁図測定が挙げられる。脳波が，高い時間分解能を持つ反面，空間分解能が粗いのに対し，MEGでは空間分解能も優れているという特徴がある。脳内の代謝や血流量を測定する方法としては，陽電子崩壊断層画像（positron emission tomography）がある。また，血流量を測定する手法として近年広く用いられているのが機能的核磁気共鳴画像法（functional magnetic resonance imaging：fMRI）や光トポグラフィー（near infrared spectrography：NIRS）である。これらの計測法はいずれも非侵襲，すなわち脳を傷つけることなく脳の活動を測定が可能である。近年は，このような測定法により脳の反応を計測することで消費者心理や行動の仕組みを解明しようとするニューロマーケティングの手法が注目されている[2)]。

3.2　香りの脳機能への影響

非侵襲の脳機能計測法の普及により，香りが脳機能へ及ぼす影響について様々な検討がなされてきた。特に近年は，fMRIによる研究例が多く見られるが，日本においては，身体的拘束による負荷が少ないなどの理由からNIRSが積極的に用いられている。

アロマテラピーでは，ある種の精油に覚醒の効果や鎮静の効果があるとされているが，そのような効果を，脳波の事象関連電位の一種であるCNV（Contingent Negative Variation：随伴性陰性変動）を用いて検討した例を以下に紹介する。事象関連電位とは，特定の事象に関連して出現する脳波の電位変動のことを指している。警告刺激と命令刺激を一定間隔で呈示することにより，二つの刺激間に緩やかな脳波の電位変動が生じることが知られており，これをCNVと呼んでい

表1　香りの覚醒・鎮静効果

覚醒効果を示した精油例	鎮静効果を示した精油例
バジル	カモミール
ブラックペッパー	ラベンダー
クローブ	レモン
ジャスミン	オレンジ
ペパーミント	サンダルウッド（白檀）
カシア	スペアミント

る。CNVの早期成分は，鎮静状態では減少し，覚醒状態では増加する[3]。CNV測定中に，ラベンダーの香りを呈示すると，CNV早期成分値は減少し，ジャスミンの香りを呈示すると，CNV早期成分値は増加した。これにより，伝承的にアロマテラピーで覚醒効果があると伝えられてきたジャスミンの香りには覚醒効果があり，逆に鎮静効果があると伝えられてきたラベンダーでは，鎮静の効果があることが確認できた。同様の方法で，効果を確認した精油を表1に示す。例えば，レモンやオレンジの香りにはラベンダーと同様に鎮静の効果があり，ペパーミントやバジルにはジャスミンと同様に覚醒の効果があることが確認できている。

また，フレグランス以外にも，コーヒー[4,5]，ジャスミン茶[6]，ワイン[7]などの食品の香りが脳機能に及ぼす影響に関する研究も行われており，このような嗜好品に対しても香りの効果が期待されていることがうかがわれる。

4　自律神経への影響

4.1　自律神経系活動

香りがヒトに与える影響を調べるには様々な方法がある。香りを嗅ぐことで生じる生体の変化を測定することもその一つである。生体の変化を反映し，なおかつ外部からの測定が可能である生体反応を生理指標と呼んでおり，例えば自律神経系や中枢神経系の活動などが挙げられる。ここでは，香りの効果を検討するための生理指標として自律神経系の活動を用いている研究について概説したい。

ヒトは常に，外界の環境の変化に対応して体内のはたらきのバランスを調節している。この恒常性維持機構をホメオスタシスと呼び，自律神経系，免疫系，内分泌系が互いに影響を及ぼしあいながら保たれている。

ヒト神経系における自律神経系の位置づけを図1に示す。神経系の分類は諸説あるが，機能的な観点からまとめた代表的なものを挙げた。

中枢神経系は末梢から伝えられた情報を統合して処理し，適切な指令を出す役割を持つ。末梢神経系は中枢へ様々な情報を伝え，中枢からの情報を受け取る役目を果たす。末梢神経系はさら

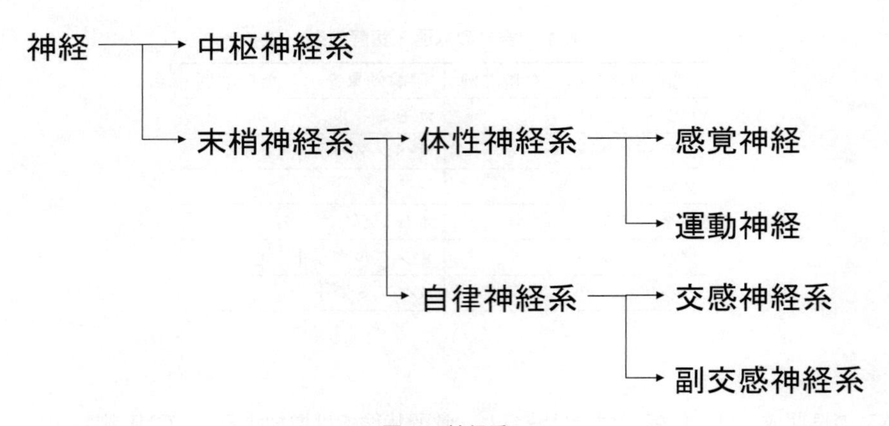

図1　神経系

表2　良く用いられる自律神経系生理指標

器官	交感神経活動優位	副交感神経活動優位	測定法
瞳孔	散大	縮小	瞳孔径計測
心拍数	増加	減少	心電図測定
血管	収縮	拡張	皮膚温，血流量測定
末梢皮膚温	低下	上昇	
皮膚発汗量	上昇	低下	皮膚発汗量，皮膚電気活動測定
唾液アミラーゼ	増加	減少	生化学的分析
唾液クロモグラニン	増加	減少	生化学的分析

に体性神経と自律神経に分類される。体性神経は意識的にはたらく神経であり，外界の刺激を受容し運動器や骨格筋に伝えている。脳に刺激情報を伝える神経を感覚神経，脳からの指令を末梢に伝達する神経を運動神経と呼ぶ。一方，自律神経は心拍や血管，内臓など生体内の様々なはたらきの調節を担っており，無意識的にはたらいている。自律神経系には交感神経系と副交感神経系があり，自律神経支配で動く器官のほとんどは両者から二重支配を受けている。交感神経は緊張・興奮・ストレスなどによって身体や心が活動的なときに優位にはたらき，副交感神経はリラックス時や休息時などに活動が優位になる。自律神経は意識と無関係にはたらくと言われているが，健常者の示す緩徐な変化の範囲では心理状態がその活動に影響を及ぼすことも多い。そのため，自律神経系の反応は感情やストレスなどの指標として用いられてきた[8)]。

動物では直接神経の活動電位を測定することにより自律神経系の活動を調べられるが，ヒトでは非侵襲的な測定を行う必要がある。本章で紹介する研究はヒトにおける測定に限定することとし，表2に生理指標として用いられている自律神経系活動とその挙動についてまとめた。アミラーゼやクロモグラニンは内分泌系指標に分類されることもあるが，ホルモンではないという点で今回はこちらに分類した。また，本来自律神経活動の測定は関係する器官の異常や障害を調べる機能検査として行われてきたが，ここでは臨床レベルではなく健常者において認められる変化について示す。

4.2　自律神経活動を用いた香りの効果の研究

これまで国内外で多くの研究例が報告されており，基礎的な研究ではラベンダーやグレープフルーツの香りを用いたものが多い。一般的にラベンダーには副交感神経活動の亢進，グレープフルーツには交感神経活動の亢進が認められている[9]。また，交感神経活動は悪臭の評価にも有用であることがわかってきた[10]。一方最近では最終製品の製品設計に関わる研究も増加している。嗜好性の高い柔軟剤を用いることで消費者にリラックス効果を提供できる[11]という報告や，ストレス負荷時の睡眠において,ラベンダーの香りに心臓副交感神経活動の活性化効果が認められた[12]という報告，低強度のジャスミン茶の香りで副交感神経活動が亢進した[13]という報告などがある。

4.3　タイプ別コーヒーフレーバーの影響

タイプ別コーヒーフレーバーの影響を検討した研究例を紹介する[14]。11名の被験者に約２分30秒の課題を繰り返し４セットのボタン押しタスクを行いながら，心電図と左第二指尖部の皮膚温の同時測定を行った。タスク中，２セットと３セット時に，被験者の鼻先にコーヒーフレーバーを呈示し，１セットと４セット時には空ビンを呈示した。コーヒーフレーバーは嗜好性の高かった４種（ローストスイートタイプ，トップインパクトタイプ，深煎りタイプ，バニラスイートタイプ）を用いた。

はじめに，においなし課題遂行時とフレーバー呈示課題遂行時の平均皮膚温の差を求めた結果を図２に示す。ローストスイートタイプ，トップインパクトタイプ，深煎りタイプを呈示したときには指尖部皮膚温が上昇し，バニラスイートタイプを呈示したときには低下する傾向が見られた。次に，心電図から求めた心拍数について，同様ににおいなし条件に対するフレーバー呈示条件時の差を求めた結果を図３に示す。ローストスイートタイプでは心拍数が減少したのに対し，バニラスイートタイプでは心拍数が増加する傾向が見られた。以上の結果から，バニラスイートタイプは交感神経活動を活発にし，ローストスイートタイプは副交感神経活動を活発にすることが示唆された。このように同じコーヒーフレーバーでもタイプにより異なった作用が見られることから，使用場面や目的に応じてフレーバーを使い分けることによって，より消費者のニーズに合致する製品づくりができるものと思われる。最近では食品や化粧品などに対し，味や使用感だけでなく健康面や心理面の効果を期待する消費者が増えており，付加価値のある製品づくりにおいて自律神経系の指標を用いた香料開発はますます重要になってくるであろう。

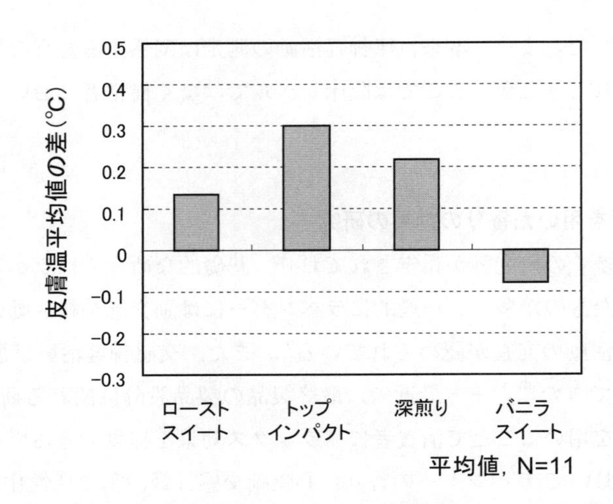

図2　タイプ別コーヒーフレーバーが皮膚温変化に及ぼす影響

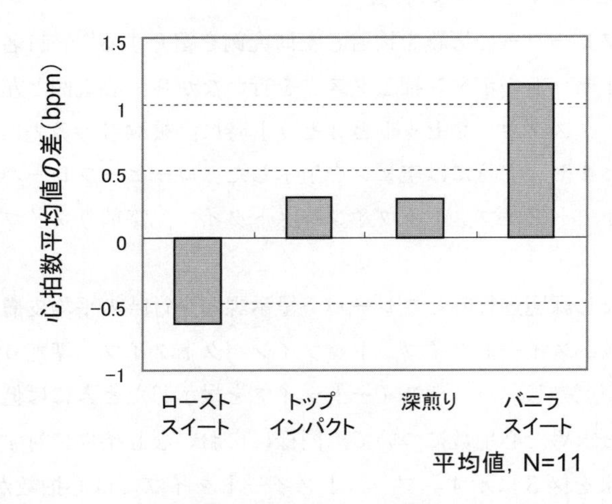

図3　タイプ別コーヒーフレーバーが心拍数変化に及ぼす影響

5　内分泌系への影響

5.1　内分泌系

内分泌とは，ホルモンなどが体内に分泌されることである。一方，汗や消化液が体外に分泌されることを外分泌と言う。内分泌系は，前節で述べた自律神経系や免疫系同様にホメオスタシスや正常な代謝機能を担っている。内分泌系が正常に機能することによって，化学伝達物質であるホルモンが分泌され，種々の物質が全身の臓器に作用し，生命を維持している。よって，ホルモンの量が多すぎたり，少なすぎたりすることで様々な病気を生じさせるため，盛んに研究が行われている。ホルモンを分泌する内分泌器は，視床下部，松果体，下垂体，甲状腺，副甲状腺，副腎，卵巣，精巣などがある。また，近年では膵臓のランゲルハンス島，胃や腸などの消化管，心臓，血管，脳などにも様々なホルモンが存在することがわかってきた。ホルモンはたんぱく質ホルモン，アミン・アミノ酸誘導体ホルモン，ステロイドホルモンなどからなる。代表的なものとして，カルシウム濃度を調整するカルシトニン，心拍数や血圧を上昇させるアドレナリン，ナトリウムを吸収するアンドロステロンなどが挙げられる。これらのホルモンは環境や心理状態によっても変化することがわかっており，治療目的だけでなく，神経科学，生理心理学などの様々な分野で研究されている。

5.2　内分泌活動を用いた研究方法

内分泌活動を用いた研究をする際，生物からホルモンを採取する必要がある。そこで，血液，尿，汗，唾液からホルモンの分析が可能である。サンプリング方法によっては，採血のように特別な資格が必要となり，サンプリング自体が心理的にネガティブな要因となることもある。尿や汗のように任意のタイミングでのサンプリング困難なものもある。そこで，非侵襲な唾液によるサンプリングが主流となってきている。含有量が微量のため，ホルモンの種類によっては測定の難しいものもあるが，分析技術に急速な発展もあって比較的容易に行えるようになった。また，いくつかのホルモンには概日リズムがあり，測定時間や環境によっても変化するので考慮する必要がある。

5.3　ストレス研究への応用例

内分泌活動を用いて香りの効果を検討した研究の主なものにストレス研究が挙げられる。ストレス指標のホルモンとして，コルチゾールの測定が行われることがある。生体がストレスを感知すると，図４に示す二つの系が活性化される。一つは青斑核を起点とした交感神経系である。神経末端からはノルアドレナリンが，副腎髄質からはアドレナリンが分泌される。もう一方は，視床下部ー下垂体ー副腎系（hypothalamus-pituitary-adrenal axis: HPA系）である。視床下部から分泌されたコルチコトロピン放出ホルモン（corticotropine releasing hormone: CRH）が下垂体に，下垂体前葉から分泌された副腎皮質刺激ホルモン（adrenocorticotropic hormone: ACTH）が副腎皮質に作用し，最終的に副腎皮質から糖質コルチコイドであるコルチゾールが分泌される。コルチゾールは心理的・身体的ストレスの一つの指標として考えられており，血液，尿，汗，唾液のいずれからも測定が可能である。シトラスの香りがコルチゾールを減少させたというもの[15]や，ストレス刺激時にローズオイルを呈示し，コルチゾールが低下したという報告もある[16]。日本では，検査のため新生児のかかとから採血を行う。この際の侵襲ストレスに反応して唾液中のコルチゾール濃度が上昇する。この上昇をラベンダー様の酢酸リナリルおよびミルク様のδ-ドデカラクトンが抑制することが報告されている（図５）[17]。

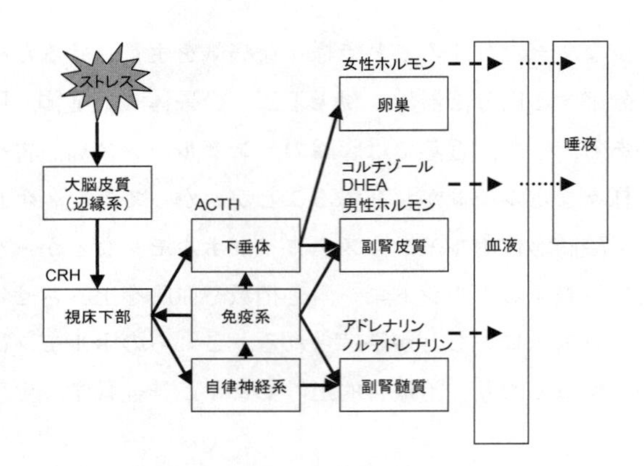

図４　ストレスによる応答経路

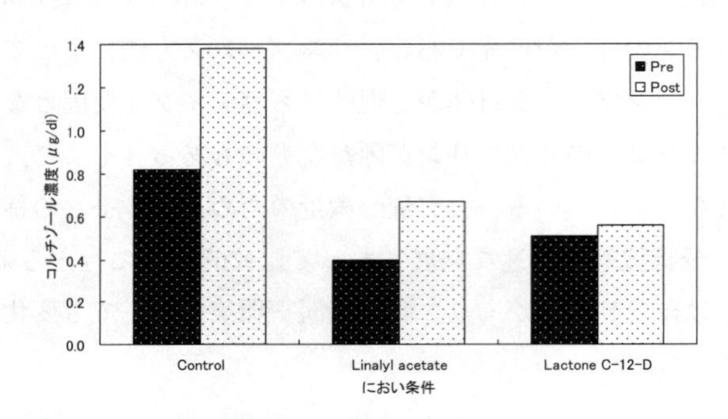

図５　新生児のかかと採血前後での唾液中のコルチゾール変化

また，アンドロゲン（男性ホルモン）の一種であるテストステロンの測定をストレス研究に利用されている例もある。テストステロンは男性では精巣および副腎，女性では卵巣および副腎で生成される。テストステロンは胎児期や思春期において，個体の性的特徴を発現させる。一般的に短期的なストレスによって上昇し，男性と女性において，異なる反応が生じることが知られている。香り刺激の前後で唾液中のテストステロン濃度を測定したところ，男性群ではフローラル様では増加し，ローズ様およびムスク様では減少した。一方，女性群ではムスク様で増加し，ローズ様およびフローラル様では減少したことが報告されている[18]。このように香りの種類によりホルモンの変化に性差が生じる。

5.4　睡眠研究への応用例

香りを用いた睡眠研究においても，内分泌活動が利用されている。短時間睡眠条件下にて，就寝時にブーケフローラル様の香気を呈示すると，唾液中のデヒドロ-エピアンドロステロン

（dehydro epi-androsterone: DHEA）とコルチゾールの比が増加し，香り刺激によってストレス状態が緩和されて質の高い睡眠を得ることができたと報告されている[19]。

このように，香りによる内分泌系への影響によってストレスや免疫効果を改善することができる。香りには嗜好性だけでなく，心理的効果および生理的効果を求められることが多い。そこで，内分泌活動を指標とした研究をすることで有力な証拠を得ることができる。今後，自律神経系および免疫系との相互作用を検討する研究が増える傾向であり，より広い生理心理作用の解明が期待される。

6　免疫系への影響

免疫系（immune system）は生体内で病原体やがん細胞を異物として認識し，それらを攻撃することにより，生体を病気から保護する多数の機構が集積した総合的システムである。この機構はウイルスから寄生虫まで広い範囲の病原体を感知し，作用が正しく行われるために，生体自身の健常細胞や組織と区別しなければならない。また，一方では，アレルギーや自己免疫疾患などの原因ともなり得る。これらの免疫系システムは，神経系，内分泌系と連動している。すなわち，相互的影響を及ぼしながら，生体の外部および内部環境変化に対して，生体恒常性すなわちホメオスタシスを保っている。

香りが免疫系に及ぼす影響としては，免疫グロブリンに関する研究，さらに細胞性免疫に関与するリンパ球の活性，またナチュラルキラー細胞活性などを指標としたものが多く見られる。

一例を挙げると，シトラス系の香りが，免疫機能を調整し，CD4/CD8陽性のリンパ球を改善し，ナチュラルキラー細胞の活性を賦活することが報告されている[20]。また，ラバンジンの香りを呈示することにより，唾液中のIgA抗体の量が増加し，また血中リンパ球が増えることが報告されている[21]。

7　おわりに

本来，香りに求められるものは，良い香りを楽しむことや，悪臭のマスキングといったことであろうが，近年では，それに加えて良い香りを嗅いだときの生理的もしくは心理的なプラスアルファの効果を期待される傾向にある。今後，このような香りが持つ生理心理作用についての研究は，より一層，加速するものと考えられる。また，fMRIやMEGのような分析機器の利用により，中枢レベルでの生理心理効果の解析も可能になってきている。近年著しい進歩を遂げた分子生物学の進歩により，ヒトで約380個あると言われている嗅覚レセプターにおいて，レセプターとそのアゴニストである香り分子が対応付けされているものは依然として少なく，オルファンレセプターがほとんどを占めるが，少しずつに明らかにされつつある。香りのヒトへ対する受容体でのインプットからはじまり，中枢にて認識され，その生理心理効果を示すアウトプットまでの一連のサイエンスがマルチディシプリナリーに研究されており，今後の成果に注目している。

文　献

1) 清水邦義ほか，*AROMA RESEARCH*，**9**，p32-35（2008）
2) マーティン・リンストローム，買い物する脳，早川書房（2008）
3) 緒方茂樹ほか，第19回味と匂のシンポジウム論文集，149-152（1986）
4) 古賀良彦ほか，日本味と匂学会誌，**8**(3)，p343（2001）
5) 高柳深雪ほか，清涼飲料研究会第15回研究発表会論文集，p81（2005）
6) 杉本明夫ほか，*Food Style 21*，**6**(3)，p. 55（2002）
7) 永井元ほか，*Aroma Research*，**1**(4)，p. 48（2000）
8) 藤沢清他編集，新生理心理学，**1**，p 24-35,北大路書房（1998）
9) 土師信一郎，*AROMA RESEARCH*，**39**，p 2-6（2009）
10) Delplanque Sylvain, *Chemical senses*, **33**(5)，p 469-79（2008）
11) 金井博幸, *Journal of Textile Engineering*, **53**(1)，p 37-41（2007）
12) 大野洋美，自律神経，**44**(2)，p 94-97（2007）
13) Kuroda Kyoko, *European journal of applied physiology*, **95**(2-3)，p107-14（2005）
14) 高柳深雪，高砂香料時報，**158**, p 6-11（2007）
15) Komori T., Fujiwara R., Tanida M., *et al.*, *Neuroimmunomodulation*, **2**, 174-180（1995）
16) 細井純一，井上かおり，庄司健ほか，自律神経，**39**(3)，260-264（2002）
17) Kawakami K., Takai-Kawakami K., Okazaki Y., Kurihara H., Shimizu Y. and Yanaihara T., *Infant Behavior and development*, **20**(4), 531-535（1997）
18) Fukui H., Komaki R., Okui M., Toyoshima K., Kuda K., *Neuro Endocrinol Lett.*, **28**(4), 433-437（2007）
19) 谷沢茂治，菅千帆子，後藤正弘ほか，ストレス科学，**15**(1)，96（2000）
20) Komori T, *et al.*, *Neuroimmunomodulation*, **2**, 174（1995）
21) J. Soc., *Cosmet. Chem. Jpn*, **29**, 242（1995）

第11章　冷感・温感

八木健司[*1]，石田賢哉[*2]

1　はじめに

ミントはペパーミントやスペアミントとして誰でも一度は耳にしたり，口にしたりしたことのある，我々の生活に非常に身近なハーブ種といえる。古来より漢方薬として活用され，最近では歯磨きやマウスウオッシュ，チューイングガムや打錠菓子，シャンプーや皮膚化粧品など，様々な場面や世代で「ミントの香り」が清涼感やリフレッシュ効果を与えてくれている。

また，スパイスは世界中で薬，調味料として人々に使われてきた。様々な効果をもたらすスパイスの中で，食欲増進効果のある「辛味」をもたらす成分には，コショウの辛味成分であるピペリン，トウガラシの辛味成分であるカプサイシン，ショウガの辛味成分であるジンゲノールなどの揮発しにくい成分と，たまねぎやにんにくの辛味成分である，揮発性のスルフィド類がある。この中でもカプサイシンには，体熱産生を亢進させる作用があることが知られており，入浴剤，サプリメントや医薬品などに温感や辛味を与える成分として汎用されている。

本章では「ペパーミント」の主成分であるメントールから派生した応用商材「冷感剤（Cooling agent)」および「トウガラシ」の主成分であるカプサイシンから派生した応用商材「温感剤（Hot／Warming agent）の開発について詳述する。

2　冷感剤と温感剤

2.1　冷感剤とは

ペパーミントオイルの主成分である*l*-メントールは，シソ科の多年草生物から得られ，天然植物中で最も清涼感を感じさせるモノテルペンである。また，その香気的特長は，ハッカ脳特有の冷涼な香気を有しており，ガムや飲料などの飲食品をはじめ，化粧品，トイレタリー，医薬品と幅広く使用される，最も身近な香料であるといえる。

しかしながら，メントールは以下のような特性を有するため，使用法や製品への応用範囲を狭める場合がある。

- 刺激的な匂いや苦味
- 高い揮発性

＊1　Kenji Yagi　高砂香料工業㈱　研究開発本部　主管

＊2　Kenya Ishida　高砂香料工業㈱　研究開発本部　部長

• 冷感効果の持続性が低い
• 時として痛みを伴う刺激を誘発する

これらメントールの特性を改良した冷感剤の開発が，1960年代より進められてきた。以下，開発の歴史を構造別にレビューする。

2.2　構造別分類

2.2.1　メンチルエステル類

メントール誘導体開発の最初の試みは，タバコフレーバーとしての品質改良であった。コハク酸メンチルエステル，もしくはグルタル酸メンチルエステルは1963年に米国で特許化された化合物である（図１，上段）[1]。これらは*l*-メントールの高い揮発性を改善し，喫煙時に*l*-メントールが徐放されるというリリースコントロール成分であったが，その35年後にこれら自身の冷感効果，つまり冷感剤としての効果が報告された[2]。これらは，*l*-メントールをグルタル酸あるいはコハク酸と直接反応させるか，あるいは酸無水物と反応させることによって合成される。

1968年には*l*-メントール炭酸エステル類の特許が出願されている[3]。これらは，*l*-メントールとホスゲンから合成されるメンチルクロロカーボネートを中間体として，グリセリンやプロピレングリコールなどでエステル化したもので，これらもタバコでの喫煙時の熱分解によるリリースコントロールを目的として開発されている。

各種エステル類は，その効果や安定性の面から，あまり市場で見ることはできないが，エステル類で冷感剤市場に登場したものにはメンチル乳酸（Frescolat®ML）がある（図１，下段左）[4]。本化合物は，*l*-メントールと乳酸より直接合成される。また，本化合物は経時安定性が低いため，安定剤として重炭酸ナトリウムなどを少量添加した形で商品化されている。

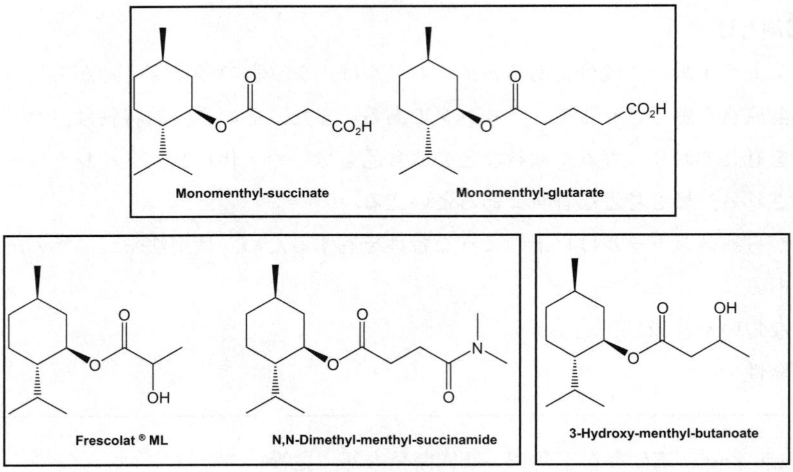

Monomenthyl-succinate　Monomenthyl-glutarate
Frescolat ® ML　N,N-Dimethyl-menthyl-succinamide　3-Hydroxy-menthyl-butanoate

図１　メンチルエステル類

その他には，コハク酸アミドのメンチルエステルなども報告されている（図１，下段左）[5]。

また，3-ヒドロキシブタン酸-*l*-メンチルの冷感効果は古くから知られているが，最近になり，３位の水酸基の立体が及ぼす効果について詳細な検討が成されている（図１，下段右）[6,7]。

2.2.2　アミド類

本格的に冷感剤の開発を活発化させるきっかけとなった合成研究は，Wilkinson Sword社の合成アミド系化合物の開発である。*l*-メントールから誘導される*p*-メンタン-3-カルボン酸（WS-1）[8]を原料として，その酸クロライドから様々なアミド類が開発された。Watsonらの研究のきっかけは，シェービングクリームの清涼感の持続性を図るため当初は*l*-メントール含有量を上げることで解決しようとしたところ，持続性より刺激性が高まってしまったことに端を発している。彼らの研究は刺激が少なく長持ちする冷感剤開発の礎となった[9〜13]。また，これらアミド類の中で，WS-3，WS-5およびWS-12の３つの化合物が幅広く商品化されている。このうち，WS-3は光学純度に関係なく冷感効果を発揮し，ミントオイルと併用するとより効果的であるとされている。WS-5はWS-3よりも冷感強度の強い化合物であり，その強度はWS-3の2.5〜３倍との記載がある（図２）[14]。

2004年には，WS-1酸クロライドとアミノエーテル類よりアルコキシアミド類が開発された。本化合物の特徴は苦味がなく，*l*-メントールに比べ冷感効果に優れた化合物と報告されている（図３，上段）[15]。

2006年には，WS-1とヘテロ環化合物のアミド体からなる冷感剤が合成された。これらの化合物のうち，以下に示す４つの化合物は，*l*-メントールの100倍の冷感を有する化合物として特許が出願されている（図３，中段，下段）[16]。

さらに，2007年から2010年の間にWS-1酸クロライドとアニリン誘導体やピリジン誘導体と反

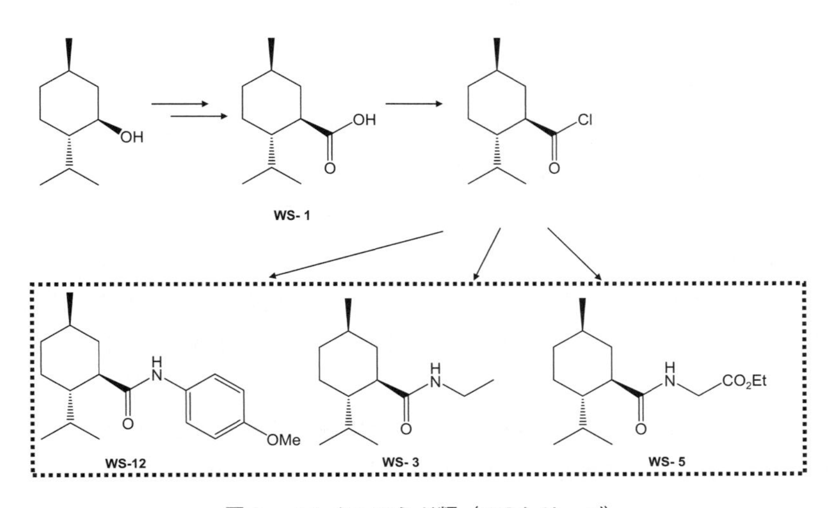

図２　メンタンアミド類（WSシリーズ）

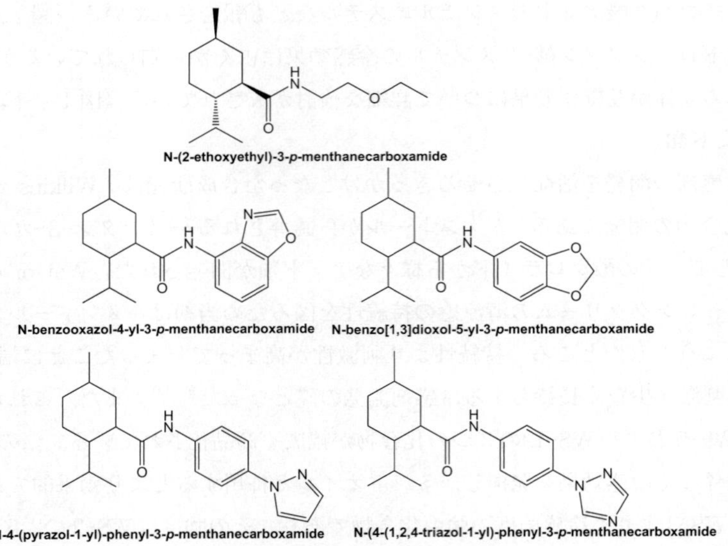

N-(2-ethoxyethyl)-3-*p*-menthanecarboxamide

N-benzooxazol-4-yl-3-*p*-menthanecarboxamide　N-benzo[1,3]dioxol-5-yl-3-*p*-menthanecarboxamide

N-4-(pyrazol-1-yl)-phenyl-3-*p*-menthanecarboxamide　N-(4-(1,2,4-triazol-1-yl)-phenyl-3-*p*-menthanecarboxamide

図3　メンタンアミド類1

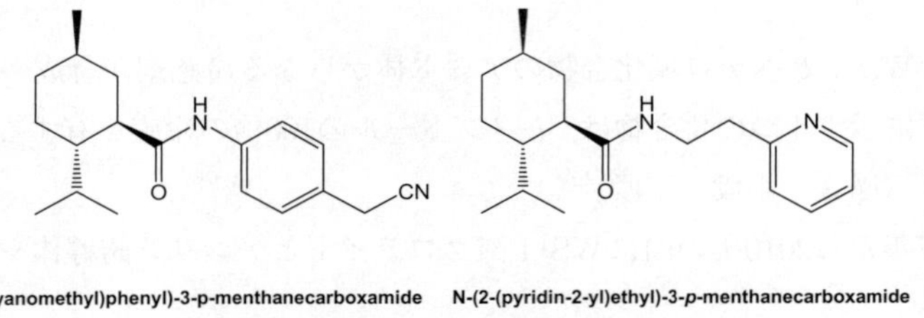

N-(4-(cyanomethyl)phenyl)-3-p-menthanecarboxamide　N-(2-(pyridin-2-yl)ethyl)-3-*p*-menthanecarboxamide

図4　メンタンアミド類2

応させることにより，各種*p*-メンタンカルボキサミドが開発された。アニリン誘導体に関しては，*l*-メントールの10倍の冷感を持つといわれており，また，ピリジン誘導体に関しては，*l*-メントールの100倍の冷感を持つと報告され，特許化されている（図4）[17]。

また，Weiは2006年および2007年にWS-1酸クロライドとアミノ酸から誘導される冷感剤を合成した。これらの化合物は，WS-5やメントールと比べて，皮膚上での冷感の持続性に非常に優れた化合物であり，中でもD-Ala-OEtはWS-5に比べ4～5倍の持続性を有していると報告されている（図5）[18,19]。

このように，アミド類は*l*-メントールに比べて非常に強い冷感効果を持つものが多いが，残念ながら日本国内では飲食品への使用は認可されていない。しかしながら，その優れた冷感効果のため，皮膚や頭皮などの外用，あるいはオーラルケアなどで使用されている。

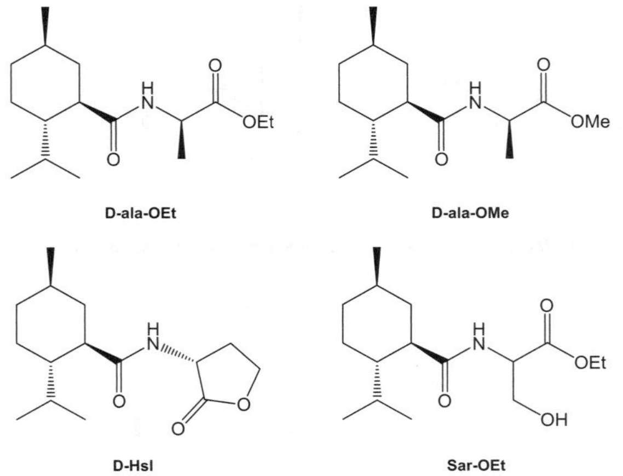

D-ala-OEt　D-ala-OMe

D-Hsl　Sar-OEt

図5　メンタンアミド類3

2.2.3　アルコール・エーテル類

エーテルやアルコールは上述のエステルやアミドなどと比較して化学的に安定で，酸性～塩基性まで様々な商品中で安定して効果を発揮できる冷感剤である。

1986年に我が社において多くの誘導体の中から，清涼感の持続性に優れ，苦味が少なく，かつ匂いも非常に弱く製品の香りにほとんど影響を及ぼさない物質として，*l*-メントールとグリセリンのエーテル体である*l*-メントキシプロパンジオール（Coolact®10）が開発された[20]。Coolact®10に関しては，グリセリン部位のキラリティーに関する研究も行われ，2*S*体が2*R*体の2～3倍の冷感作用を持つことが報告されている[21]。

また，2001年には*l*-メントキシエタノールや*l*-メントキシプロパノールなど，直鎖状エーテル化合物も優れた冷感素材として特許化されている（図6）[22]。

1992年には，ケタール構造を有する冷感剤として，メントングリセリンケタールがFrescolat® MGAとして商品化されている（図7）[23]。本化合物はメントンとグリセリンから誘導される冷感剤であり，同じくメントンから誘導される冷感剤としては，2006年に権利化された6-isopropyl-

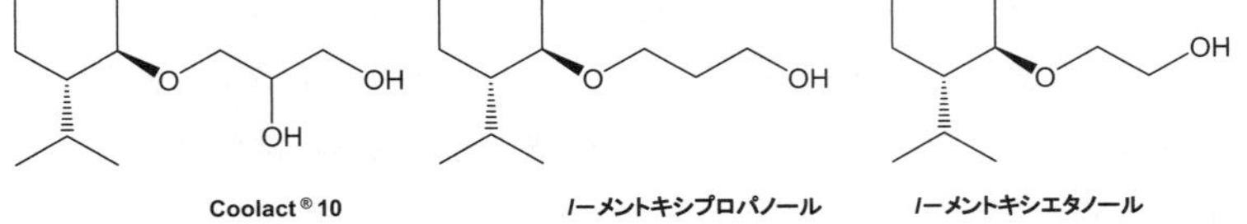

Coolact®10　*l*-メントキシプロパノール　*l*-メントキシエタノール

図6　エーテル・アルコール類

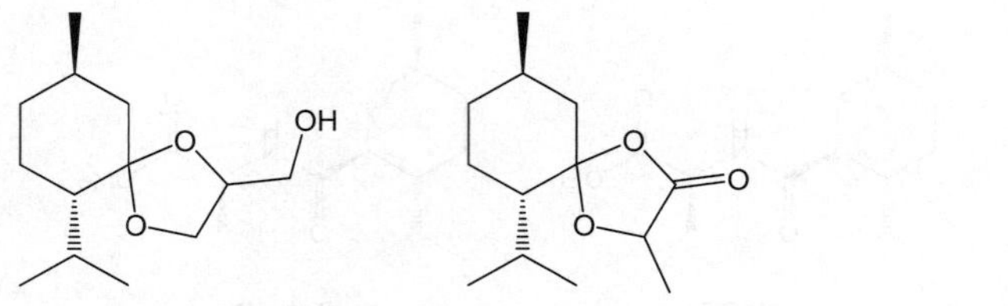

Frescolat® MGA　6-Isopropyl-3,9-dimethyl-1,4-dioxaspiro[4,5]decan-2-one

図7　ケタール類

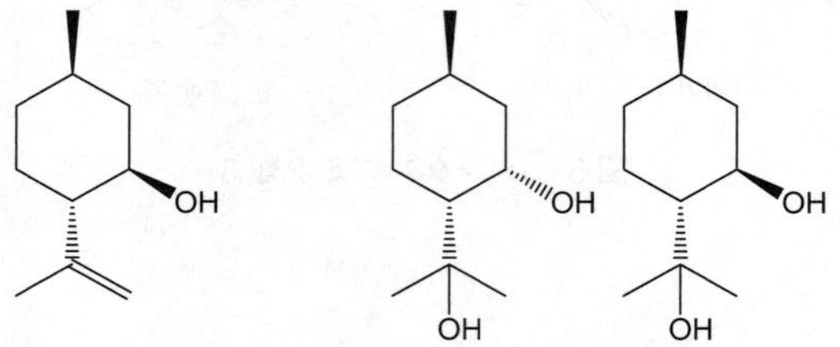

Coolact®P　Coolact®38D

図8　Coolact®シリーズ

3,9,-dimethyl-1,4-dioxaspiro［4,5］decan-2-oneがある[24)]。

その他に，エーテル構造を持たないアルコール類として，合成*l*-メントールの前駆体である*l*-*n*-イソプレゴールが，1998年に我が社により冷感剤（Coolact®P）として開発された。本化合物は*l*-メントールより分子量が小さいにもかかわらず，その匂いは*l*-メントールと比較して非常に弱くマイルドで，さわやかなハーバルノートを有することが分かり，その冷感剤としての利用価値は年々高まっている[25)]。

さらに，1999年には，*d*-シトロネラールの水和を伴う閉環により得られる光学活性*p*-メンタン-3,8-ジオールも，匂いが非常に弱く，かつ苦味も弱く，良好な冷感効果を有することが分かり，Coolact®38Dとして開発された（図8）[26)]。

2.2.4　その他*p*-メンタン骨格を持たない冷感剤

ここで注目すべき化合物としてIcilinが挙げられる。Icilinは1983年に動物の行動活性成分として開発されたが，Weiらの研究グループはこの溶液が冷感作用を持つことを偶然発見した[27)]。本化合物は後に紹介する冷感レセプターへの応答強度が，*l*-メントールよりも強いことが分かり，神経伝達・情報生理学の分野では脚光を浴びている。しかしその分子構造の大きさからか，実際に人が冷感として感知できる部位はまぶた，口唇，鼻腔などの敏感な部位に限られており，冷感剤としての商品化には至っていない（図9）。

2001年にはHoffmannらのグループが，焦がした麦芽から以下に示すようなα-ケトエナミン類

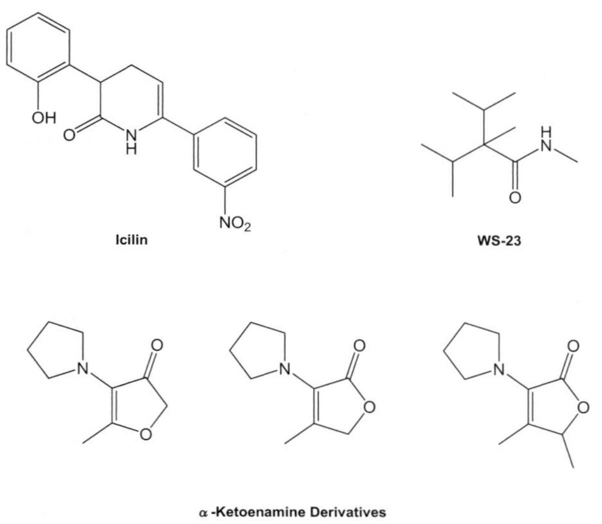

Icilin　WS-23

α-Ketoenamine Derivatives

図9　*p*-メンタン骨格を持たない冷感剤

を単離し，それが無臭で，*l*-メントールよりも強い冷感作用を有していたことを報告しているが，最近になり，本化合物の冷感効果はそれほど高くないことが示唆された（図9）[28,29]。

その他，イソホロンのアセタール体など，いくつか報告されているが，*p*-メンタン骨格を有さない冷感剤のうち，実際に市場で見ることができるのは，ジイソプロピルカルボキシメチルアミド（WS-23）のみであり，その特徴としては，灼熱感や強い刺激，痺れ感のない冷感剤と特徴づけられている（図9）[30]。

2.3　温感剤とは

l-メントールが，植物中に見出される代表的冷感成分であるのに対し，温感を与える植物成分は，スパイス中に多数存在する。その中で代表的なものは，トウガラシ中に含まれるカプサイシンである。その他には，コショウに含まれるピペリンや，山椒に含まれるサンショオール，ショウガに含まれるジンゲノールが挙げられる。これらのスパイス成分は，辛味と温感の両方を有する化合物として知られている。その他に，辛味を持つが温感を与えないスパイス成分として，たまねぎなどに含まれるジスルフィド類やワサビなどに含まれるイソチオシアネート類が知られている。これらの成分は単独で，あるいは植物抽出エキスとして混合物の状態で広く使用されている（図10）。

これら成分は，極めて強い辛味を有しているばかりでなく，様々な薬理作用の報告がある。例えば，カプサイシンの薬理作用としてアドレナリンの分泌を促進することによる代謝亢進作用，食事性体熱生産作用，発汗作用などを示し，他に強い抗菌，駆虫作用，防腐作用，鎮痛作用など，

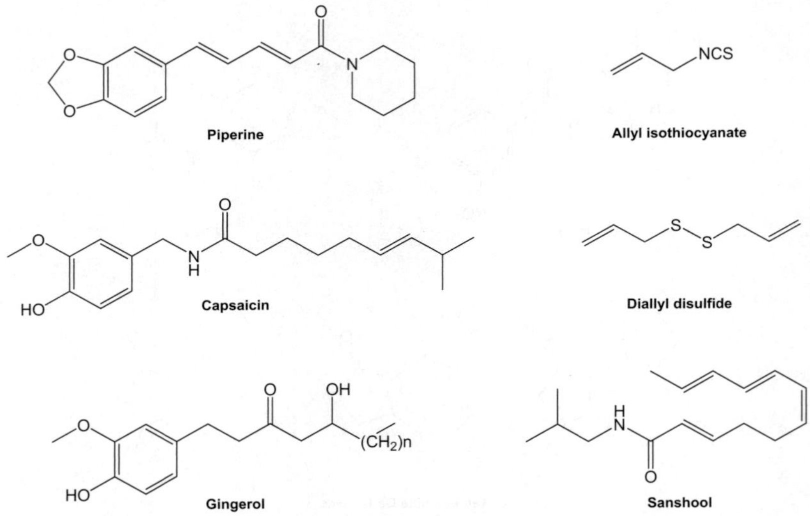

Piperine
Allyl isothiocyanate
Capsaicin
Diallyl disulfide
Gingerol
Sanshool

図10　スパイス中の辛味成分

多数報告されている[31〜36]。しかしながら，カプサイシンの持つ強すぎる辛味がその利用を妨げている。そこで，辛味を持たないカプサイシン誘導体として，脂肪酸部位を置換した化合物の研究が様々なグループで行われており，それらの誘導体化により，カプサイシンとしての薬理作用には辛味が必ずしも相関するわけではないと考えられている。そして，辛味を持たない各種カプサイシン誘導体が，様々な薬剤として合成検討された。例えば，脂肪酸部位をオレイン酸に置換したNE-19950やその類縁体であるNE-21610は，鎮痛，抗炎症剤として報告されている[37,38]。

温感剤として使用されているカプサイシン誘導体のうち最も有名なものに，ノニル酸ワニリルアミドが挙げられる。本化合物は，トウガラシ中にも極微量含まれており，温湿布剤として幅広く使用されている（図11）。

その他のカプサイシン誘導体の合成例として，カプサイシンのフェノール基部位にグルコースを結合させた，カプサイシン配糖体（図12）およびジヒドロカプサイシン配糖体が1995年に開発された。カプサシンを配糖体化することにより，辛味が100分の１まで減少しているため，カレールーなどに高濃度で配合可能となり，腸内細菌の持つβ-グルコシダーゼにより分解され，カプサイシンに変換されると報告されている[39]。

1982年には我が社により，バニラの香気成分であるバニリルエーテル類にカプサイシンに似た辛味を有することが報告され，中でもバニリルブチルエーテル（Hotact®VBE）がこれらの化合物の中で，最も強い辛味および温感効果を発現すると報告された[40]（図13）。また，1996年には，冷感剤であるCoolact®10とVanillinから誘導されるVanillin-MPD acetalが，高持続性温感剤として開発された[41]。

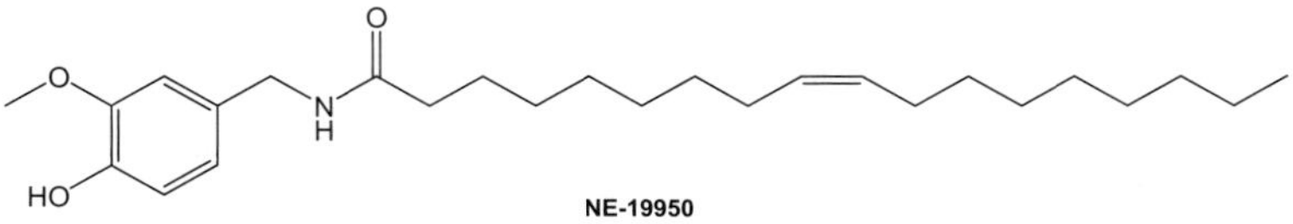

NE-19950

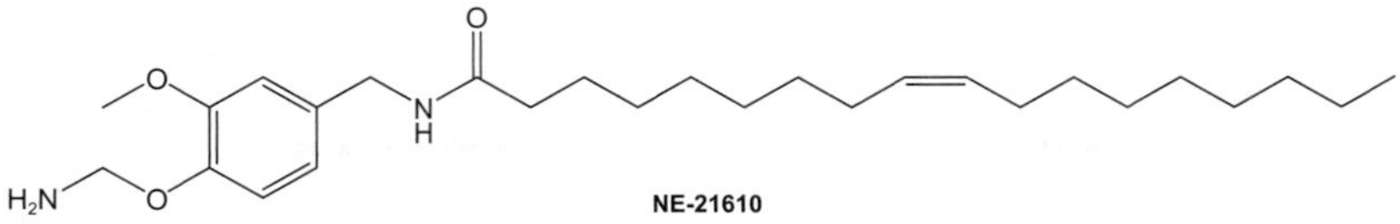

NE-21610

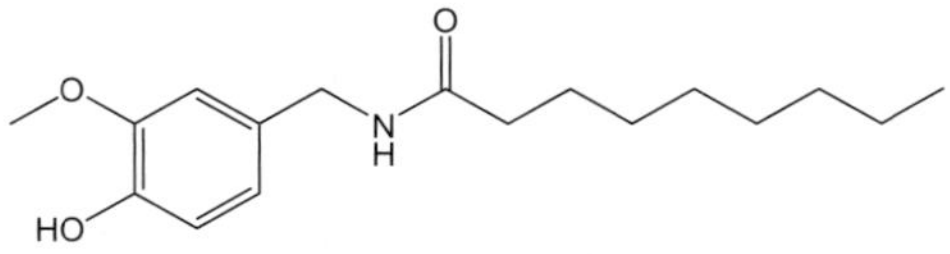

Nonanoic acid vanillylamide

図11　カプサイシン誘導体

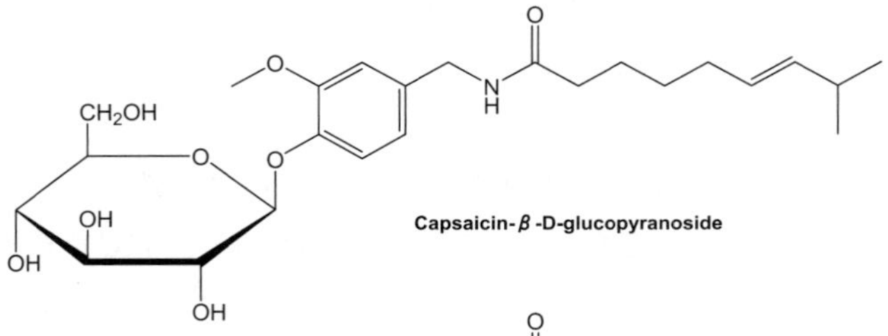

Capsaicin-β-D-glucopyranoside

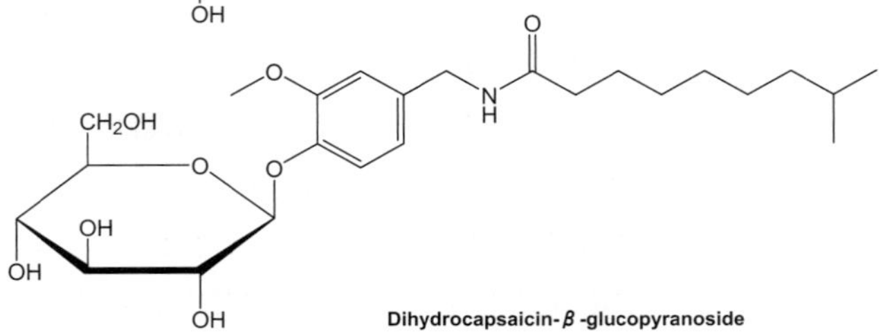

Dihydrocapsaicin-β-glucopyranoside

図12　カプサイシン配糖体

その他の温感剤としては，2003年にMandelamide類やフェルラ酸アミドに温感効果があるとし，それぞれ特許を出願されている（図14）[42,43]。

2.4　冷感・温感作用の仕組み

1997年，Juliusらのグループにより，初めてカプサイシンレセプターの遺伝子がクローニングされた[44]。この受容体はTRP（Transient receptor potential）スーパーファミリーに属している

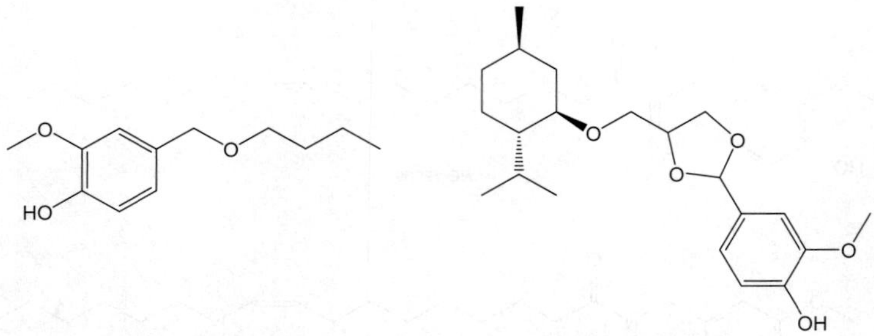

Hotact®VBE　　Vanillin-PMD acetal

図13　Hotact®シリーズ

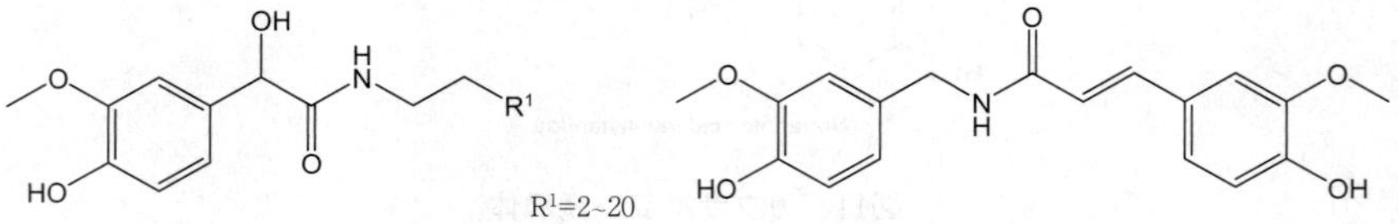

R^1=2~20

Mandelamide　　Feluric amide

図14　その他温感剤

ことから，TRPV1と分類されている。このTRPV 1は，Ca^{2+}透過性の高い非選択性陽イオンチャネルであり，カプサイシンに代表される辛味化合物のみでなく，43℃を超える熱刺激や酸などでイオンチャネルが開口して陽イオンが流入し，その結果，脱分極から神経細胞興奮が引き起こされ，辛味化合物を塗った皮膚が熱いあるいは痛いと感じると考えられている。

また，冷感剤の冷感作用は，気化熱や血管拡張などにより，皮膚温度を低下させているわけではなく，末梢感覚神経線維への化学的作用により引き起こされている。そして2002年にMcKemyらや，Peierらにより，メントールに応答する冷刺激受容体遺伝子がクローニングされた[45,46]。この受容体はメントールだけでなく冷却にも応答することからCMR1（cold-Menthol receptor1），もしくはTRPM8として報告され，冷却・メントールに反応してCa^{2+}透過性の高いカチオンチャネルを開くイオノトロピックレセプターであることが分かってきた。即ち，冷却とメントールは，いずれも冷線維の遠位置にあるCMR1を活性化することで冷線維を興奮させる。そして冷線維を上向するインパルスが体性感覚野の標的を刺激するとき，メントールを塗った皮膚が冷たいとの感覚が生まれると考えられている。この受容体には前述したような冷感剤も応答することが分かってきており，本分野の研究開発の発展とともに，温感剤および冷感剤の開発もさらに進歩するものと期待される。

3　製品への応用

3.1　冷感・温感作用の増強効果

l-メントールをはじめとする冷感剤や，カプサイシンをはじめとする温感剤の作用機構が明らかになった現在，レセプターへの応答強度は開発の重要な指標になる可能性が出てきた。しかし，活性物質のレセプターへの到達制御（デリバリーコントロール）など，検討を要する部分が多いのが現実である。実際，冷感剤および温感剤の作用はその製品形態や処方などにより，まったく異なるパフォーマンスを見せる場合が多い。そこで，冷感剤および温感剤の組み合わせや，他成分の配合により持続効果が増強される例や，温感剤および冷感剤の感覚刺激素材以外の使用例に関して述べる。

1988年には，Coolact®10などの冷感剤と親水性シリコーンを併用することにより，エアゾール商品において消炎鎮痛効果が持続することが報告されている[47]。また，同年，Coolact®10などの冷感剤と特定のグリセリンエーテルを併用することにより，皮膚冷感持続効果が増強することも特許化されている[48]。

2003年には，冷感剤とカフェインを組み合わせることにより，刺激性を伴うことなく，冷感効果の持続性が増すと特許が出願された[49]。

2006年には，コーヒー豆由来のキナ酸誘導体に冷感剤の持続性を増強する効果があることが報告されている[50]。

2011年には，温感剤を食用ポリマーと組み合わせることにより，口腔内ばかりでなく，のどや消化管上部に温感を与える伝達システムとして特許が出願されている[51]。

1998年に我が社は，温感剤であるVanillin-MPD acetalやHotact®VBEが，*l*-メントールに代表される冷感成分の効果を増強させると報告し，2003年には，これら温感剤をサイクロデキストリンで包接化したものが，温感／冷感増強効果をともに向上させることを報告した[52,53]。

1991年には，メントールとWS-3を併用することによるチューイングガムの冷感持続効果が，苦味を伴うことなく高まることを報告されている[54]。このような複数の冷感剤の組み合わせに関する研究は，Procter & Gamble社，Wrigley社，Unilever社などから数々の報告がある[55~58]。

3.2　冷感・温感作用以外の応用方法

また，冷感剤や温感剤には，感覚刺激成分としての効果以外の新しい機能も見出されている。2002年に我が社は，冷感剤であるCoolact®10にハーバル・ミンティー・シトラス・フルーティーな香気の持続性を著しく高めると報告した[59]。香料組成中にCoolact®10を0.01％という非常に少量添加することにより，ジプロピレングリコールやトリエチルシトレートなどの保留剤よりも，香り立ちおよび残香性を高めることが可能である。

2001年には，減塩醤油に温感成分であるカプサイシンを1～2.5ppm配合することにより，塩味増強効果があることが報告されている[60]。さらに，同様の効果は冷感剤にも確認されており，

2008年には，冷感剤の冷感効果が確認できる閾値以下の濃度において，各種冷感剤に塩味増強効果があるとして特許が出願された[61]。

また，2005年に我が社は冷感剤を配合することで，果実成分および甘味を有する基剤を含有するどのような果汁含有飲料に対しても，摂取時および摂取後にくどい甘味を残さず，さっぱり感が持続的に与えられ，嗜好性が高く，かつ長期加温状態で保存した場合にも，さっぱり感の減少が抑制されることを報告した[62]。

最近の消費者傾向として，糖類を含む清涼飲料水やアルコール飲料において，「カロリーゼロ」という健康志向を反映した商品市場が活性化している。この「カロリーゼロ」を表示するためには，ステビア抽出物やアスパルテームなどの高甘味度甘味料を使用するか，エリスリトールなどの，難吸収性甘味料を使用する必要があるが，高甘味度甘味料は，フルーツフレーバーにおいて，砂糖に比べて，トップインパクト，ボリューム感，後引きが弱いことが知られている。しかしながら，Coolact® などの冷感剤を5～10 ppm配合することで，高甘味度甘味料の甘さの立ち上がりが早まり，口中に残る甘さの切れも良くなり，後味がすっきりすると報告されている[63]。さらに，炭酸飲料において，Coolact® などの冷感剤は炭酸様の清涼感を増強させ，Hotact® などの温感剤は炭酸様の辛味感を増強させると特許化されている[63]。

2007年には，*l*-メントールをはじめ各種冷感剤に，大腸における腸液分泌抑制効果が確認され，分泌性下痢症に有効な抗下痢症組成物となりえることが報告された[64]。

このような冷感および温感成分の新しい機能探索も今後重要になっていくだろう。

文　献

1） C. H. Jarboe, USP3111127（1963）
2） J. M. Mane *et al.*,, USP5725865（1998）
3） J. D. Mold *et al.*, USP3419543（1968）
4） K. Bauer *et al.*, Germ Pat 2608226（1977）
5） M. L. Dewis *et al.*, USP6884906（2005）
6） K. Hojo *et al.*, JP2010254621（2010）
7） K. Hojo *et al.*, JP2010254622（2010）
8） IUPAC名2-イソプロピル-5-メチルシクロヘキサノールは，慣用名である*p*-メンタン-3-オールと表記
9） H. R. Watson *et al.*, British PAT1351761（1974）
10） H. R. Watson *et al.*, USP4033994（1977）
11） H. R. Watson *et al.*, *J. Soc. Cosmet.*, **29**, 185（1978）
12） H. R. Watson *et al.*, USP4136163（1979）

13）H. R. Watson *et al.*, USP4150052（1979）
14）Mark B. Erman *et al.*, USP7189760（2007）
15）O. Takazawa *et al.*, JPA200459474（2004）
16）COLE, LUCIENNE *et al.*, WO2006092074（2006）
17）BELL, Karen, Ann *et al.*, WO2007019719（2007）
18）WEI Edward, Tak, WO2006103401（2006）
19）WEI Edward, Tak, USP20070155755（2007）
20）A. Amano *et al.*, USP4459425（1984）
21）A. Amano *et al.*, USP5608119（1997）
22）T. Nakatsu *et al.*, USP6515188（2001）
23）H. Grub *et al.*, USP5266592（1993）
24）Wolfgang Klaus Giersch *et al.*, USP20060249167（2006）
25）T. Yamamoto, USP5773410（1998）
26）H. Kenmochi *et al.*, USP5959161（1999）
27）E. T. Wei *et al.*, *Phaem. Pharmacol.*, 35, 110（1983）
28）H. Ottinger *et al.*, *J. Agric. Food Chem.*, **49**, 5383（2001）
29）John C. Leffingwell, Leffingwell & Associates（2011）
30）D. G. Rowsell *et al.*, USP4153679（1979）
31）T. Kawada *et al.*, *Proc. Soc. Exp. Biol. Med.*, **183**, 250（1986）
32）T. Kawada *et al.*, *J. Agric. Food Chem.*, **39**, 651（1991）
33）J. R. Chipault *et al.*, *Food Res.*, **17**, 46（1952）
34）I. A. Abdou *et al.*, *Qual. Plant. Mater. Veg.*, **22**, 29（1972）
35）M. Perkins *et al.*, *Annal. Rheumat. Dis.*, **55**, 715（1996）
36）T. S. Lee, *J. Physiol.*, **124**, 528（1954）
37）L. Brand *et al.*, *Drugs Exp. Clin. Res.*, **13**, 259（1987）
38）M. Perkins *et al.*, *Ann. Rheumat. Dis.*, **55**, 715（1996）
39）S. Okada *et al.*, JPA1995082289（1995）
40）A. Amano *et al.*, JPA1982009729（1982）
41）T. Nakatsu *et al.*, USP5545424（1996）
42）LEY, Jakob, Peter *et al.*, WO2003106404（2003）
43）LEY, Jakob, Peter *et al.*, JPA2003238987（2003）
44）M. J. Caterina *et al.*, *Nature*, **389**, 816（1997）
45）D. D. McKemy *et al.*, *Nature*, **416**, 52（2002）
46）A. M. Peier *et al.*, *Cell*, **108(5)**, 705（2002）
47）T. Sinozawa, JPA1988264522（1988）
48）M. Asahi, JPA1988208505（1988）
49）H. Nitta *et al.*, JPA2003128583（2003）
50）K. Matsumoto *et al.*, JPA2006104070（2006）
51）Cadvary Adams USA LLC, JPA2011067220（2011）
52）T. Nakatsu *et al.*, USP573609（1998）
53）K. Ishida *et al.*, USP6570010（2003）

54) S. R. Cherukuri *et al.*, USP5009893 (1991)
55) D. Furman *et al.*, USP5451404 (1995)
56) W. E. Beck *et al.*, USP5622992 (1997)
57) F. R. Wolf *et al.*, PCT13734 (1999)
58) A. J. Suares *et al.*, PCT62737 (2000)
59) K. Ishida *et al.*, USP0054893 A1 (2002)
60) Y. Kawada *et al.*, JPA2001245627 (2001)
61) Glay Kimberley *et al.*, WO2008148234 (2008)
62) T. Shimizu *et al.*, JPA2005143461 (2005)
63) K. Uchiumi, *Food Chemical*, **8**, 25 (2008)
64) Y. Suzuki *et al.*, WO2009044548 (2009)

Frescolat® はsymrise社の登録商標です。
Coolact® は高砂香料工業株式会社の登録商標です。

第12章　香気成分分析

川上幸宏*

1　香料分析

香りは香粧品の製品価値を決定する大きな要素の一つであり，その開発は専門の調香師（パフューマー）が担っている。また，その陰では香料分析者が様々な香料素材や製品群の香気成分を分析し，科学的な知見を提供して香料開発をサポートしている。現在，香りの創香では，このように調香師の芸術的感覚と素材のサイエンスの融合が必要な場面が多くなっている。また，分析で得られた知見をヒントに新しい合成香料（アロマケミカル）が合成技術者の手で次々に開発されている。

この章では「香り」の本体である香気成分の分析に焦点をあて，どのような方法で香気成分が分析され，その結果が活用されているかを概説したい。

まず，分析の話しを始める前に，人間と分析機器について香気成分の認知・検出の違いを簡単に見ておきたい（図１）。人間では，鼻腔に入った香気成分が嗅上皮に多数ある嗅細胞の受容体に結合し，ここで化学物質による刺激から電気信号に変換され，神経軸索を通して脳へと伝えられ香りが認知される[1]。また，人間の感覚器では，刺激量と感覚量にはウェバー・フェヒナーの法則があり，感覚量は刺激量の対数に比例する[2]。一方，分析機器，例えばガスクロマトグラフ（GC）では，注入口から導入された香気成分がカラムで分離されて検出器に到達し，ここで物質量に応

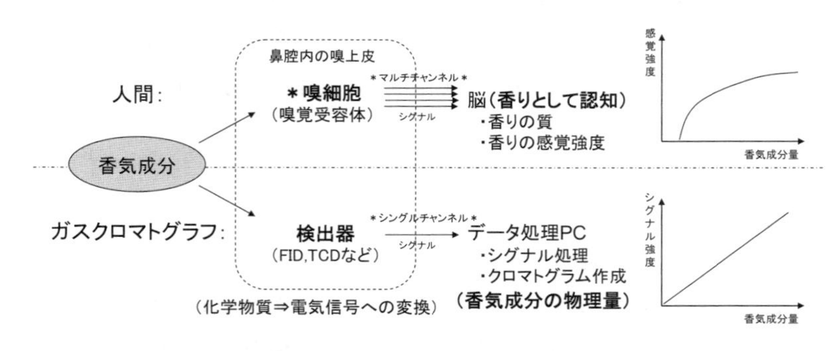

図１　人間の鼻と分析機器：香気成分検出の比較

＊　Yukihiro Kawakami　高砂香料工業㈱　研究開発本部　分析技術研究所　所長

じて電気信号に変換後，データ解析用PCに送られて検出器に到達した順に信号強度に応じたピーク（クロマトグラム）が表示される。GC検出器では通常物理量とピーク強度は比例関係がある。また，検出器にあたる人間の嗅細胞の受容体はその種類によって結合する成分に選択性があるが，GCでは選択性のない検出器が多用されている。

このようなメカニズムの違いから，GCなどの機器を使い分析して見えているのは，人間の嗅覚で検知している「香り」ではなく，機器で検出した「揮発性成分」のことであり，香りの違いを機器分析のデータで客観的に示すのは簡単なことではない。この違いを十分に理解しておくことが香料分析データを取扱う研究者には大切なことである。

ここでは，揮発性成分の中で一般的に香りを有する（嗅覚を刺激する）成分を「香気成分」と呼び，ここでの分析対象としたい。

1.1　香料の基礎知識

香料とは一般的に，香粧品または食品の製造に使用され，その嗜好性を高めるために着香目的で添加される素材（添加物）である。香料の原料素材としては天然香料と合成香料があり，通常それぞれを組み合わせて多様な香りの香料が創り出されるが，例えば合成 l-メントールのように素材単独でも香料として流通しているものもある。天然の香料素材にはその製法によって不揮発性成分が含まれることもあり，香気成分を取り出し分析するには，その一般的性質をある程度理解しておく必要がある。

香気成分は一般的にその多くが油溶性で，分子量300以下，沸点350℃以下で揮発性があり，主な構成元素は炭素，水素，酸素（さらに窒素，硫黄を含む場合もある）を中心とした有機化合物である。化合物の種類も炭化水素類，アルコール類，アルデヒド類，ケトン類，酸類，エステル類，エーテル類，フェノール類など様々で，香料はこれら化合物の複雑な混合物となっている。そして，含まれる成分は百種類以上にもなり，それぞれの含有量も％からppbオーダーまで広範囲におよぶことがある。さらに，各成分について人間が香りを検知できる閾値がそれぞれ異なっている。このような性質が香料（あるいは香気成分）の全体像を分析することの困難さにつながっている。

1.2　前処理方法

通常，香粧品中の香りは百種類以上の成分からなり，その成分をすべて合計しても製品中の0.1％以下であることがほとんどである。溶剤としてエタノールや水しか含まれず，香料含量が高い一部の製品（香水やオーデコロンなど）を除き，ほとんどの場合，分析には何らかの前処理が必要となる。前処理が適切に行われないと不揮発性成分がGC機器を著しく汚染し，連続したGC分析が困難となってしまう。

香気成分分析の流れの概略を図２に示した。多くの場合，分析は試料の前処理から始め，成分分離，検出，成分同定，結果報告の流れとなる。それぞれに多種多様な方法があり，どの方法・

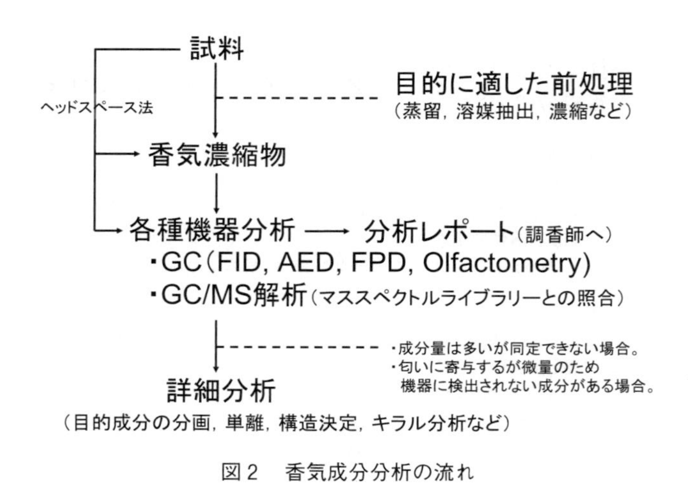

図２　香気成分分析の流れ

機器を選択するかは，分析目的や試料の性状などにより判断される。

ここ10年ほどの間に，分析においても環境に配慮した省溶媒化，省力化，迅速化などの流れが大きくなり，いくつかの分析機器メーカーからは多様な自動前処理装置付きGCが発売され，少量の分析対象物を装置にセットするだけで，比較的容易に香気成分に関する情報が得られるようになった。最近のこの分野での技術進歩には目を見張るものがあり，これまで熟練した香料分析者が行っていた前処理を，自動化でより多くの分野の研究者が実施可能なことは，新製品の開発を加速する情報が得られる機会を増やし，大変喜ばしいことである。しかしながら，このような新しい前処理技術を評価し活用するには，その特性を把握することも大切であり，昔からの基本的前処理手法の大切さに変わりはない。

様々な対象物から微量な香気成分を効率よく取り出すために，どの方法を選択するかは重要な問題で，試料の状態も液体，固体などがあり，マトリックス（基剤）も多様である。そのためすべての試料に満足できる前処理法はなく，基剤の性質も考慮し，必要な香気成分が得られる方法を選択する[3)]。ここでは実験室レベルで多用される主な前処理法について述べるが，その前に前処理にあたっての考え方を図３および表１にまとめておく。

1.2.1　試料・器具・試薬

分析装置の高感度化に伴い，信頼性の高い分析を行うためには，装置の点検・保守だけでなく分析者が実際に行う試料の取り扱い方や実験器具，試薬，前処理法に対して細かな注意が欠かせない。試料の保管，計量から前処理をして分析機器に導入する間に様々な妨害成分の汚染（コンタミネーション）機会があり，これを極力避けなければならない。特に注意すべきは匂いのほとんどないプラスチック製容器由来の可塑剤，酸化防止剤（安定剤）などの芳香族系化合物で，分析試料を保管する場合にはガラス製容器が望ましい。特に抽出などで有機溶剤と試料が混合される操作以降は，ガラス製容器を用いないと香気成分は大量の妨害成分に汚染され，GC分析に支障

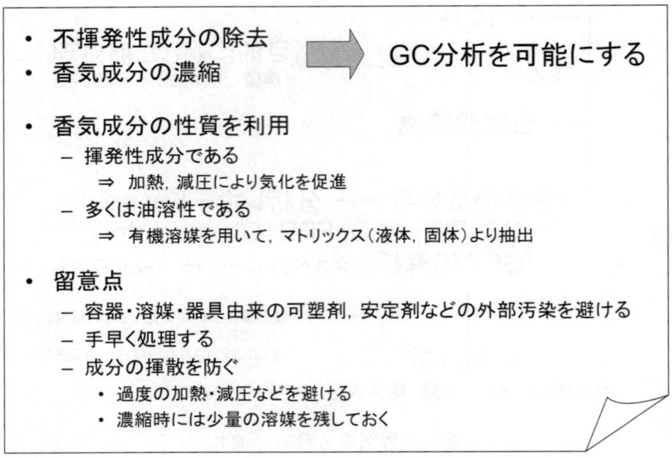

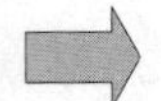

図3　前処理法の考え方

表1　よく用いられる前処理法の原理と種類

原理	前処理法
極性の違い	●溶媒抽出法 ●固相抽出（Solid Phase Extraction; SPE）法 ●スターバー抽出（Stir Bar Sorptive Extraction; SBSE）法
揮発性の違い	●減圧蒸留法 ●水蒸気蒸留法 ●SAFE（Solvent Assisted Flavor Evaporation）法 ●ヘッドスペース（HS）法 •ダイナミックヘッドスペース法・スタティックヘッドスペース法
極性・揮発性の違いの組み合わせ	●連続水蒸気蒸留抽出（SDE）法 ●固相マイクロ抽出（Solid Phase Micro Extraction; SPME）法

が出ると考えた方がよい。後述する固相抽出カートリッジは環境分野での分析にも使用されるため，この点を配慮した設計がなされているので安心して使用可能であるが，一般的に生物系実験で多用されるプラスチック製容器の使用は分析上注意が必要である。

また，分析で使用する溶剤類は微量な安定剤が含有されている場合もあり，使用前に蒸留精製を行うことや溶媒の脱水に用いる無水硫酸ナトリウムもガラス容器入りの環境分析用試薬を使用するなどの配慮が望ましい。

このように微量な香気成分を詳細に分析するうえで，香気とは無関係の汚染物質の混入を可能な限り防止することがよいデータを得られる近道である。

1.2.2　蒸留法

香気成分はすなわち揮発性成分であることから，沸点の差を利用して不揮発性成分を分離する蒸留法は最も古くかつ多用される前処理法である。主に，水蒸気蒸留法や減圧蒸留法などがあり，また，多くの改良法があり，それぞれ目的に合わせて使用されている。

水蒸気蒸留法は主に天然花や全草，木材，スパイス類などから精油を得るために多く利用され，減圧蒸留法は液体試料から香気成分を得るために利用されることが多い。

水蒸気蒸留の改良法の一つに連続蒸留抽出（Simultaneous Distillation Extraction; SDE）法がある[4]。別名Likens-Nickerson法とも呼ばれ，水蒸気蒸留と溶媒抽出を同時に行い，比較的少量の溶媒で効率よく抽出でき，香料分析ではよく利用される方法である（図４）。

また，少量で簡易的に減圧蒸留できる方法にクーゲルロール蒸留装置がある（図５）。高沸点成

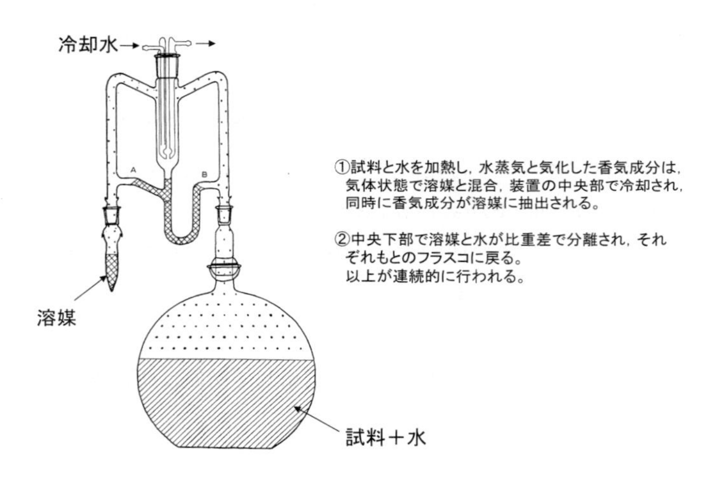

図４　蒸留法：連続蒸留抽出装置（Likens-Nickerson法）[4]

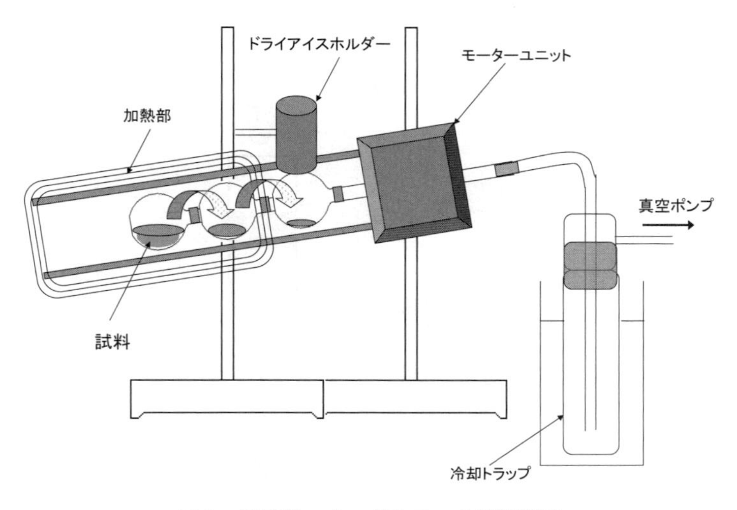

図５　蒸留法：クーゲルロール蒸留装置

分や少量の蒸留に用いられ，オイルバスを用いずに加熱する装置で，球状のフラスコをつなげた形状の容器に蒸留する試料を入れて横にし，一番奥のフラスコを加熱すると，次のフラスコに目的のものが移動することで蒸留を行う。加熱部から外に出たフラスコの回りをドライアイスで冷却すると短時間で香気成分が回収できる。また，この方法は液体試料以外も固体試料を薄く削ることで適用できる。

最近，食品分野で多用される減圧蒸留の改良法の一つにSAFE（Solvent Assisted Flavor Evaporation）法[5]があり，高真空・低温で処理するため，特に熱変化の起きやすい素材の香気成分を分析する目的で行われている。

1.2.3　溶媒抽出法

液体や固体の試料から適当な有機溶媒を使用し香気成分を抽出する方法である，香気成分のほとんどは油溶性の性質を有することから，様々な有機溶媒で抽出が行われる。使われる溶媒の性質として，低沸点であり濃縮操作が容易なことや分析の妨害になりにくいなどから，ジエチルエーテル，ジクロロメタン，n-ペンタンあるいはこれらの混合溶媒を使用することが多い。試料によっては不揮発性成分も抽出されてくるため，さらに蒸留法を組み合わせる場合がある。

1.2.4　固相抽出（Solid Phase Extraction；SPE）法

環境分析や食品衛生分野などでよく使用される手法であり，複雑なマトリックスの試料から妨害成分を除去し，微量な特定成分を分離する目的で使用される（図6）。固相担体の種類は，シリカゲル，C18（ODS），イオン交換樹脂など目的に合わせた様々なものがカートリッジとして市販されている。香気成分を分析する場合もその極性を利用して簡便に妨害成分を除去するために使用される[6]。

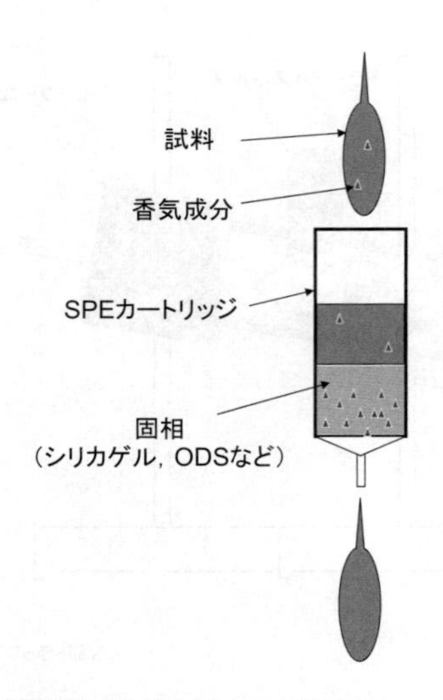

図6　固相抽出（Solid Phase Extraction; SPE）法

1.2.5　固相マイクロ抽出（Solid Phase Micro Extraction；SPME）法

1990年代初めに開発された手法で，図７のように，極細いファイバーの回りにポリジメチルシロキサン（PDMS）などの液相が固定してあり，捕集・脱着時以外は針先に格納して破損を防ぎ，捕集する際には一定時間ファイバーを露出して液相内に香気成分を吸着させる。通常は試料容器内で揮発した気相状態の香気成分を吸着させるが，液体試料中に直接ファイバーを入れて液－液抽出を行う場合もある[6,8]。ファイバーに吸着された香気成分は，拡散を防ぐため内径の小さい（0.75 mm）SPME専用ライナーを装着したGC注入口内でファイバーを露出させて加熱脱着され，GCに導入する。現在，幅広い分野で使用されており，液相として無極性のPDMS以外にジビニルベンゼン（DVB）などを組み合わせたファイバー，Carbowax－ポリエチレングリコール（PEG）のような極性ファイバーも市販されている。また，これら一連の操作を連続的に行う自動前処理装置付きGCも市販され，多検体の試料を比較分析するには便利である。SPME法で注意すべきことは，液相の吸着特性が成分の極性により大きく異なる点であり，PDMSでは低極性成分ほど実際の存在量より多く検出（濃縮）されることである。そのため，同じマトリックスの場合，二つの試料間の香気成分全体を比較し議論することは可能であるが，試料１点だけを分析して全体プロフィール（成分量比）を議論する場合には注意が必要である。

1.2.6　スターバー抽出（Stir Bar Sorptive Extraction；SBSE）法

1990年代後半に開発された手法で，図８のように，長さ1.5 cm，直径2.5 mm程度のガラス製攪拌子の外側にPDMS液相を固定し，気相や液体試料中の香気成分の抽出を行う。香気成分の脱着にはGCに接続された専用の加熱脱着装置を用いるのが一般的であるが，溶媒抽出－濃縮によ

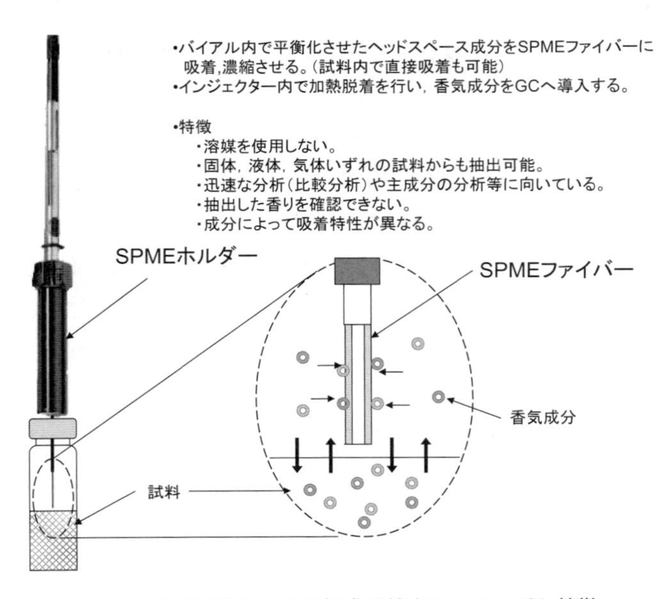

図７　SPME法による香気成分抽出のイメージと特徴

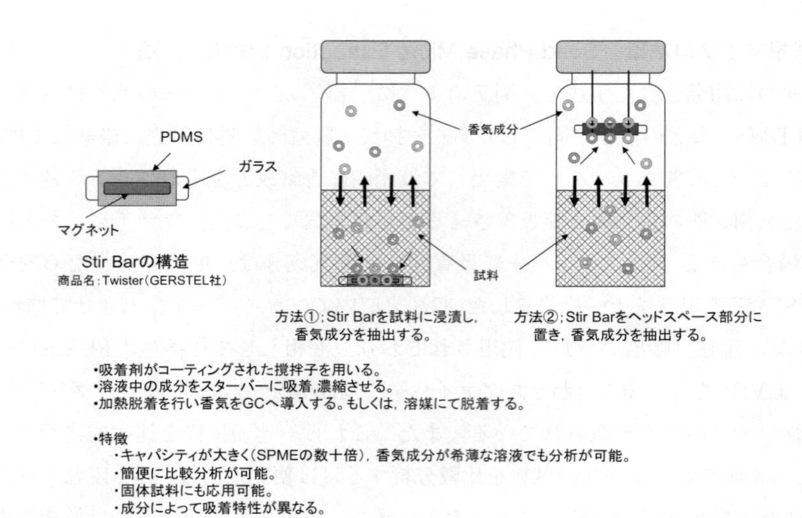

図8　SBSE法による香気成分抽出のイメージと特徴

り行う場合もある。SPME法と比較して数十倍の液相量を有するため，微量成分を分析するには利点がある[6,8]。このSBSE法もSPME法と同様に化合物選択性などに注意する必要がある。

1.2.7　ヘッドスペース（Headspace；HS）法

試料表面から揮発するヘッドスペース（HS）部分の香気成分を捕集する方法で，大きく分けて二つの方法がある。①スタティック法：濃縮過程を経ないで香気成分を含むヘッドスペースガスをガスクロマトグラフィー（GC）に導入する方法である。②ダイナミック法：外部からキャリアーガスなどを流して揮発を促し，なおかつ吸着剤などへの濃縮過程が入りGCに導入する方法である。

①では図9に示したように，試料を専用のHS用バイアルに入れて密封し，一定温度にして揮発を促し，一定時間かけ平衡状態にした後，HS部分をサンプリングし，GCに導入する[6]。HSのサンプリングには一定容量を採取することが重要であり，いくつかの機器メーカーからオートサンプラーが市販されている。GCへの導入法には，シリンジで採取し導入する方法，サンプルループに採取した後に導入する方法，バイアル内を一定時間キャリアーガスで加圧してその圧力リリースで導入する方法などがある。適切な条件でオートサンプラーを使用すれば，再現性も確保されることから，多検体の香気成分比較を行う場合などに有効な方法である。

②では図10に示したように，試料表面から揮発するHS部分を吸引ポンプで連続的にテナックスなどの吸着剤や冷却トラップなどに香気成分を捕集・濃縮し，加熱または溶媒脱着後にGCへ導入する。①の方法と比べ濃縮過程があるため，希薄な香気成分を分析する場合や実際に捕集した匂いを嗅いで確認したい場合などに有効な方法である。特に咲いている生花の状態のままで香気成分を捕集できるなどの利点があり，ガラス管に詰めた吸着剤と小型ポンプを野外に持ち出せば，

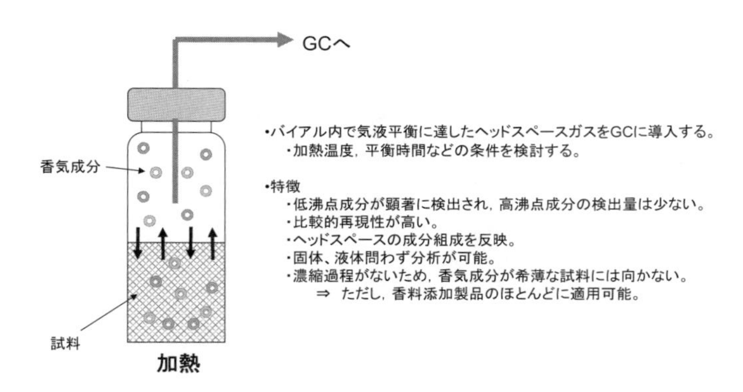

図9　スタティックヘッドスペース法による分析のイメージと特徴

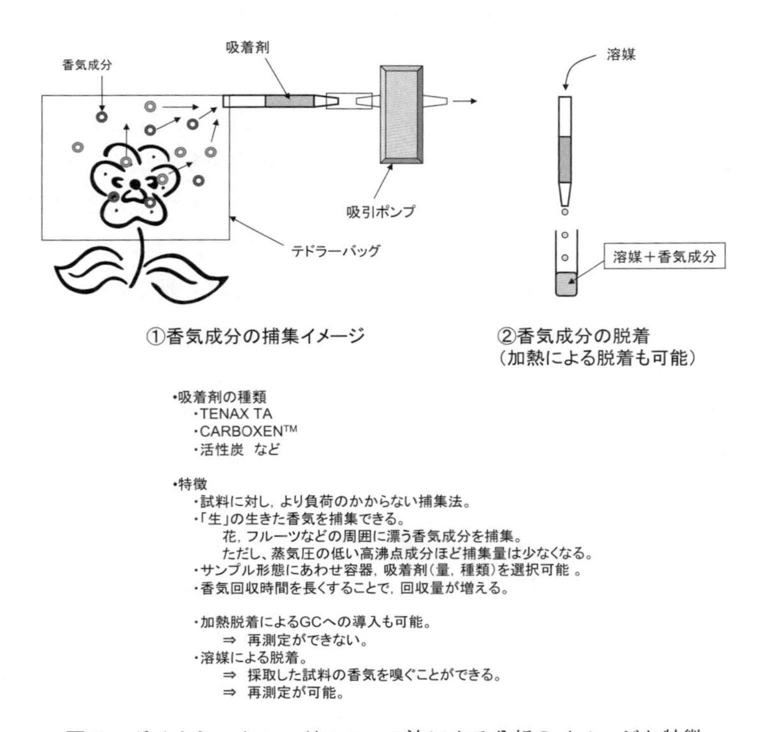

図10　ダイナミックヘッドスペース法による分析のイメージと特徴

貴重な天然資源の香気成分も分析可能である[7]。

1.2.8　香気成分の濃縮法

最近では多様な試料に対応できる自動前処理装置付きGCが開発され，分析者の手による香気成分の濃縮法は，あまり注目されていないが，今でも香料分析の現場では最も基本的で重要技術の一つとなっている。SPME法，SBSE法，ヘッドスペース法など加熱脱着以外で有機溶媒を使う

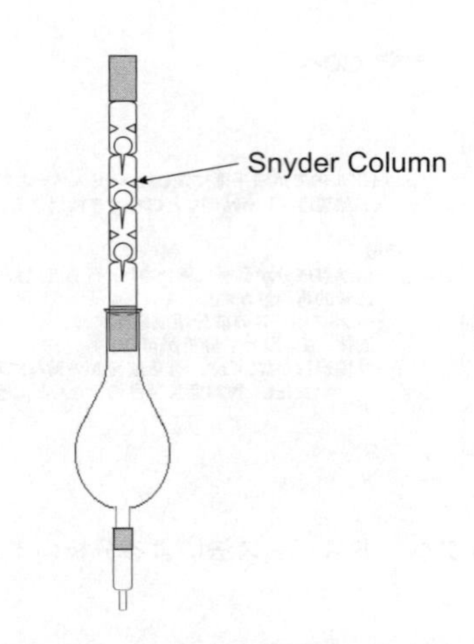

図11　Kuderna-Danish（KD）濃縮装置

前処理法では，通常香気成分を濃縮しGCへ導入する。有機溶媒を使って得た濃縮物は，鼻で直接その匂いを嗅ぐことができ，目的の匂いが捕集されたかどうかを確認できる利点もある。

しかし，香気成分を濃縮する際に汚染以外にも注意を怠ると，すべて気化してしまい手元に何も残らないか，そうでなくとも比較的揮発性の高い重要成分を大きくロスしてしまうことがある。このように分析結果を大きく左右する濃縮操作には細心の注意が必要である。

香気成分分析で多く使われている濃縮装置は，Kuderna-Danish（KD）濃縮装置（図11）で，器具も市販されている。ジエチルエーテル，ジクロロメタン，n-ペンタンなどの低沸点溶媒の場合，40℃前後の温度と常圧で濃縮を行う。濃縮を効率的に行うためには，溶媒の残量に応じて，適宜濃縮装置のサイズを小さくすることも有効である。溶媒量が1 ml以下（香気成分が数mg程度と想定）になった場合には，KD濃縮装置での濃縮は難しく，その後はGCバイアルなどに移し換え，弱い窒素気流を溶媒表面にあてて最終濃縮を行う場合もある。ここで重要なことは香気成分の5～10倍程度の溶媒を必ず残しておくことである。溶媒を最後まで濃縮しようとすると，必要な香気成分も一気にロスすることになる。また，得られた濃縮物は不安定なことも多く，冷凍での保存が基本である。これら一連の操作について汚染を避けながら手早く安定して行うためには，多くの経験を通した熟練が分析者には求められる。

1.3　機器分析；ガスクロマトグラフィー

様々な前処理を行って得られた香気成分やその濃縮物の組成を明らかにするためには，主にガスクロマトグラフ（GC）が使用される。GCの基本構成を図12に示す。最近，ほとんどのGCではコンピュータ（PC）により制御やデータ処理が行われるようになっており，機器の構成のみならず，使用するソフトウェアの習熟も分析するうえで大切な要素になってきた。また，前処理法の項目でも述べたように，多様な自動前処理装置付きGCが発売されており，少量の試料で高感度

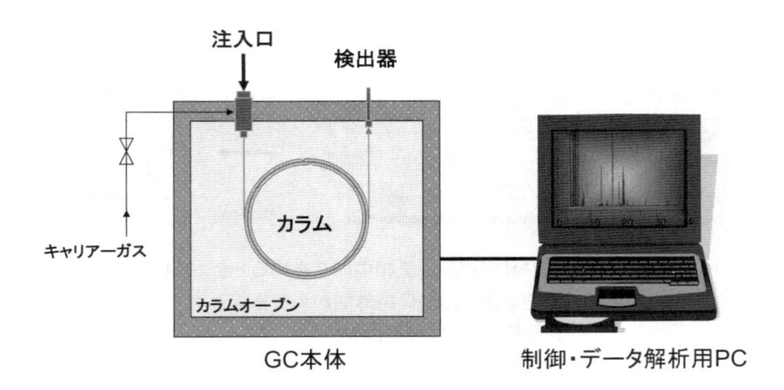

図12　ガスクロマトグラフ（GC）の基本構成

な分析が省力化，迅速化されて可能となっている。

GCの構成要素の中でも特に試料が通過する重要な部分は，試料導入部（注入口），分離カラム，検出器であり，これらの部分について簡潔に述べておきたい。

1.3.1　注入口

注入口はマイクロシリンジなどで注入された試料を200～250℃の温度で一気に気化させ，分離カラムへ試料を導く重要な部分である。常にキャリアーガス（ヘリウム，窒素，水素が主に使用される）で加圧されており，その圧力（カラムヘッド圧）はGC条件の重要な要素の一つである。さらに，気化した試料を全量カラムへ導入する場合（スプリットレスモード）と一部をカラムへ導入する場合（スプリットモード）があり，試料中の香気成分と溶媒のバランスによって使い分け，試料中の香気成分に対して溶媒が圧倒的に多い場合は，スプリットレスモードを選択することが多い。

最近は，試料注入時に注入口の温度やカラムヘッド圧，パージ流量をダイナミックに変化させ，先に溶媒を気化させて系外に捨て，次いで香気成分を気化させてカラムへ注入するモードを選択できる注入口も多い。これら注入条件は分析結果の良し悪しや再現性を左右する重要事項であり，十分検討する必要がある[6,9]。

1.3.2　分離カラム

カラムには内径2～4mmの中空管に充填剤を詰めたパックドカラムと内径0.1～0.5mmの中空のキャピラリーカラムがある。一般的に香気成分分析で用いられるキャピラリーカラムの基本構造を図13に示す。フューズドシリカチューブの外側には物理的な補強のためのポリイミド樹脂が，内側には分離のための液相（固定相）がコーティングされている。注入口からカラムに入った香気成分は，キャリアーガス（移動相）と液相間で吸着―分配を繰り返しながら成分分離が行われ，カラム出口に向かう。このような分離メカニズムのため，香気成分と液相の親和性が小さいほど速く移動し，大きいほど遅く移動する。液相の性質を変えることで，異なった分離特性のカラムが得られ，様々な特性（無極性～強極性）のカラムが市販されている（表2）。また，天然

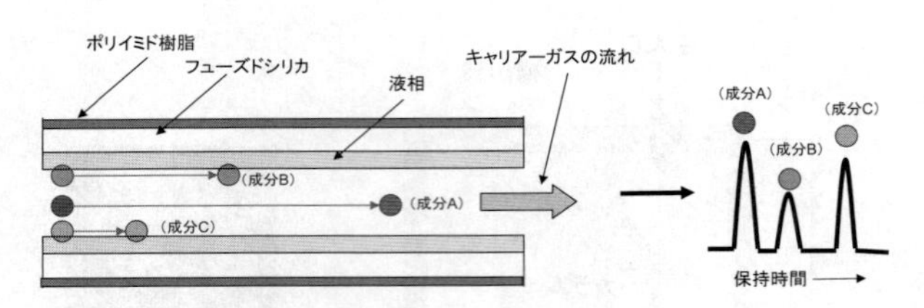

・ 気相／液相に分配し，気相中に存在するときに進む。
・ 液相との親和性により保持時間が異なる。
　　ー親和性 大：保持時間 大
　　ー親和性 小：保持時間 小

図13　キャピラリーカラムの基本構造と分離について

表2　よく用いられるカラムの種類と特徴

カラム	特徴
無極性カラム	●液相　Dimethyl polysiloxane ●耐性温度：－60～420℃ ●市販カラム名：DB-1，HP-1，ZB-1，Rtx-1，InertCap-1など
微極性カラム	●液相　5％-Phenyl／95％-Dimethyl polysiloxane ●耐性温度：－60～400℃ ●市販カラム名：DB-5，HP-5，ZB-5，Rtx-5，InertCap-5など •沸点の低いものから溶出する。 •沸点の近いものどうしが近傍に溶出する。 •カラムが高温に強いため，比較的高沸点化合物の検出も可能。 •カラム間のばらつきが少ない。 •保持指標に関する情報が多い。 •ファーストチョイスとして微極性カラムが選ばれることが多い。
強極性カラム	●液相　Polyethyleneglycol ●耐性温度：20～250℃ ●市販カラム名：DB-WAX, HP-WAX, Rtx-WAX, TC-WAXなど •同じ分子量でも極性の低い化合物は早く，高い化合物は遅く溶出する。 •幾何異性体（cis/trans）の分離に向いている。 •高沸点化合物は検出が難しい。 •酸素（空気）による液相劣化が著しい。扱い方に留意する。

素材中の香気成分には分子内に不斉炭素を持つ光学活性化合物が含まれることが普通であり，その光学異性体間で香質や閾値が異なることも多い。そのような光学異性体を分離するにはシクロデキストリン誘導体を液相に用いた特殊なカラムを利用する。

カラムの分離特性に関わる要因としては液相の他に，キャリアーガス（種類，流速），カラムの長さ，内径，液相の膜厚があり，分析目的に応じて選択する[6,9]。

1.3.3　検出器

検出器はカラム出口から出てくる成分の物理量を電気信号へと変換する役割を持つ。人間でいえば感覚器（細胞）と同じ役目となり，光，音，匂いなど物理的刺激が異なればそれぞれに合った感覚器が反応するように，GC用の検出器もそれぞれ特徴がある。

最も一般的なGC検出器としては，水素炎イオン化検出器（FID）や熱伝導度検出器（TCD）があげられる。FIDで検出できるのは有機化合物のみであるが比較的高感度でダイナミックレンジが広い。TCDでは対照としてキャリアーガスを使うので，基本的にそれ以外の成分は検出可能であるが，FIDと比較して低感度である。

香気成分では匂い閾値の低い含窒素化合物や含硫化合物が含まれる場合がある。これら成分を検出するには，前者ではアルカリ熱イオン化検出器（FTD）を用い，後者では炎光光度検出器（FPD），パルスド炎光光度検出器（PFPD），化学発光硫黄検出器（SCD）などの選択型検出器が用いられる。また，窒素や硫黄だけでなくハロゲン原子などを含む多元素の同時検出が可能な原子発光検出器（AED）も使用される（表3）。

香気成分分析を行ううえで，必須な検出器は成分の定性情報が得られる質量分析装置（MS）であろう。MSにおいては，これだけで学会があるほど，様々な種類，方式があるため，ここでは一般的に香料分野で使われる電子イオン化（EI）型MSについて述べる。

表3　よく用いられるGC検出器と特徴

検出器		特徴
汎用検出器	•FID （水素炎イオン化検出器）	水素炎により化合物を燃焼させてイオン化し検出する。 最も一般的に使用されるGC検出器。 多くの有機化合物を検出できる。 （水，アンモニア，二酸化炭素，などは検出できない） 非常に広い濃度範囲で直線性が保たれる。 異なる化合物間でも大まかに量比が比較できる。 香料化合物の濃度の違いを比較するのに適している。
	•TCD（熱伝導度検出器）	溶出物を含むガスの熱伝導度と含まないガスの熱伝導度の違いを利用してサンプルの検出を行う。 水，アンモニアなど炭素のない化合物も検出可能。 溶媒の量を比較するのに適している。 エリア%で単純には溶媒濃度を比較できず，検量線作成する必要がある。 水溶性香料（エッセンス）中の水／エタノール比の確認などに便利。
	•MS（質量（選択）検出器）	化合物に電子を衝突させるなどでイオン化を行い，分子の質量情報（分子量とフラグメント）を得る。 各化合物はそれぞれ固有のスペクトルを持っている。 既存マススペクトルデータとの照合で化合物同定が可能。 FIDに比べて直線性が保たれる濃度範囲が狭い。
元素選択的検出器	•FPD, PFPD （炎光光度検出器）	S, Pなどの発光波長（FPD）および発光時間のずれ（PFPD）により元素選択的に検出する。
	•AED（原子発光検出器）	C, H, O, N, S, P, Clなど元素特有の発光を検出する。

EI-MSでは，カラム出口を高真空状態のイオン化室へ導き，ここから出てくる成分に電子衝撃を与えて分子をイオン化すると，不安定な状態となり分子が開裂し，様々な大きさの破片状態（フラグメントイオン）となる。そのイオンを質量分離部で質量ごと（m/z）に分離（X軸）して，そのイオンの検出強度（Y軸）を検出器で捕捉し記録する。これがマススペクトルと呼ばれ，測定条件が同じであれば，同一成分は同一のマススペクトルが得られる。この性質を利用し，目的成分のマススペクトルを既知成分のマススペクトルライブラリーの中から照合し，類似度を比較することで成分同定ができる[6,9]。

1.4　成分同定

ここから先はGC/MSから得られた情報を解析する分析者の作業が主体となる。成分同定をするうえでマススペクトルは最重要情報であり，通常市販のNIST・Wileyライブラリーを利用することが多い。しかしながら，類似構造を持ったテルペン類やセスキテルペン類ではマススペクトルのみで成分を特定することは困難な場合が多い。そこで利用されるのが保持指標（リテンションインデックス）で，図14のような計算式で算出される。同一成分の保持指標はカラムの液相の種類が同じであればGC条件が異なって測定しても基本的に同じ値となる。マススペクトルとこの保持指標が一致すると成分同定がより確実にできる[6]。香気成分分析に関する最近の文献などでは成分名とともにこのインデックス値が記載してあり，有用な情報源となっている。

さらに一歩進んで，香粧品の香気成分分析では，単に化学成分名を示すだけでなく，実際にどのような原料素材を混合したのかを示すことが多い。すなわち，同定された化学成分名をもとに使用されている合成香料名や精油名を示し，調香師に情報を伝える。調香師にとっては実際に使用している香料原料名が示されていることで，理解しやすく迅速な調香に取りかかることができる。

このように香料分析者は各種精油の構成成分や様々な合成香料の商品名を理解することで，より有用な情報を調香師へ提供することができる（表4）[10]。

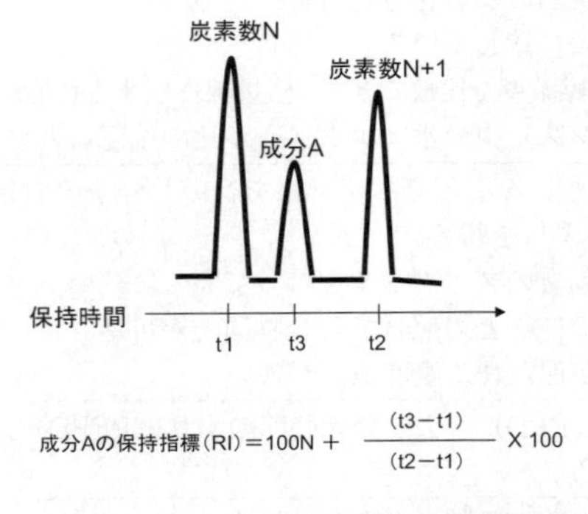

●通常，文献でのRI値は直鎖炭化水素を基準としている。

RI	基準物質（炭素数）
・	・
・	・
800	Octane（8）
900	Nonane（9）
1000	Decane（10）
・	・
・	・

図14　保持指標（リテンションインデックス；RI）の計算

表4　香粧品でよく検出される合成香料の例

市販マスライブラリー（NIST08の先頭に表示される）名とCAS名	商品名	構造式
• Galaxolide 1 • CAS名：Cyclopenta(γ)-2-benzopyran, -1,3,4,6,7,8-hexahydro-4,6,6,7,8,8-hexamethyl- • 香調：ややウッディに感ずるムスク香	•Galaxolide •Abbalide •Mosfarone •Pearlide •Musk 50	
• 1,3-Benzodioxole-5-propanal, .alpha.-methyl- • CAS名：1,3-Benzodioxole-5-propanal, α-methyl- • 香調：甘いヘリオトロープ，アニス様フローラル香	•Heliobouquet •Helional •Heliofolal •Heliofresh •Aquanal	CHO
• Cyclopentaneacetic acid, 3-oxo-2-pentyl-, methyl ester • 慣用名：Methyl dihydrojasmonate • CAS名：Cyclopentaneacetic acid, 3-oxo-2-pentyl-, methyl ester • 香調：ジャスミン的フローラル香	•Hedione •Cepionate •Jessamona •Claigeon	
• Ethylene brassylate • CAS名：1,4-Dioxacycloheptadecane-5,17-dione • 香調：甘味のあるムスク香	•Musk T •Musk MC-5 •Musk BRB •Astrotone	

1.5　香気成分の詳細解析手法

ここまでの一連の分析で，試料の香気成分全体を把握する目的はほぼ達せられることが多いが，官能評価の結果から分析データには現れない微量な未知の香気成分の存在が予想されたり，特定の香気成分についてさらに詳細な情報を得たい場合がある。その場合は，以下に述べるような装置を使用してさらに詳細な分析を進める。

1.5.1　匂い嗅ぎGC（GC/Olfactometry；GC/OまたはSniffing GC）

匂い嗅ぎGCは有用な（あるいは異臭などの）香気成分を探し出すためにGC検出器の一つとして人間の鼻を使う非常に重要なツールである。簡単な構造を図15に示す。GCで分離した成分がそのまま外部に出てくるTCD検出器をそのまま利用する場合もあるが，通常は専用装置として分離カラムの後端をFIDなどの検出器側と人間が嗅ぐスニッフィングポート側にスプリットして用いる。現在はほとんどのGC機器メーカーがスニッフィングポートをオプションで取り揃えている。香料では1本のGCピーク中に複数の成分が含まれていることや非常に小さいピークが強い香気を持つことも珍しくないが，匂い嗅ぎを行うとこのことが実感できる。次々にポートから出てくる匂いを嗅ぎながら瞬時にその香質を表現するのは意外に難しく，実施するにはある程度の訓練と集中力が必要である。

最近，食品や天然物の香気成分の中から重要貢献成分を見出すのに有用な手法としてAEDA（Aroma Extract Dilution Analysis）法が知られている[11]。香粧品の分野ではあまり活用されて

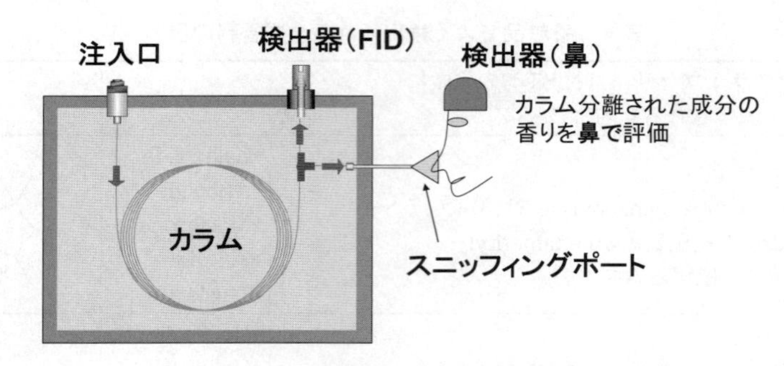

図15　匂い嗅ぎGC（GC/Olfactometry）の基本構成

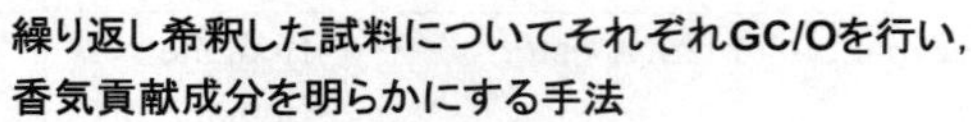

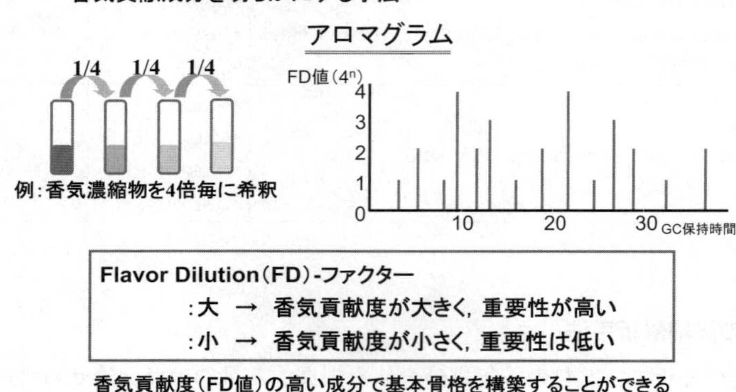

Flavor Dilution(FD)-ファクター
:大 → 香気貢献度が大きく，重要性が高い
:小 → 香気貢献度が小さく，重要性は低い

香気貢献度(FD値)の高い成分で基本骨格を構築することができる

図16　Aroma Extract Dilution Analysis（AEDA）法

いないが，図16のように，前処理で得られた香気濃縮物を溶媒で順次希釈してGC/Oを行い，すべての匂いが検知できなくなるまでGC/Oを繰り返すことで，香気貢献度の高い成分を解明して行く手法である。今後，香粧品分野でも普及すると思われる技術の一つである。

1.5.2　マルチディメンショナルGC（Multi-Dimensional GC；MDGC）

マルチディメンショナルGCは単独のGCでは十分な分離が得られないピークを二次カラムに送り，さらに分離させることが可能なGCとGCを接続した分析装置である。例えば，一次側では強極性カラムで分離し，ここでは単一ピークとして分離されたものを二次側の微極性カラムに送り，さらに細かい成分に分離する例や，二次側にキラル分離用カラムを装着すれば，単離することなくキラル成分の光学異性体存在比を確認することができる。各種天然精油中に含まれるキラル成分の光学異性体存在比は，花・果実の種類や品種によって異なっており，この情報はより本物に近い調合香料を作製するうえで重要である。さらに，検出器としてスニッフィングポートを装着すると，単一のカラムを用いたGC分析では他成分と重なり，香気本体のマススペクトルが確認

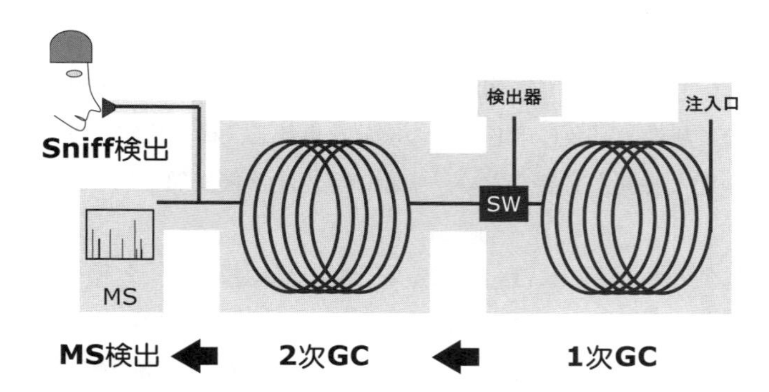

図17　マルチディメンショナルGC（Multi-Dimensional GC；MDGC）の概念図

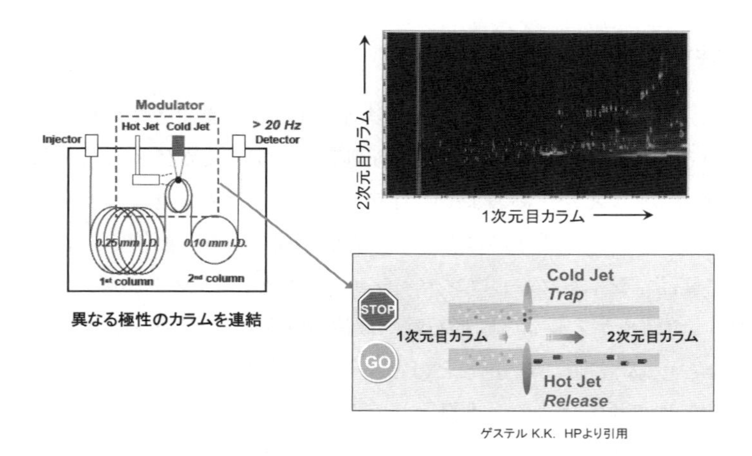

図18　包括的二次元GC（Comprehensive GC x GC）

しにくい低閾値の微量香気成分を分離し確認することができる（図17）。これら微量香気貢献成分に関する情報も素材開発や創香するうえでの重要な情報となっている[12]。

1.5.3　包括的二次元GC（Comprehensive GC x GC）

包括的二次元GCは目的のピークのみを二次側カラムに送るMDGCとは異なり，一次GCで溶出するすべての成分が二次側に送られる分析装置である。一次GCのカラムのサイズは一般的なものを用いる一方，二次GCのカラムは1m程度と極端に短く，内径も細いものを使用する。一次GCでの溶出物を非常に短いサイクルでコールドジェットとホットジェットを交互に吹き付けて次々と二次GCに送り込む。二次側に送り込まれた成分を数秒のうちに分離，溶出させる。二次側で検出された強度データについて，一次GCの保持時間をx軸，二次GCの保持時間をy軸としてプロットすることでクロマトグラムを三次元的に表現することができる。そのため，単独のGCでは大きいピークと重なった小さいピークも包括的二次元GCでは分離して確認が可能である（図18）[6]。

1.5.4　成分単離と構造決定

香料分析において，前処理後にGC/MS測定を行い，マススペクトルと保持指標の情報だけでは成分同定ができない場合，必要に応じてその成分を単離し，構造決定する。ただし，単離・構造決定には多くの手間と時間が必要なため，実際に実施する優先順位はGC/Oの結果により判断されることが多い。

香料の成分単離に使われる手法には，主に蒸留分画，酸塩基分画，各種クロマトグラフィーが用いられる。クロマトグラフィーにはカラム分画，TLC分取，LC分取，GC分取など天然物探索の手法も活用し，必要な単離精製を行う。その後，NMR，FT-IR，高分解能MSなどの機器分析情報を用いて構造決定を行う。また，さらにその成分を化学合成して構造を確認する場合もある。

2　製品の香気成分分析

香粧品の香気成分を分析する際，ほとんどの製品には様々な界面活性剤や香気成分と物理・化学的性質が似ている成分が含まれており，どの前処理を選択するかは大きな問題となる。使用されている基剤の種類にもよるが，おおよその目安としては以下のようなことがいえよう。エタノールが溶剤として使われている香水類は特に前処理が不要であり，直接GCに注入して分析する。その他，ヘアケア製品（シャンプー，コンディショナーなど），ファブリックケア製品（洗剤，柔軟仕上げ剤など），ボディケア製品（固形石鹸，液体石鹸など），スキンケア製品（ハンドクリーム，ローションなど），入浴剤，芳香剤などほとんどの製品は減圧蒸留法（クーゲルロール蒸留装置など）による前処理で対応できる。香料としてミント系精油が含まれるオーラルケア製品（歯磨き，洗口剤など）は溶媒抽出で簡単に前処理できることが多い。

これらの製品群の中で，比較的香料添加率が低く油性基剤の含有率が高いスキンケア製品は香気成分の取り出しが難しい部類に入る。他に炭化水素系溶剤を含む製品群も分析が難しい。例えば，白濁タイプの入浴剤，炭化水素系溶剤を含む液体芳香剤，揮発性シリコーン系基剤入りのヘアスプレーなどがある。これらの製品では前処理後のGC分析で基剤が香気成分と重なった領域に検出されるので妨害成分となる。このような妨害成分を除くためには，減圧蒸留後，シリカゲルカラムクロマトグラフィー（または固相抽出）によりn-ペンタンなどで低極性の炭化水素系基剤を流出させる。その後ジエチルエーテルで比較的極性の高い香料成分を流出させ，流出液から香気濃縮物を得ることができる。ただし，低極性の香料成分は分析できない危険性がある。

製品の香気成分を分析するには大量に含まれる基剤の性質により前処理法を選択するが，どの方法を使用しても，得られた香気濃縮物の香りが製品の香りと相違ないことを確認して進めるのが大切である。

通常，香気成分全体を把握する目的であれば，正味の香気成分量として10～50 mg程度得られればGCやGC/MS測定に十分であるため，分析に使用する試料量は5～10 g程度がちょうどよい。もちろん詳細な成分分析が必要な場合は，十分な試料量を処理する必要がある。

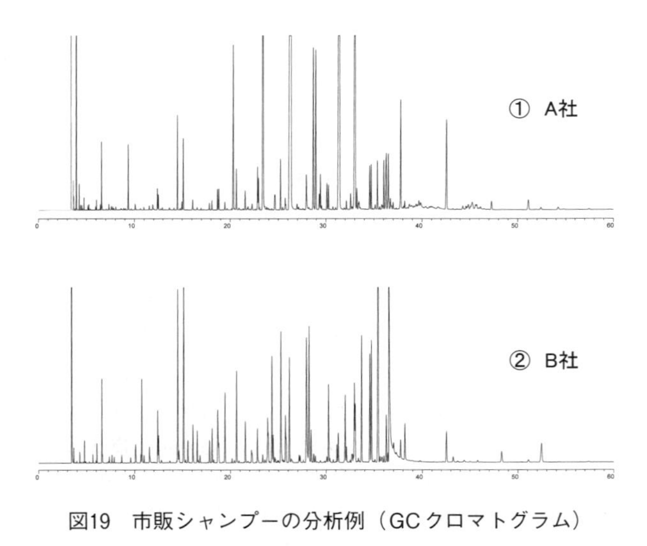

図19　市販シャンプーの分析例（GCクロマトグラム）

市販シャンプーの分析例として，図19にそのGCクロマトグラムを示した。前処理としては減圧蒸留を行い，香気成分をジエチルエーテルで回収し，溶媒を無水硫酸ナトリウムで脱水後に濃縮して香気濃縮物を得ている。

このような製品の分析で検出される香気成分では，表4で示したような多種類の合成香料が大部分を占めるのが普通である。

3　おわりに

現在多くの製品開発の場面で，天然香料素材や製品について様々な前処理法を駆使して，迅速にターゲットとする香気成分の情報が求められている。近年，環境分野でのニーズもあり，様々な分析機器メーカーの開発努力により多様な自動前処理装置が発売され，香料分析者は有効に活用している。また，香料会社以外にもGC/O装置が普及し始め，香料分野以外の研究者でも比較的優れた香気成分分析が可能となってきた。しかしながら，香料の分析を迅速，的確に進めるためには，基礎となる知識・技術が重要となっている。香料を専門にしている分析研究者以外に，香気成分に関して議論できる研究者の底辺が広がることは，香料業界に身を置く者として大変嬉しいことである。香りはいつも身近にありながら，いまだにその正体が不明な成分も多く，新たな分野から参入する研究者でも課題はたくさん見出せるであろう。今後も分析技術や装置の発展により，微量でも有用な新規香気成分が発見され，その情報をもとに新たな合成香料が創り出されることで私たちの生活をより豊かに（Quality of Life；QOLの向上）する新しい香り・製品が開発されるであろう。これから益々進む高齢化社会の中で，医療分野などまだまだ香りを必要としている分野もある。そして，このような製品開発を強力にサポートすることが香料分析の研究に携わる者の使命であり，喜びでもある。

文　献

1)　倉橋隆，嗅覚生理学　鼻から脳へ香りを感じるしくみ，フレグランスジャーナル社（2004）
2)　川崎通昭，堀内哲嗣郎，嗅覚とにおい物質，㈳臭気対策研究協会（1998）
3)　中村洋監修，分析試料前処理ハンドブック，5.10　香料，丸善㈱（2003）
4)　Nickerson GB, Likens ST, *J Chromatogr.*, **21**, 1-5（1966）
5)　Engel W, Bahr W, Schieberle P, *Eur. Food Res. Technol.*, **209**, 237-241（1999）
6)　代島茂樹，保母敏行，前田恒昭監修，役に立つガスクロ分析，pp63-70，㈳日本分析化学会ガスクロマトグラフィー研究懇談会編，㈱みみずく舎（2010）
7)　小林剛，高砂香料時報，No.**145**, 14-21，高砂香料工業㈱（2003）
8)　保母敏行，古野正浩監修，ガスクロ自由自在Q&A　準備・試料導入編，pp103-105，㈳日本分析化学会ガスクロマトグラフィー研究懇談会編，丸善㈱（2007）
9)　保母敏行，古野正浩監修，ガスクロ自由自在Q&A　分離・検出編，㈳日本分析化学会ガスクロマトグラフィー研究懇談会編，丸善㈱（2007）
10)　印藤元一，合成香料　化学と商品知識 ＜増補改訂版＞，化学工業日報社（2005）
11)　Grosch W, *Trends in Food Science & Technology*, **4**, 68-73（1993）
12)　矢口善博，高砂香料時報，No.**155**, 15-21，高砂香料工業㈱（2005）

第13章　安全性と各種規制

松尾弘幸*

1　はじめに

1.1　香粧品香料（フレグランス）の様々な用途

“香料”と一口に言っても食品香料（フレーバー）と香粧品香料（フレグランス）に大別され，今回は主に後者の記述となる。“フレグランス”という言葉の一般的なイメージにおいては香水，オードトワレ，芳香剤などがまず思い浮かべられるのではないだろうか。しかし私たちの身の回りには実に様々な香り製品が我々に潤いと豊かさをもたらし，生活の質（QOL）の向上に寄与するとともに香りが人々を元気づけてくれる。

現代においては人々の生活様式や価値観が多様化しさらには生活水準の向上に伴って，香り製品もまたさらに多くのタイプのものがみられるようになってきた。

香粧品香料（フレグランス）素材における安全性への取り組みに関しては，世界各国のフレグランス製造者およびその協会から構成されるIFRA[1)]（International Fragrance Association，国際香粧品香料協会）が，RIFM[2)]（Research Institute for Fragrance Materials，香粧品香料原料安全性研究所）との連携のもと，30年来にわたって安全性に関する科学的な判断に基づいたリスク管理をグローバルな自主規制（通称：IFRA規制）として行ってきている。

また，フレグランス成分の規制が進んでいる欧州当局や欧州の皮膚科学者とも密接な対話を継続している。特に最近，リスク評価や規制科学において目覚しい発展と展開がみられる。日本香料工業会[3)]はIFRAの会員メンバーであり国内の各香料会社は日本の規制に加えてIFRA規制を遵守しフレグランスの安全性確保に努めている。また，各国規制においてもIFRA規制が取り入れられるような動きもみられる。

一方，近年の化学物質規制における国際的潮流の一環として，2020年までに化学物質による人の健康と環境への影響を最小化するというグローバルコミットメント（WSSD（持続可能な開発に関する世界首脳会議）目標）に従った，欧州REACH規制に代表される世界各国における規制や安全性にかかわる大変革の波の影響を，フレグランス業界も今まさに世界的に受けている[4,5)]。

＊　Hiroyuki Matsuo　高砂香料工業㈱　日本香料工業会IFRA特命委員　IFRA科学委員会委員　IFRAアジアパシフィック技術委員会委員　IFRA/IOFI職場安全健康環境委員会委員　IFRA/IOFI GHSタスクフォース委員

1.2　国内の用途別規制

IFRA規制に入る前に，日本国内の用途規制について少し述べたい。

上述のように香粧品香料（フレグランス）は様々な製品に使用されるがその用途によって該当規制が異なる。国内においては，衣料用洗剤や芳香剤など特別な用途規制が存在しないものは全て化審法（主な安全性試験は生分解性）で規制される[6]。化粧品（シャンプーなど）や医薬部外品（浴用剤，制汗防臭剤，染毛剤，歯磨きなど）に該当するものは薬事法での規制となる[7]。玩具に加えて，食器用洗剤（一部除く）は食品衛生法の範疇である。このうち化粧品においては平成13年に化粧品基準が定められ，全成分表示制度（香料に関しては“香料”の一括表示）の導入とともに自己責任が基本となった。このような状況の中，香料に使用される各個別の香料素材についての安全性評価やリスク管理は，フレグランス業界あるいは各企業の積極的な自主活動によるところが大きい。また，香料を用いる様々な産業界においても，香料については世界的な香料業界の自主的な取り組みであるIFRA規制の認識は強く，各業界の自主基準におけるIFRA規制の記載例もある。つまり，日本においては法律にはなっていないものの各産業におけるIFRA規制の認知度は高く，またそれぞれIFRA規制が遵守されている。

国内では化粧品など薬事法で規制されるものは化審法の対象外であるが，海外の多くの国においては日本の事情とは異なっている。諸外国については後述（3　世界の化学物質規制など）したい。

2　IFRA/RIFMおよび業界規制

2.1　IFRA（イフラ）とRIFM（リフム）[8]

IFRAは1973年にブリュッセルで設立されて以来，RIFM（1966年ニュージャージーで設立）の科学的判断のもとでフレグランス成分のグローバルな自主規制を実行している[9~12]。IFRA実活動の事務局がブリュッセルにあるのは，フレグランス規制の発達しているEU化粧品指令などを統括する当局が存在し頻繁なやり取りの必要性があるという背景がある（写真1，2）。

2.2　リスク評価とIFRA実施要綱

RIFMが収集した安全性データを元にREXPAN（レクスパン）と呼ばれる専門家パネル（RIFMエキスパートパネル）が各香料素材のリスク評価を行う。REXPANは世界各国のそれぞれの専門分野（毒性学，薬理学，皮膚科学，環境科学など）における第一人者（大学教授）から構成される[13]。したがって，業界とは一線を画し独立性を保つ組織である。皮膚感作性，光毒性，遺伝毒性などの安全性について評価し必要な場合には最終消費者製品での制限値などの検討をする。このREXPANによる科学的なリスク評価の結果を受けて，IFRAにおいて禁止，制限，規格などの具体的に必要なリスク管理措置をIFRA実施要綱（Code of Practice）として定めている[14,15]（表1）。

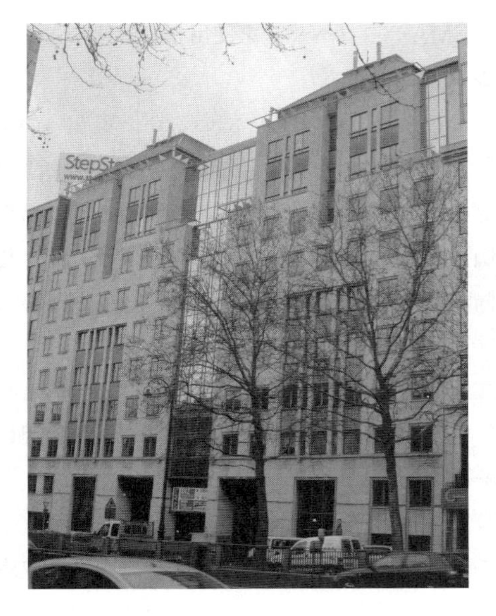

写真１　IFRA（ベルギー・ブリュッセル市街）オフィスの入っているビル

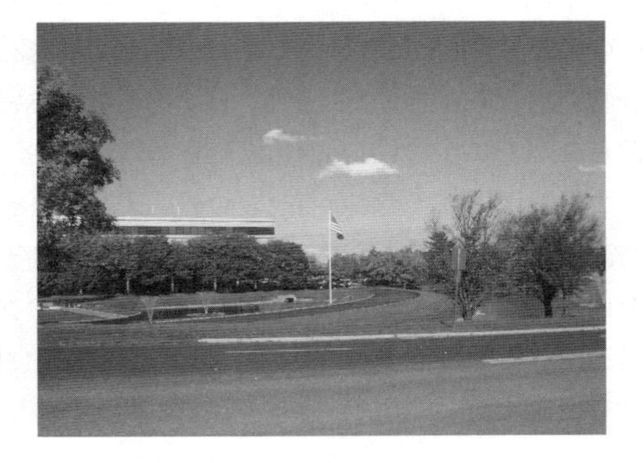

写真２　RIFM（米国NJ州ウッドクリフ）オフィスビルの入口付近

表１

ifra INTERNATIONAL FRAGRANCE ASSOCIATION	RIFM Research Institute for Fragrance Materials
リスク管理 Risk Management	リスク評価 Risk Assessment

RIFMにおける安全性データの収集は，その物質の製造者に求めるのが基本である。その他，NTP（US National Toxicology Program，米国国家毒性プログラム）など公に認められる適切な安全性レポートなどが存在すればそれも利用する。既存の知見をもってしても安全性が評価できないと判断される場合には，資金確保のもとで必要な試験が独立研究機関への委託などにより行われる。また，独立した組織であるREXPANが安全性レポート（データ）を評価するのでデータの機密性が確保されるシステムになっている。つまり専門家でもある第３者を介することで，世界中の様々な製造者のデータの収集と共有が世界のフレグランス業界全体として可能になっている

(安全性情報の概略はRIFM会員となることでRIFM/FEMAデータベースを使用して参照できる)。

2.2.1　RIFMにおけるリスク評価[16]およびサイエンスプログラム

香料成分の多くは非常に古い時代から用いられてきた歴史と文化を持っているが，現在での実質的素材数は日本では約2,000（全世界では5,000超）とも言われ相当の数である。IFRAおよびRIFMではリスク評価の上で基礎となる4つのガイダンスドキュメント（ヒトの健康評価，環境への影響，香粧品香料素材の安全性評価，ばく露評価）[17]に基づき使用量や化学構造アラート（化合物の構造や官能基から予期されるある種の有害可能性）などから点数化して優先順位を決め，限られた予算の中で効果的に評価を進めている。

また1化合物だけでなく代表的データを基礎として同じ類に属する化合物グループを全体として評価する手法を取り入れている。例えば，「リナロールとそのエステル類のフレグランス使用における毒性学および皮膚科学的評価」と題するグループサマリーが学術誌で発行されている[18]。最近では環状および非環状テルペンアルコールに関する論文が発行された[19]。

その他，より基礎的な研究としてヒト健康はもちろん，呼吸器系，環境科学を含み，ヒト健康のより具体的項目としては主に欧州における皮膚疫学調査，遺伝毒性，生殖毒性の各専門家グループの取り組みが挙げられる。

RIFMのこうした取り組みに関してRIFM会員などとの情報交換会を欧米日で3年サイクルでRIFM INFOX（RIFM Information Exchange）と題して3地域を巡回している。本年（2011年）は日本（東京）にて5月に行う予定であったが，震災の影響を考慮して急遽ブリュッセルにて行った[20]。

2.2.2　各国におけるIFRA規制の取り込み

IFRA規制はフレグランス業界における自主的な取り組みではあるものの国家レベルでこれを採用する動きもある。ASEAN化粧品指令ではフレグランスについて2008年にガイドライン中でIFRA規制の記載がなされ，中国においても2008年末に部分的（2008年のIFRA第43次修正あたりまでの内容）にフレグランスの国家標準（GB/T 22731-2008）の中に組み込まれた（2年間の猶予期間で2011年より施行）。

欧州ではIFRA規制全体としての導入はされていないものの，IFRAのいくつかの禁止物質や制限物質規制をそのまま欧州化粧品指令（76/768/EEC）の修正という形で取り込みつつある。具体的には例えば2008年4月4日にAnnex IIとIIIの修正（指令2008/42/EC）としていくつかの物質についてIFRA規制内容が盛り込まれた。

日本においては国の法律自体へのIFRA規制の取り込みはないものの，各産業界における自主基準の中で香料に関するIFRA規制遵守が取り入れられており，実質的にIFRA規制が守られている。

2.3　IFRAスタンダード

IFRA実施要綱は個別の香料素材に関する具体的記載内容について1品1葉の形式で規定し，これをIFRAスタンダードと呼びIFRAウェブサイトでも公開している。最新のIFRA規制発行ではスタンダードの総数は184物質（筆者延べ集計で禁止86品，制限94品，規格18品）のネガティブリスト形式である。制限理由はそれぞれにあるが皮膚感作性が最も多く，次いで光毒性である。禁止品目の中には安全性を担保するデータ不足を理由とするものもある。制限品目における規制値は最終消費者製品中での量制限値で示される。内容の改定や新たな規制についてはIFRA実施要綱の修正という形で最近では通常毎年１回なされ，本年（2011年）は６月20日にIFRA第46次修正として発行された[21]。今回の修正では業界にそれ程大きな影響はないものと考えられる。直接添加のみでなく天然精油由来なども考慮し別表（Annex Ⅰ）にまとめている。

2.3.1　皮膚感作性：QRA（Quantitative Risk Assessment，定量的リスク評価）

一般に化学物質のリスクは「ハザード（有害性）×ばく露」で示される。16世紀の科学者パラケルススの言葉にもあるように全ての物質は毒となりうる要素を持っており，毒になるかどうかは（ばく露）量によって決まるとされる。皮膚感作性に関し過去においては皮膚に触れる製品（Skin contact）と皮膚に触れない製品（nonskin contact）の２つの製品群に分け，さらには皮膚に触れる製品を皮膚に残る（leave-on）ものとリンスオフ（rinse-off）とに分けて制限値が設定されていた。当時の限られた情報しかない状況下においては，大雑把ではあってもそれなりに合理性のある最善のリスク評価／管理であったと考える。しかしより詳細には，実に様々な製品が市場にある中で個々の製品によって実際のばく露状況は異なっており，それぞれのばく露に応じた評価・規制（リスク評価・管理）をするのが本来理想の姿である。賦香率，実際の製品の使い方（閉塞性など），１回に手に取る量，使用頻度，使用部位，皮膚の単位面積当たりの量，ベシクルによる浸透性増幅のようなその製品特有のマトリックス効果など。近年このばく露情報の収集が進み11の製品カテゴリーに分けた定量的なリスク評価（QRA）が可能となった。QRAの詳細についてはQRAブックレット（Quantitative Risk Assessment（QRA）Information Booklet July 2011）としてまとめられている[22]。実際の規制においてはIFRA第40次修正（2006年）で初めてQRAに基づいたスタンダードが４物質（Citral, Farnesol, Phenylacetaldehyde, Tea Leaf absolute）に対して発行された[23]。その後も皮膚感作性に関するQRAスタンダードの新規発行と修正が着々と進められ，現在ではその多くがQRAに基づく規制となった[24,25]。表２に製品カテゴリーの例を１部抜粋するが，この11のカテゴリーは上記のようなことから通常概念されるマーケット的な分類とは異なっている。

2.3.2　光毒性

当然ながら光毒性は太陽光（UV）の皮膚上への照射が起因となるので，製品カテゴリーで考えれば皮膚に触れない製品や，皮膚に触れても洗い流してしまうリンスオフ製品であれば関連なし（非適用）とされる。また，皮膚に残る製品であっても本質的に太陽光があたらない部分へ使用する場合も非適用とされる（表２）。

ベルガプテンはベルガモット，レモンなどの天然精油中に含まれ光毒性を有する化学物質として知られIFRA規制においてはそれぞれの精油ごとに制限を設け，あるいは総括的にはシトラス精油として最終製品中でのベルガプテン量15 ppmの上限値を設けている。一般事項としてはその

表2 QRA製品カテゴリー（2011.7.5付けIFRA発行資料より１部抜粋）

製品カテゴリ	具体的製品例	IFRA第39次修正までの皮膚感作性に対するカテゴリー	光毒性	メチルオイゲノールの最終製品中の最大許容濃度	クラス
1	リップ製品，玩具	スキンコンタクト	適用	皮膚に残る 4 ppm	1 A
	脱毛ワックス	スキンコンタクト	適用	皮膚に残る 4 ppm	1 B
2	制汗，デオドラント	スキンコンタクト	適用	皮膚に残る 4 ppm	2
3	髭剃り直後に使用する含水アルコール製品	スキンコンタクト	適用	オードトワレ80 ppm	3 A
				ファインフレグランス200 ppm	3 B
	ベビークリーム	スキンコンタクト	適用	皮膚に残る 4 ppm	3 C
4	髭剃り後でない皮膚に使う含水アルコール製品	スキンコンタクト	適用	オードトワレ80 ppm	4 A
				ファインフレグランス200 ppm	4 B
	スプレーヘアスタイリング剤	スキンコンタクト	適用	皮膚に残る 4 ppm	4 C
	フレグランスクリーム	スキンコンタクト	適用	フレグランスクリーム40 ppm	4 D
5	女性用フェイシャルクリーム，ハンドクリーム，ベビーパウダー，ヘアパーマ，リフレッシュティッシュ，ドライシャンプー	スキンコンタクト	適用	皮膚に残る 4 ppm	5
6	マウスウォッシュ，歯磨き，ブレススプレー	スキンコンタクト	非適用	リンスオフ10 ppm	6
7	インティメイトワイプ，ベビーワイプ	スキンコンタクト	非適用	皮膚に残る 4 ppm	7 A
	皮膚に適用される昆虫忌避剤	スキンコンタクト	適用	皮膚に残る 4 ppm	7 B
8	メークアップ除去剤	スキンコンタクト	適用	皮膚に残る 4 ppm	8 A
	ヘアダイ	スキンコンタクト	非適用	リンスオフ10 ppm	8 B
9	シャンプー，リンス	スキンコンタクト	非適用	リンスオフ10 ppm	9 A
	衛生製品（パッド），トイレットペーパー	スキンコンタクト	非適用	定義外（非化粧）10 ppm	9 B
	顔用ティッシュ，ペーパータオル	スキンコンタクト	適用	定義外（非化粧）10 ppm	9 C
10	洗濯機用洗剤，手で洗う食器用洗剤	スキンコンタクト	非適用	定義外（非化粧）10 ppm	10 A
	紙おむつ，便座クリーナー（ワイプ）	スキンコンタクト	非適用	その他の皮膚に残る 4 ppm	10 B
11	皮膚接触のないもの，芳香剤，蝋燭	皮膚に触れない	非適用	皮膚に触れない200 ppm（調合香料中）	11 A
	偶発的接触のもの，芳香剤液体詰替	スキンコンタクト	非適用	定義外（非化粧）10 ppm	11 B

物質にUV吸収があるかどうかがまず最初のスクリーニング指標となる。

2.3.3 全身毒性

メチルオイゲノールは動物での発ガン性の可能性を理由に2002年に量制限された。具体的にはファインフレグランス0.02%，オードトワレ0.008%，フレグランスクリーム0.004%，その他のリーブオン製品0.0004%，リンスオフ製品0.001%，皮膚に触れない製品0.02%（調合香料で），これらに含まれない非化粧品製品0.001%の規制値となっている。当時，皮膚感作性に対する規制としてのQRA（11製品カテゴリー）はまだ確立されておらず皮膚に触れるか触れないかで規制しており，このメチルオイゲノール規制の製品カテゴリーがより詳細な製品におけるばく露状況を勘案した最初のスタンダードと言える。

また，2009年７月に発行されたIFRA第44次修正においてエストラゴールが発ガン性を理由に量規制された。具体的にはファインフレグランスおよびオードトワレ0.2%，その他のリーブオンおよびリンスオフ化粧品0.01%，皮膚に触れないおよび非化粧品0.2%となっている。

全身毒性に関する詳細なばく露評価は未だ発展途上にあるためIFRAではタスクフォースを立ち上げこの全身毒性に関するQRA確立に向けた活動を開始している。

2.3.4　クラス

以上のように実影響を受ける主な規制理由として皮膚感作性，光毒性，全身毒性があり，それぞれに規制の製品区分けが異なっており複雑である。表２は皮膚感作性に関する11の製品カテゴリーを基礎としてより細かいクラスとして整理し，その他それぞれの規制理由における制限と，ひいては総合的なそのクラスでの最大の制限がどこにあるのかがわかり易くなるように工夫されたものである。今後も新たな知見があれば修正・追加などがなされる。

2.3.5　環境規制

2009年７月に発行されたIFRA第44次修正においてMusk Xyleneが極めて難分解性で生物蓄積性が高い（vPvB：very Persistent and very Bioaccumulative）として使用禁止になった。これはIFRA規制において環境影響を考慮した初めての規制である。そしてEUにおける新しいREACH規制[26]においてこのMusk XyleneがSVHC（高懸念化学物質，Substances of Very High Concern）候補[25,27]にリストされたことが背景となっている。このSVHC候補物質は順次追加され，またその中から認可物質も指定されていくので今後の動向も注目される。

尚，日本においては独自に日本香料工業会が1980年代から既にMusk Xyleneを使用禁止としている。

2.3.6　歯磨き・マウスウォッシュ用香料

歯磨き，マウスウォッシュ用香料については，皮膚感作性のQRAカテゴリー６としての分類が取り込まれることにより2006年からIFRA規制に導入された[23]。このタイプの香料は一般には“フレーバー”と称されフレーバーリストが作成するのではあるが，最終消費者製品での法規制としては日本では医薬部外品（薬事法），EUでは化粧品（欧州化粧品指令）の範疇となる。食品用香料（フレーバー）を扱う業界団体としてはIOFI[28]（International Organization of the Flavor Industry，国際食品香料工業協会）があるが，このような背景もあってこれまでIFRA，IOFIの両者ともこの歯磨き，マウスウォッシュ用香料について検討対象としてこなかった。しかし今般IFRA規制として取り扱うこととなった。これらの製品は基本的に食するものではないので，IFRAとしては経口摂取の安全性ではなく，口周りの皮膚感作性など実際のばく露におけるリスク評価をベースに規制化する。

2.3.7 食品用香料の適用

リップ製品（クラス1A）や歯磨き・マウスウォッシュ（クラス6）は本質的に経口摂取するものではないが，ごく微量体内に取り込まれる可能性がある。また，玩具（クラス1A）も同様に経口摂取するものではないが子供であるのでしゃぶってしまうことなどが考えられる。このようなことからこれらの製品用では予防原則的に食品用香料成分を使用するとの内容がIFRA規制に盛り込まれた。

2.3.8 IFRAコンプライアンスプログラム[23~25, 29~31]

このようにIFRA規制は非常に詳細にわたるものであり，IFRAから各国香料協会や各国顧客協会に通知され各社において厳格に遵守されている。最近ではそのことを検証するために世界各国から市場商品をランダムに選択して分析・確認（第3者分析機関に委託）するIFRAコンプライアンスプログラムが2006年より開始された。これまで禁止物質について分析してきているが違法性なものは出ていない。

3 世界の化学物質規制など

3.1 概況

冒頭で述べた通り，世界的な2020年目標に向かって世界各国で化学物質に関する新規制の設立や，既存規制の改正が続々と起こることになる。その先頭を走っているのが欧州REACH規制である。日本においても改正化審法が施行された。アジア諸国においても新規制の設立や改正が相次いでいるが，米国（TSCA）においては現在のところ停滞している。また，GHSに関する立法（案）も活発化している。このように世界の化学物質規制は未だかつて経験したことのない大変革期にある。その中で，先行している欧州REACH規制での動向が世界の規制に大きな影響を与えることが予想され，フレグランス業界も例外ではない。

このような状況の中で，世界各国の化学物質に関する様々な法規制（案）に細かく対応しなければならない案件が急増している。このため，IFRAではRAAC（Regulatory Affairs & Advocacy Committee）という委員会を新設することとなった。

3.2 化審法と問題点

日本においては2009年5月20日に化審法改正がなされ今年度（2011年）より段階的に施行されている。これまでは特段義務のなかった既存化学物質についても製造・輸入量／用途の報告や必要な場合には安全性試験が求められることになった。この改正にあたっては日本香料工業会は経済省管轄の独立行政法人NITE[32]と，環境への排出係数や用途などの詳細についてIFRA/RIFMの情報を提供するなど業界に過度の負担とならないよう話合いを重ね，ある程度の合理的な線に落ち着くことができた。

また，新たな「優先評価化学物質」も本年度（2011年4月1日付）指定分についてはそれ程影響はないと考える。来年度は，（旧）既存化学物質の中から「優先評価化学物質」が指定されるのでその動向が注目される。

しかしながら，ここで日本の化審法に関し特に香料業界にとって未だ残っている大きな課題を２点述べたい。

化審法改正の検討段階においては，これまでの全国で１トン／年の少量新規制度が，各会社ごとに１トン／年になるとの（案）であった。これは欧州REACHと同様な扱いであり世界標準と言われる。ところが実際の改正ではこの点については何ら変更はなく今まで通りの全国１トン／年のままであった。香料業界では使用量が他業種と比べて少量しか使わない化学物質が多く，この全国１トン／年がネックとなる。

もう１点は，新規化学物質の申請において生分解性試験で分解生成物がある一定量以上（運用上１％が目安と言われるがケースバイケース）出てしまう場合には，申請物質に加えて，その分解生成物に対してもスクリーニング毒性試験（約2,000万円）が要求されるというものである。これは一香料会社としては数ある香料成分の１つの素材に対してあまりにも過大な労力・負担である。

しかも現在，世界の化学物質規制はハザード管理からリスク管理へと移行していることから考えても，これら２点に関して，実際のばく露などをより考慮したさらにきめの細かいリスク評価・管理を行うことでの合理的な制度・運用を期待したい。

また，一般的な事項として他国と異なっている点としては，日本の化審法では天然物は化学物質の定義には含まれておらず該当しないこと，化粧品や医薬部外品は薬事法のもとで規制され対象外であること，最終消費者製品の輸入には及ばないこと，が挙げられる。これらは国内における活動に対しては当てはまるが，最近では日本企業も他のアジア圏などへの事業展開が拡大しており，その上では制度が異なるため注意が必要である。

その他，安衛法や化管法（PRTR制度）についても対象物質リストの改定などがなされつつある。尚，安衛法（労働安全衛生法）は労働者の安全性の確保を目的とし，化管法（化学物質排出把握管理促進法）は環境排出管理を目的としており用途にかかわらず適用される。

3.3　EU

REACH規制の詳細については様々な解説がなされておりここでは省くが，IFRA/RIFMはREACH施行以前よりその課題を分析し考えられる対策を講じてきた。全ての化学物質が対象となるため当初から多大なる負担が予想された。IFRA/RIFMでは古くから皮膚感作性が中心ではあるがグループ評価を行ってきており，REACH対策においても同様なグループアプローチを念頭に置き，欧州フレグランス業界はそれぞれの物質グループに分けたコンソーシアムをREACH施行に先立って結成した。その数は100以上にもおよび大きな費用負担が必要であり，その資金確保につき業界としての検討もなされているがなかなか難しい問題である。実務レベルでの実質的対応が今後さらに本格化していく。

このEUにおけるREACH規制の動向が極めて広範囲な影響を及ぼすことは必至である。IFRA

規制やEU化粧品規則はもちろん，日本をはじめとする世界各国規制における化学物質の位置づけや評価法，GHSやその分類などへの影響が考えられる。

IFRA規制に及ぼす影響として，Musk XyleneがvPvBとしてSVHC候補にリストされたことが背景でIFRA規制で禁止となった実例については先に述べた通りである（2.3.5　環境規制）。さらに最近になって2-Ethoxyethyl acetate（CAS 111-15-9，生殖毒性が理由）がSVHC候補にリストされたが[27]，IFRAでは既に以前より禁止となっている。

また，CMR（発ガン性，変異原性，生殖毒性）物質として当局により公式に指定（この公式決定プロセスにはある程度の期間がかかる）されるとEUの化粧品規則（EC）No.1223/2009（施行は2013年7月11日より）[33]と連動しており自動的に化粧品で使用禁止となる。このような状況になればIFRAとしても何らかの規制を考えなければならない。しかし，CMR物質にはクラス1a，1b，2の3種類があるが，ある閾値までは安全に懸念なく使用できることをデータをもって証明できればその範疇で使用できる可能性がある（特にクラス2ではその可能性が大きい）ため，その場合にはIFRA/RIFMは遅滞ない対応を考えている。CMRの中でもR（Reproductive，生殖毒性）については特殊な試験であり現存データとしてもあまり多いとは言えない。今後REACH規制における進展の中で生殖毒性試験が行われ新たなデータが得られることも多いと予測されるが，その結果によってはIFRA/RIFMの適切なアクションが必要になってくる。

一方，日本の化審法はREACH規制とは一線を画す規制となっている。香料素材の多くは欧米発であり，またIFRA/RIFMの取り組みの中では香料素材に関する安全性データは欧米法で行われたデータがほとんどでありフレグランス業界の既存データを日本の当局が受け入れてくれるかどうかという心配があった。また，REACHにおいてはQSAR（構造活性相関，グループ評価の1種）などのカテゴリーアプローチを組み入れているのに対し，化審法では1物質ごとの評価が基本となっておりこれも懸念された。NITEとの話合いの機会があった折（3.2　日本）にこの懸念も伝えたが，このような大きな内容になると経済省での話になってくるので要望を伝えるに留まった。ところが最近になって海外データの受け入れの可能性や，ECHA[34]（European Chemical Agency，欧州化学品庁）との協力文書への署名など，REACH寄りの動きもみられる[35,36]（但しこれは一般化学物質に対してであり，新規化学物質では受け入れられないものと現状では考えられる）。

化粧品指令第7次改定[37]のフレグランス26アレルゲン表示，および動物実験禁止に関しては広く周知のことであり詳述は避けるが，動物実験代替法は未だ確立されておらず動物実験禁止のデッドラインには間に合わない見込みとされる。また法体制としては2013年7月11日をもって化粧品規則（EC）No.1223/2009[33]が施行され，化粧品指令76/768/EEC[38]は廃止となる。指令と異なり各国において即日適用となる。

3.4　中国・台湾

日本の化審法に相当する化学物質規制に関し，中国においてはこれまで少量新規制度が存在せず，つまり例え１gの新規化学物質を製造・輸入する場合であっても正規申請が必要であった。IFRAとしてもその制度設立に向けた働きかけを行い，筆者もセミナーなどで中国当局関係者が来日した折に世界情勢を説明するなどして働きかけた。昨年10月にこの少量制度が中国においてスタートしたが，しかしながら，中国国内で行われた環境影響試験（ミジンコ，藻類，魚毒性）が必要とされる制度であり，完全なる免除というわけではない。

台湾では数年前に規制案が示されたときから，IFRAではワーキンググループを立ち上げ様々な働きかけと業界周知を行ってきた。日本香料工業会においても，特に2010年末までの既存化学物質届出に関して周知徹底を早くから行い，会員各社は滞りなく対応した。2011年６月にこの既存化学物質の公表があるとのことであったが，届出内容（英語名，中国名，CAS No.）のチェックに時間がかかっているようで本稿執筆時点では未だ公表されていない[39]。

尚，中国・台湾では化粧品に使われる調合香料であっても所謂化審法対象となる。

ごく最近の事例があるのでここで特に言及する。台湾などにおいてフタレートの不正使用が食品関係で問題となったが，それと直接は関係のないフレグランスにおいてもフタレート調査依頼が各社によりなされた。時を同じくして台湾においてフタレート規制の中にフレグランスで溶媒として用いるDEP（Diethyl phthalate）も含まれるとの情報を得たが当初詳細が不明であった。それはDEPが10％以上含まれる混合物（調合香料も含む）は環境有害物質として取り扱われ制限などが課されるとの内容を確認した。最近設立されたIFRA APAC（アジア太平洋委員会）TC（技術委員会）とIFRA/RIFMは共同し，RIFMの安全性意見書や欧州SCCPの化粧品での安全使用意見書[40]，日本の生分解性データ，フレグランスとしての使用量などの資料を提出して台湾当局と話合いをした結果，化粧品は対象外とすることやフレグランスでの除外規定設定の回答を得ることができた。

今後，アジア各国においてこのような緊急対応の可能性も考えられ，迅速な情報収集と適切な対応をする体制が業界として必要であると感じられる。

3.5　韓国

新法案「化学物質登録および評価などに関する法律」が示されており通称K-REACHとも呼ばれるが，内容的には日本の化審法と欧州REACHを融合したようなものである。明確でない部分が多いが，この中で年間0.5トン以上製造・輸入の場合に量報告や登録義務などの内容が含まれており，世界標準と言われる１トンと異なっている。IFRAではこの点などを懸念し欧州の化学工業会であるCEFICを通じて韓国当局に意見答申した。しかし現在のところ１トンへ変更する兆候はみられない。新法の完全施行は2014年と言われるが，2013年から製造・輸入量の報告や，化学物質確認（既存，新規，評価対象物質の区別）が求められ実質的には2013年施行とされる。また，既存の規制である「有害化学物質管理法」との関係がどうなるのかも不明である。今後のより詳細な動向が注目される。

3.6 ASEAN

ASEANにおいては危険有害物質に対する法律は比較的整っているものの，フィリピンを除いては日本の化審法に相当する化学物質規制は各国これから整備されていく状況にあるので注目していきたい。

化粧品規制に関してはASEAN化粧品指令[41]として欧州化粧品指令をそのまま採用しているが，国によってはそれと異なる動向もみられるので常に情報を収集し，必要な措置をとっていきたい。

3.7 米国

TSCA（Toxic Substances Control Act，有害物質規制法）の改正案は出ているものの真の改正にまでは至らず現在のところ停滞している模様。

カリフォルニア州のCARB規制[42]では，これまで長年にわたってフレグランス調合に用いられる溶媒につき，溶媒も含め全体としてフレグランスと理解していたが，フレグランスに用いる溶媒であっても分けてVOCとして扱わなければならない，との解釈が突然カリフォルニア州当局より示され芳香剤関係では対応に困難を極めている。また，成分開示要求の活動が活発化している。

3.8 GHS

GHS（Global Harmonization System）[43]という世界共通の動きも各国で起きており，香料業界へも影響を及ぼしつつある。日本においては安衛法，化管法（PRTR制度），毒劇法に基づくMSDSがGHS対応（JIS形式）となる。しかし世界各国で規制や化学物質分類が異なっておりその対応に苦慮している。欧州では以前からEU分類表示制度があり今後GHSへ移行していくが，ここでもCLP規則（EC）No.1272/2008（EUのGHS）で先行する部分があり日本も含めた各国への影響が考えられる（写真3）。

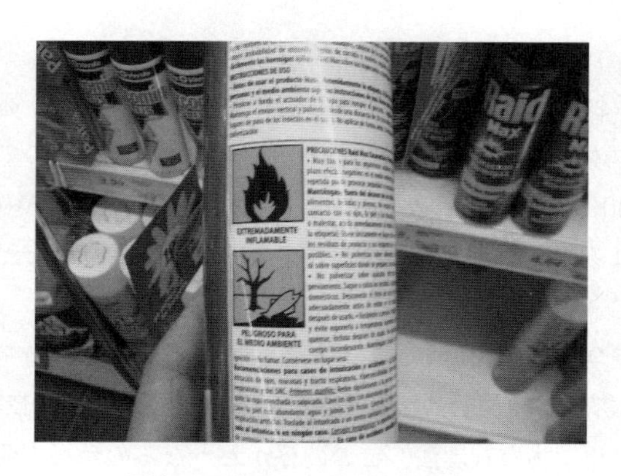

写真3　商品のEU分類表示の例

3.9　ワシントン条約（CITES）

2010年3月のCoP15会議においてRosewood oil（Aniba rosaeodora）とGuaiacwood oil（Bulnesia sarmientoi）がCITES Appendix IIにリストされ対応を迫られた。これまで教科書的には原料そのもの，これを含む混合物および最終製品においてCITES輸出許可書が必要であったが，国際的に複雑なサプライチェーンを通した対応は困難を極めていた。今回のリスト化にあたっては注釈（Annotation）が付されており，この解釈についてIFRAはCITESと協議を繰り返し，これら原料を含む調合香料以降のサプライチェーンについては輸出許可書が不要であるとの解釈で合意するに至った[44]。条約であるので最終的には各国での規制化によるが，IFRAはCITESとともに各国当局との話合いも行いほぼ理解を得つつある。尚，経産省では既に上記解釈にて運用済みと理解している。

文　　献

（アドレスは変更されることがありますので予めご了承願います。）
1）　http://www.ifraorg.org/
2）　http://www.rifm.org/
3）　http://www.jffma-jp.org/
4）　http://www.safe.nite.go.jp/seika2009/pdf/2009 slide_fukushima_meti.pdf
5）　福島ほか，化学経済7月号特集，p.34-60（2009）
6）　松尾弘幸，高砂香料時報，**128**，p. 22-27（1997）
7）　http://www.jffma-jp.org/fragrance/safety/drugs.html
8）　http://www.jffma-jp.org/fragrance/safety/index.html
9）　甲斐荘正泰，香料，**159**(9)，p. 49-52（1988）
10）　平山潔，香料，**183**(9)，p. 39-44（1994）
11）　菅原正文，香料，**198**(6)，p. 19-20（1998）
12）　和智進一，香料，**201**(3)，p. 59-66（1999）
13）　http://www.rifm.org/expert-panel.php
14）　http://www.jffma-jp.org/fragrance/safety/ifra-rifm.html
15）　http://www.ifraorg.org/en-us/code_of_practice_1
16）　http://www.ifraorg.org/en-us/Research_Institute_for_Fragrance_Materials_RIFM
17）　15）のIFRA Code of PracticeのAppendix 5；
R. A. Ford *et al., Regulatory Toxicology and Pharmacology*, **31**, 166-181（2000）
D. T. Salvito *et al., Environmental Toxicology and Chemistry*, **21**(3), 1301-1308（2002）
D. R. Bickers *et al., Regulatory Toxicology and Pharmacology*, **37**, 218-273（2003）
P. A. Cadby *et al., Regulatory Toxicology and Pharmacology*, **36**, 246-252（2002）
18）　D.Bickers *et al., Food and Chemical Toxicology*, **41**, 919-942（2003）

19） http://www.rifm.org/publications.php
又はD. Belsito *et al.*, *Food and Chemical Toxicology*, **46**, Supplement 12 S November S1-S27（2008）
20） http://rifm.org/events-detail.php?id=86
21） http://www.ifraorg.org/en-us/library_1
22） http://www.ifraorg.org/en-us/Guidelines_3
46 th AmendmentのAdditional documents中
23） 鈴木ほか，香りの本，**235**(9)，p. 69-77（2007）
24） 鈴木ほか，香料，**238**，p. 99-109（2008 Summer）
25） 鈴木ほか，香料，**242**，p. 83-94（2009 Summer）
26） http://www.meti.go.jp/policy/chemical_management/int/files/reach/080612 reach_gaiyo.pdf
27） http://echa.europa.eu/chem_data/candidate_list_en.asp
28） http://www.iofi.org
29） 松尾ほか，香料，**246**，p.93-103（2010 Summer）
30） 松尾ほか，香料，**250**，p.69-77（2011 Summer）
31） http://www.ifraorg.org/en-us/compliance_2
32） http://www.nite.go.jp/
33） http://eur-lex.europa.eu/LexUriServ/LexUriServ.do?uri=OJ:L:2009:342:0059:0209:EN:PDF
34） http://echa.europa.eu/
35） http://www.mhlw.go.jp/stf/shingi/2r9852000001f7t0.html
36） http://www.safe.nite.go.jp/kanren/pdf/echa_statement_of_intent.pdf
37） http://ec.europa.eu/consumers/sectors/cosmetics/files/doc/200315/200315_en.pdf
38） http://eur-lex.europa.eu/LexUriServ/LexUriServ.do?uri=CONSLEG:1976 L0768:20100301:en:PDF
39） http://csnn.cla.gov.tw/content/englishHome.aspx
40） http://ec.europa.eu/health/ph_risk/committees/04_sccp/docs/sccp_o_106.pdf
41） http://www.aseancosmetics.org/default/asean-cosmetics-directive
42） http://www.arb.ca.gov/consprod/regs/regs.htm
43） http://www.env.go.jp/chemi/ghs/index.html
44） http://www.cites.org/eng/notif/2010.shtml

第14章　評価・消費者調査

関根基伸[*1]，小林千恵美[*2]

1　はじめに

この章では香り開発における香りの評価の重要性並びに消費者嗜好調査について取り上げる。

化粧品，トイレタリー品，ハウスホールド品といった日用雑貨品の製品における香りを開発する上で消費者がどのような香りを好み，またどういった香りのニーズがあるのか理解，把握することは最終消費財メーカーにとっても香りを開発する香料会社においても大変重要である。

我々香料会社にとっては消費者に好まれる香りを常に創香するために消費者が知覚する香りについてより掘り下げた理解が必要である。例えば消費者が衣類の洗濯をする場面では，彼らはどういった作業工程で洗濯し，衣類用洗剤，柔軟剤を使用する際にどの場面で香りを認知・評価しているのかを把握し，各場面における香りの強度，拡散性，残香性といった香りのパフォーマンスへの期待を理解することが必要になる。

したがって香りを開発する過程で，そういった消費者のニーズに応えるために客観的に香りの評価を実施するセクション・ファンクションを持つことが香料会社として普通である。会社毎にその名称は異なっているが，香りの評価を行う人はエバリュエーターと呼ばれ，香り開発において大変重要な役割を担っている。

また，実際に消費者が化粧品や日用品を使用するにあたりどのような香りを好み，香りに何を期待しているのか理解し，年代別に異なる香りの嗜好，時代と共に変化する嗜好を的確に把握することも香料会社にとり大変重要である。こういった消費者の香りに対する嗜好性・ニーズを客観的に把握するために消費者調査が積極的に実施されるようになっている。

消費者の生活様式の変化により香りを認知・評価する場面も変化することから，香り開発に直接関係のない消費者のライフスタイルの変化などについても消費者調査を用い理解することが必要になってきている。

それでは香り開発において重要な役割を担うエバリュエーターの持つべき資質とその役割について，並びにマーケティングリサーチ，特に消費者調査の詳細について議論する。

＊1　Motonobu Sekine　高砂香料工業㈱　マーケティング部　部長

＊2　Chiemi Kobayashi　高砂香料工業㈱　研究開発本部　研究主任

2 評価

香りを開発する過程において，多くの香り作品の中から香りに求められる目標や製品コンセプト／イメージに照らし合わせ，客観的で適切な評価を実施し，最適と思われる香りを選択する役目を担う人をエバリュエーターと呼ぶ。エバリュエーター（Evaluator）は直訳すると「評価する人」という意味になるが，香りを評価し最適な香りを選ぶということだけではなく，最終目標とする魅力ある香りにより近づけるよう，以下に述べる広範囲にわたる知識，情報，経験を駆使し調香師（Perfumer）と共同で目的とする香りを創り上げていくのである。

2.1 香調表現

エバリュエーターは，調香師と新たな香りを創る共同作業を行う際，自分がその香りを嗅いでどのように感じたか説明しなければならない。しかしそれが個人的な経験に基づいた表現であった場合，その表現は他者には理解できない。表現する用語の示す香りの特徴は多くの人が共有できる必要がある。即ち香りを表す共通の言語が必要になる。

香りを表現する方法として代表的なのが，香りをタイプ別に分類する香調別分類である。香調別分類による表現の中には，「シトラス」のように柑橘類の香り全体を示すような総称的な表現や，「オレンジ」のように具体的なモノの名前で分類する具象的な表現もある。また，「シプレー（Chypre）」などのように香りの全体像を指すような抽象的な表現も含まれる。これは香水でよく使われる表現だが，言葉の意味がわからないと香りも全く想像ができない。抽象的表現で表されるものは，その用語で分類される製品の香りを評価しイメージができるようになるまで学習する必要がある。

香りは，香料素材の天然香料や合成香料と調合ベースにより形成される。従ってこれら代表的な香料素材の香りを記憶することで，香調の判断基準がより強固なものとなることから，多くの香料素材の香りを記憶する必要がある。

優れたエバリュエーターになるためには，香りを分類する用語を自由自在に使えるようになる必要があるが，これを習得するには，市場製品を常に評価し，自分の中での分類基準ができるようにすることである。

香りの表現には他にも「穏やかな」「上品な」などの情感・イメージなどを表す表現や「甘い」「丸い」「あたたかい」などのような嗅覚以外の感覚器官で感じるような表現，強さや持続性などの物理的な性質を表す表現，「脂っぽい」や「○○製品のような」といった比喩による表現などもあり，香りを正確に伝えるために重要である。よってできるだけ客観的でわかりやすい香りの表現用語を香調分類表現と組み合わせて使うことにより表現の幅が広がる。エバリュエーターは，自身が積み重ねた学習と経験から生まれる香りの表現を用い，調香師が使う専門的な香りの表現を顧客へ翻訳して伝える役目を担っている。

2.2　香りを適切に評価するための知識

香りの評価を行う際には，創香された香料そのものを簡易的に評価する場合もあるが，エバリュエーターが評価する場合必ず製品の形態で香りの評価を行う必要がある。何故なら消費者は製品の香りを日々の生活の中で認知し，評価しているのであり香料そのものを評価していない。エバリュエーターは消費者の視点で評価を行わなければならない。

洗濯洗剤の場合には，洗剤の入っている容器を開ける状態や，洗濯中やすすぎ洗い，さらに濡れた洗濯物を干すところから，乾燥した後の香りまで，すべての過程において，香りの評価が行われる（図１，２）。製品になった際に，どの過程で，どのような香りのパフォーマンス（拡散性，残香性など）があるのか，消費者の期待を裏切らないために入念にチェックされる。

しかしながら，エバリュエーターは一つひとつのプロジェクトにおいて数多くの作品を評価す

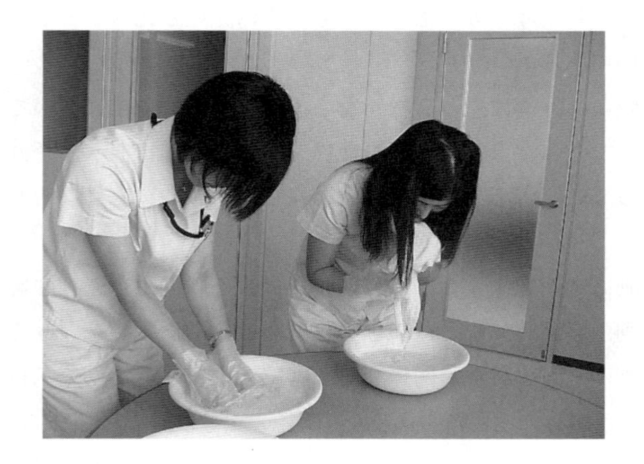

図１　洗い評価

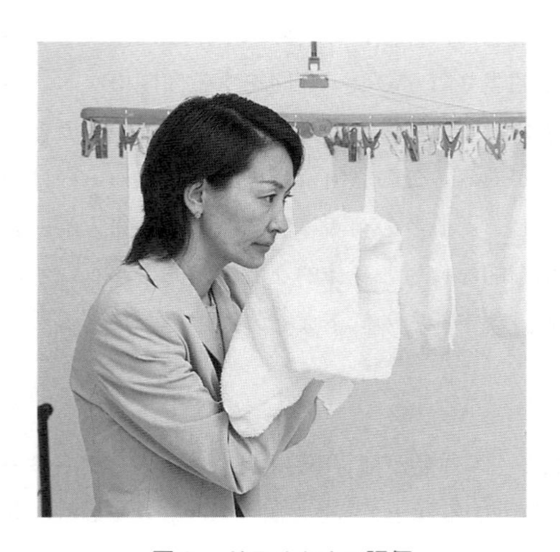

図２　ドライタオル評価

ることから，消費者が製品を使用するときの第一印象や実使用時のポイントを考えて簡易的な評価を確立し，多くの作品を評価することも必要になる。シャンプーの香りの評価の場合，毎回多くの作品を洗髪することはできないことから，お湯に溶かしたり泡立てたりすることにより洗髪時の香りを再現し簡易的に評価するという方法もある。

香りを適切に嗅いで評価するためには，人間の嗅覚特性や評価に関わる心理的・生理的作用についてよく理解しておく必要がある。

匂いの感じ方にはいくつか特徴がある。例えばウェーバー・フェヒナーの法則で有名な，人間の感覚強度（匂いの感じ方）と刺激強度（匂いの量）の関係である。感覚強度は刺激強度の対数に比例すると言われている。匂いの濃度をそれまでの半分にしてみても，人が感じる匂いの感覚強度は単純に半分にはならないのである。あるいは無臭の物があった場合，それに少しだけ香りを付けると，その少しの香りを人は感じることができる。しかし，元々香りが付いている物に，先程と同じ量を加えて少しだけ香りを強くしても，人は先程と比べるとその変化を同じように感じることはできないのである。

香りの評価をする際には，次に述べる様々な心理的，生理的効果について，自分自身の感覚に存在すること，評価してもらう人に起こる可能性を十分に念頭に置き，評価方法を設計し，評価を実行しなければならない。即ちこれらは評価誤差を減らすのに有効な情報であり必要なスキルの一つとも言える。

【順序効果】　２個の刺激を比較するときに，前または後ろの刺激を過大評価する傾向

【対比効果】　２個の刺激を同時にまたは続けて与えたときのお互いを引き立たせるような現象

【位置効果】　提示される試料の特性に関係なく，特定の位置に置かれた試料が多く選ばれる傾向

【記号効果】　提示される試料の性質に関係なく，試料の記号に対する好みに判断が影響される傾向

【練習効果】　練習によって評価者の判断能力が向上すること。これは本来望ましいことであるが，テストの途中で練習の効果が出るのは評価に偏りが生じるので，好ましくない

【初期効果】　テスト開始の初期には評価書の判断基準がまだ確立していないために，判断に自信が持てず比較的当り障りのない判断をする傾向になる。いわゆる慎重さによる誤差

【期待効果】　評価者が刺激に対して何らかの先入観を持っているときには，それが判断に対して影響することがある。この試料は良いはずだ，あるいは異なっているはずだなどの先入観があると，評価者の判断は無意識にその先入観による期待に引きずられる

【疲労と順応】　疲労には精神的な疲労と身体的な疲労があるが，いずれも評価に際して注意力や意欲の減退，判定能力の低下などの悪影響を与える[1)]。

2.3　香りの評価選別

香りの開発過程では，数多くの作品が創り出される。エバリュエーターはすべての作品に対し偏見を持たずに客観的に評価選別する責任があり，個人的な好みや期待は取り除かなければならない。

客観性を確保するために，香りを選別する際には，できるだけブラインドで評価する。サンプ

ルの素性がわからないよう変則的な記号などを付けることである。

香りを選ぶ際には，他にもいくつかの事項を考慮する必要がある。選択された香りは，プロジェクトの要求事項を満たしているか，香りを改良した場合には，指摘された項目において向上したか，香りはターゲットとしている市場／カテゴリー／年齢層／製品の色などに適しているか，香りは基材の匂い（基材臭）を適度にカバーしているか，あるいは有効成分の香りとよくマッチしているか。また香りのパフォーマンスにおいては，すべての評価過程でターゲット製品より香りのパフォーマンスが上回っているかなどを確認する必要がある。さらに，安定性においては，製品の状態で分離，粘度変化などの物理的な変化を生じないか，大幅な香りの変化を起こさないか，色焼けと呼ばれる香料による変色は起きないかなどをチェックする。

先にも述べたが，香りを選抜する評価においては，自身の経験とプロジェクト目標に基づいたプロフェッショナルな判断を優先しなければならない。エバリュエーターの信頼性はその客観性にかかっている。

2.4　顧客を理解する

エバリュエーターは個々のプロジェクトの詳細を理解することにより，プロジェクトの要求に合った香りを提案することに努めるが，プロジェクトの位置付けや長期戦略といった顧客の視点でプロジェクトを理解することも大変重要である。

例えば，開発される香りが顧客の製品ラインにどのようにポジショニングされるのか？　市場に対してどの程度革新性を求めているのか？　製品に対する長期ビジョンは？　などを検討することによりエバリュエーター自身もプロジェクト目標以外の基準として顧客が考える戦略を理解し，より高いレベルで香りの方向性を判断することができるのである。したがって，顧客と直接対話し，香りの評価やその基準を共有することは大変重要である。対話や評価を通じ，最終的には顧客が求める最良の商品を開発するという共通の目標を持つことができるのである。

2.5　市場・消費者を理解する

エバリュエーターは，顧客の製品コンセプトに合致している香りかどうかの評価だけではなく，市場のトレンド，消費者のニーズや期待も考慮に入れなければならない。市場は絶え間なく動いており，特に新しい製品や価値観が導入されると，消費者の香りに対する考え方や，嗜好についての基準も変化する。

エバリュエーターはこうした変化に対する情報を常に取り入れ，変化が製品に及ぼす影響も考慮しなければならない。最新の情報を把握するために，新製品の香りを評価するだけでなく，製品のコンセプト・訴求内容なども把握する必要がある。

市場の変化は，香りを評価する際の新しい基準となり新しい香りの創香や選別の助けとなるのである。

香り開発の過程では，消費者に関する客観的なデータ獲得のため，香りの嗜好性，特徴，イメージなどについて消費者調査を行う。消費者調査については次の項で詳しく述べるが，エバリュエーターは市場情報や消費者調査の結果を通して消費者を理解し，彼らの期待に応える香りを提供することを目指している。

3　マーケティングリサーチ

消費者の声を取り入れた香り開発，即ち消費者の嗜好調査を取り入れた香料開発は1990年代頃から積極的に実施されるようになった。背景は香り提案に際し最終消費財メーカーからの依頼事項として消費者の嗜好をしっかりと捉えた香り開発を行う要求があったことがその大きな要因である。しかし，香料業界の中でもより的確に消費者の嗜好傾向を把握した香り開発の重要性が認識されてきたことも要因の一つであろう。

・マーケティングリサーチの定義

消費者嗜好調査はマーケティングリサーチの一つであるが，各論に入る前にまずマーケティングリサーチについて少し説明する。

マーケティングリサーチとは以下のようにThe American Marketing Associationで定義されている。

“Marketing research is the function that links the consumer, customer, and public to the marketer through information-information used to identify and define marketing opportunities and problems; generate, refine, and evaluate marketing actions; monitor marketing performance; and improve understanding of marketing as a process. Marketing research specifies the information required to address these issues, designs the method for collecting information, manages and implements the data collection process, analyzes the results, and communicates the findings and their implications.”（Approved October 2004）

日本語で簡単に定義すると「マーケティング活動のあらゆる場面で発生する課題に関して何らかの手段でデータを収集・分析しその課題についてある程度の解答を与える手段」[2)]となる。

マーケティング活動は人々の生活全般を対象にしている。そのため扱う課題は非常に多岐にわたる。企業は自社が関係する分野，例えば化粧品会社なら化粧品や日用品に関する生活者の生活の傾向，変化について詳しい情報を持っていることが理想である。しかし現実的にはあらゆる必要のある情報を常に収集しておくことは不可能であり，また自社製品の開発にピッタリとマッチした情報は市場に存在することはありえない。よって自社が必要とする情報を適宜マーケティングリサーチによって得るのである。

図３は一般的な最終消費財メーカーの製品開発プロセスであり，そのプロセスの中で必要とされるマーケティングリサーチも多岐にわたっている。

最終消費財メーカーにおける香りに関する調査は，製品化決定後の製品テストで香り受容度について確認することが多い。香料会社にとってはメーカーで製品コンセプトが確定した後に香り

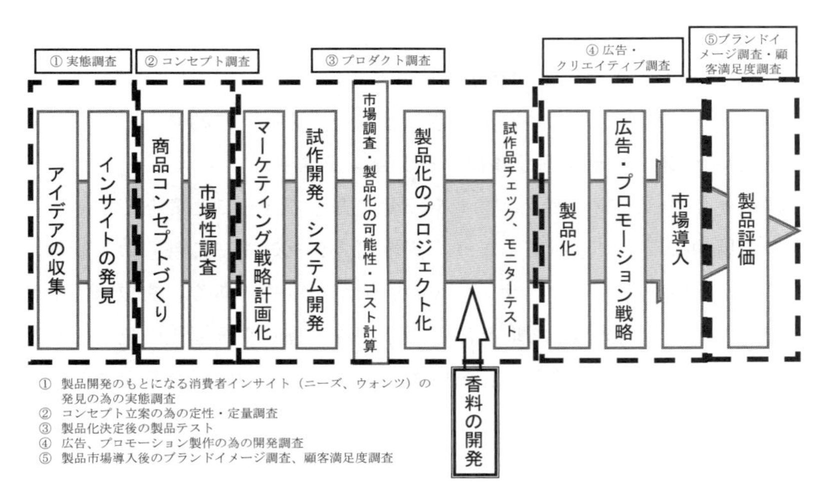

図３　一般的な製品開発スキーム

開発の依頼を受けることが一般的であり図３の③と④の間に行う。したがって香料会社における香りに関する嗜好調査もこの期間で実施する。

香料業界におけるマーケティングリサーチは昨今盛んに実施されており，消費者調査を一つの戦略的ツールとして活用する動きが強く，嗜好調査のみならず，消費者のライフスタイルや消費者インサイトを探る調査も増加傾向にある。現在では香り開発において消費者調査はなくてはならない必然的なものとして認識されている。

以下に香料会社により実施されている消費者調査を示す。

3.1　調査手法

マーケティングリサーチは便宜的な分け方として定性調査と定量調査という分類がある。定性調査は調査結果を言葉で表し定量調査は調査結果を数値で表す。

もう少し詳しく述べると，定量調査はより多くの調査対象者の意見を収集し，数値化し，統計的手法を用い物，事を判断する指標として用いるのに対し，定性調査は少人数の調査対象者の意見，意志，態度，行動の裏側にある何故を理解することを目的とする。よって定性調査は調査対象者の数が数百名にのぼったとしてもその結果を言葉のみで解析，分析すれば，それは定性調査であり，数十名の対象者の結果を数値化し分析する場合は定量調査であると言える。

一般的には定性調査，定量調査を組み合わせて製品開発に用いることが多く，仮説立案に定性調査を用い，その結果から立案したコンセプトの受容度を定量調査ではかり，その結果の裏側にある何故を定性調査で深堀し，最終的に定量調査で確認する。こういったアプローチが常にできる訳ではないが，このようなアプローチができればより消費者のニーズにマッチした製品開発ができる可能性が高くなると言える。

香料会社においてはこれまで消費者の香りに対する嗜好性を広く探ることが重要であったため（これからも重要であるが）主に定量調査が実施されている。

香り開発における定量調査として主に実施される調査法を以下に紹介する。

3.1.1　CLT（会場テスト・セントラルロケーションテスト）

この調査の利点としては，多くのサンプルを一度に調査できることであるが，香りの評価に際してはあくまで簡易的な調査になってしまう。例えば，シャンプーの香りの評価はボトルに入れたサンプルの評価や水溶液に溶かしたサンプルの評価が一般的である。衣類用柔軟剤の香りの評価を実施するにあたっても洗濯機から取り出した際に香る香りや洗濯後の乾いた衣類の香りを調査対象者に評価させることは大変難しい。消費者が普段の生活の中で香りを認知，評価している場面をこの調査で再現することは難しい。

3.1.2　HUT（ホームユーステスト）

HUTでは対象者にテストサンプルを日常使用しているように使用してもらうため，香りを認知する各場面での評価が可能になる。しかしながらこの調査法ではCLTとは異なり多くのサンプルを一度に評価することが難しいので，サンプルのスクリーニングが進んだ時点でHUTを実施することが多い。

一般的にはまずCLTを実施し，サンプルの数をスクリーニングしてからHUTを実施しサンプルの最終選択をすることが多いと言えるだろう。

話しが少し本題から反れるが香料開発における消費者嗜好調査の必要性について触れたい。最終消費財メーカーが市場に製品を上市する際には，その受入れ度を探るために定量的な消費者調査は必ず実施されている。その調査においては香りの受容性についても当然確認されているはずである。よって香料開発に際しても最終消費財メーカーから高い嗜好性を持った香りの提案を求められるようになった。即ち香料会社自身がそういった消費者嗜好調査を実施する必要性が出てきたと言える。もちろん消費者の嗜好を捉えた香りの開発は大変重要であり，特にマスマーケット製品（シャンプー，ボディソープ，柔軟剤など）向けの香料開発には消費者嗜好調査が大きな役割を果たすと言っても過言ではない。しかしながら，1990年代から2000年以降こういった流れが一般的になったことで，香りビジネスの根幹をなすファインフレグランスの香りの開発にも消費者嗜好調査が用いられるようになった。これによりマスマーケット製品のように多くの消費者に好まれる香りが開発される一方，マイナス点として香り自体の差別化が起こり難く，どのファインフレグランスも同質な万人に好まれる香りが開発されるようになったとも言われている。嗜好性の高い万人に好かれる香りは，数年間はある程度の売上をあげるが，何年も何十年もの間，トップセラーとして継続販売される名香と呼ばれる香水にはなり難い。

現在名香と呼ばれるファインフレグランス，Chanel No. 5（Chanel），L'Air du Temps（Nina Ricci），Beautiful（Estee Lauder），Opium（Y. Saint Laurent ）などは数十年以上も前に開発された香りであり，現在でも世界中で販売額上位にランクされている（表1）。

嗜好調査を用い香りの開発をするようになったから名香が生まれ難くなったと簡単に片付ける

表1　ファインフレグランス売上ランキング　2010

2010 Rank	USA	EUROPE	FRANCE		JAPAN
1	COCO MADEMOISELLE	CHANEL NO. 5	CHANEL NO. 5		CHLOE
2	BEAUTIFUL	COCO MADEMOISELLE	J'ADORE		CHANEL NO. 5
3	LIGHT BLUE	J'ADORE	ANGEL		DAISY
4	CHANEL NO. 5	ANGEL	COCO MADEMOISELLE		ALLURE
5	CASHMERE MIST	HYPNOTIC POISON	FLOWER BY KENZO		ECLAT D'ARPEGE
6	PLEASURES	JPG CLASSIQUE	SHALIMAR		BULGARI BLUE
7	ANGEL	FLOWER BY KENZO	MISS DIOR CHERIE		LIGHT BLUE
8	VIVA LA JUICY	MISS DIOR CHERIE	LOLITA LEMPICKA		BULGARI ROSE ESSENTIELLE
9	EUPHORIA	CK ONE	PARISIENNE		FLORA BY GUCCI
10	HAPPY	LADY MILLION	NINA		INCANTO BLOOM
11	FLOWERBOMB	ALIEN	JPG CLASSIQUE		
12	TRESOR	LIGHT BLUE	OPIUM		
13	J'ADORE	TRESOR	LADY MILLION		
14	ROMANCE	THE ONE	AMOR AMOR		
15	GUILTY	AROMATICS ELIXIR	RICCI RICCI		
16	CHANCE EAU TENDRE	OPIUM	TRESOR		
17	DAISY	N. RODRIGUEZ FOR HER	VERY IRRESISTIBLE		
18	CHANCE	PARISIENNE	ALIEN		
19	SENSUOUS	CHANCE	PARIS		
20	LOLA	COCO	BLACK XS PR ELLE		

SOURCE : NPD 2010　　SOURCE : Fuji Keizai 2010 (Only Japan)

のはかなり乱暴であり，その他多くの要因も含めての結果であると言えるが，嗜好調査の結果，高い嗜好性を示す香りを優先的に製品化することによりこういったリスクがあることは常に認識されるべきであろう。

ここで面白い消費者嗜好調査の結果を紹介しよう。やや古いデータになるがこれは高砂香料工業で実施されたファインフレグランスの嗜好調査である。

調査は市販のファインフレグランスの香りをブラインドでその嗜好性を中心に一般消費者を用い評価したものである。

調査法：CLT　(事前リクルート)

評価法：匂い紙にサンプルを塗布し評価，ブラインド評価

対象者：20～40代女性

調査地域：グローバル（ヨーロッパ，米国，アジア）

日本と米国の嗜好性の結果を紹介する。

図4の日本における嗜好結果を見るとChanel No.5，Coco Mademoiselle（共にChanel）は嗜好性の低い順から1位，2位となっている。しかしながら日本で販売されているファインフレグランスの中でChanel No.5は売上Top10に過去十数年以上継続してランクされている（表1）。これには日本人のブランド志向の高さが大きく影響していると考えられるが，Chanel No.5の香り自体は日本人にとって決して嗜好性が高い香りとは言えないであろう。米国の結果を見てもChanel No.5（Chanel），Beautiful（Estee Lauder）の嗜好性は決して高いとは言えない（図5）。そして米国での売上を見るとCnanel No.5もBeautifulも今でも上位にランクされている（表1）。

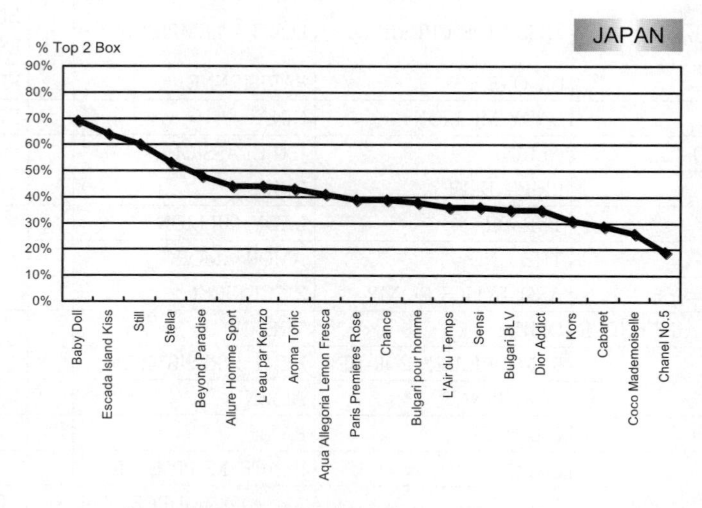

図4　Preference Ranking（Top 2 Box Score）

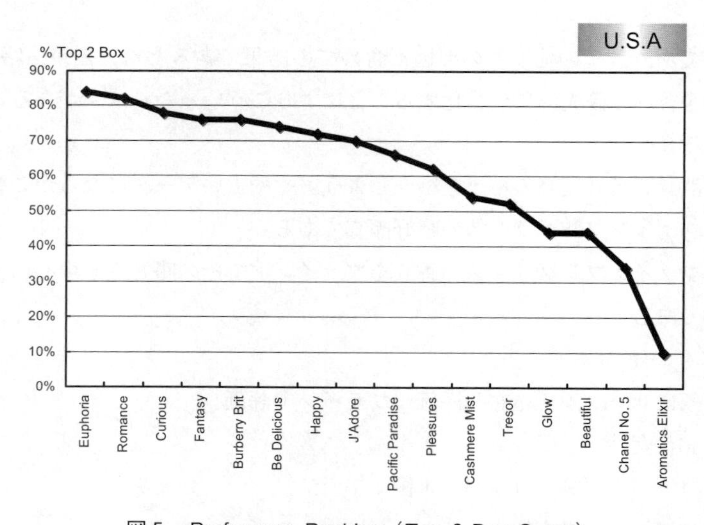

図5　Preference Ranking（Top 2 Box Score）

Chanel No.5が上市された当時，現在のようにグローバルに嗜好調査が実施され，その結果が製品開発に加味されているとしたらこの香りは生まれていないかもしれない。現在でも市場で人気のある名香たちは嗜好調査の結果からは生まれ得ないと考えられる。消費者の嗜好を探る定量調査に頼り過ぎると新奇性のある特徴的な香りは生まれ難いからである。

日本のトイレタリー，ハウスホールドのマスマーケット製品の香り開発に目を向けてみると，1990年代は嗜好性に傾注した香りの開発がより盛んであったが，2000年代半ば以降嗜好性に偏り過ぎない新奇性のある特徴的な香り開発が行われ始めていると感じる。しかし，香り開発を手がける者としてはもっと最終消費財メーカーと香料会社が協力した後世に残る香り開発をするべきであると思う。ただこれを実行するためには両者の努力と忍耐が必要不可欠である。後世に残る香り，即ち一癖も二癖もある香りは一般的に当初は嗜好性が低いはずであり，市場に受入れられるまでの時間が必要だからである。

次に定性調査に目を向けることにする。

定性調査と定量調査はその方法は違えど消費者の意見，意志を聞く・確認することに変わりはない。先にも述べたが，定性調査はより深く消費者の意見を聞きたい，確認したいときに実施するのが一般的である。さらに，定性調査は仮説立案に役立つ調査法であることも付け加えておきたい。定性調査・定量調査はリサーチャーかプロジェクトリーダーの裁量により様々な形で実施される。

主な定性調査としてフォーカスグループインタビューとインデプスインタビュー（1対1インタビュー）を紹介する。

3.1.3　フォーカスグループインタビュー

5～7人前後の対象者を集めて座談会形式で実施するのがフォーカスグループインタビューである。フォーカスとはあるテーマについて深く切り込んだ形でディスカッションが行われることから命名されている。このグループインタビューは普通特別なグループインタビュールームで実施され，部屋には集音マイクシステム，マジックミラーなどが設置されており，マジックミラー越しにはインタビューを観察するバックヤードがあり，対象者の発言，表情，しぐさなどが観察される。

3.1.4　インデプスインタビュー

1 on 1インタビューとも呼ばれ，インタビュアーと対象者が1対1で，ある一定時間内で決められたテーマについて対象者の意識，行動の裏側にある意志を詳しく丁寧に観察する。フォーカスグループと比較するとこの形式では多くの対象者から意見を聞くことが難しいので全体像を把握することが困難。

一般消費者にとって香りは五感の中でも最も抽象的であり，言葉でそれを表現させてもリサーチャーが求める結果を得られ難い。したがって上記のような定性調査の中で消費者が持つ香りのイメージや感覚を表現させるための技法として投影法が用いられるケースも多い。投影法の代表的な手法としてコラージュ法や擬人化法が挙げられる。

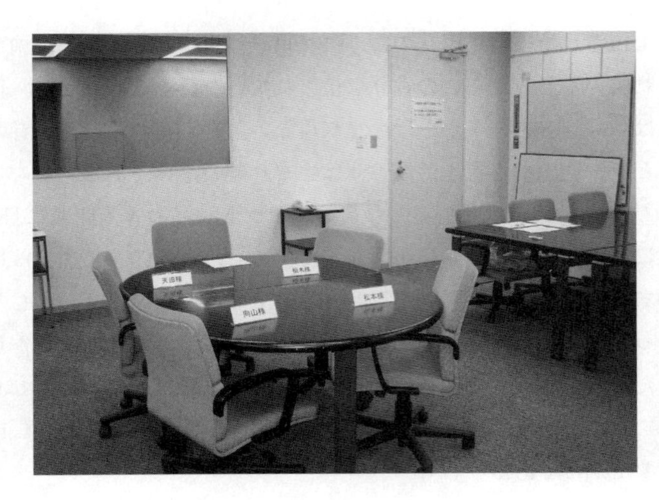

図6　インタビュールーム

• コラージュ法

対象者は所定のテーマに合った絵，写真，デザインなどを用意した雑誌や本などから切り抜いてもらうもの。対象者の感覚をイメージ化することにより潜在的な心情を表現させる。

• 擬人化法

対象者に所定のテーマに合った人物像を想像させ具現化する。コラージュ法と同様に潜在的な心情を表現させる。

香り開発における定性調査の利用については好きな香り，嫌いな香りの何故を探る際，香りの改良方向を探る際やあるコンセプトや製品に合った香りを導く際に用いることができるが，香料会社が定性調査を多用しながら香り創りのサポートすることはこれまであまり実践されてこなかったと言えるであろう。しかしながら最近の消費者調査の実際を考えると，消費者の深層心理を明らかにするためにはこういった定性調査を利用することが多くなっている。消費者の深層心理いわゆる消費者インサイトをえぐり出し，その中から気づきやヒントを見つけ，消費者の意識・行動に関する仮説を立案することは香料会社にも必要になってきている。幸いにも高砂香料にはグループインタビューを実施できるインタビュールーム（図6）が設置されていることから消費者インサイトを探るためのツールとして新しい香り創りや新しい提案への種作りのために利用されている。

3.1.5　エスノグラフィックリサーチ

最近注目されている消費者調査手法の一つであるエスノグラフィックリサーチについて取り上げる。エスノグラフィーとは民族誌学という意味であり人類学者が原住人の生活，文化を観察していたということが起源である。

現代ではこのエスノグラフィックリサーチは一般消費者の生活や購買行動などに密着，観察し，分析することを指している。

最近この調査法を用い消費者をより深く理解し，製品開発に利用している企業が増加していることは周知の事実である。では何故この手法が多く取り入れられるようになってきたか？　理由は消費者の深層心理を読み解くことが企業の製品開発に大変重要であり，これまでの定性調査ではわかり得なかった事象，消費者心理が読み取れる可能性があるからであろう。

この手法は従来手法の補完手段として捉えられている場合が多いが，従来手法から大きくこの手法に舵をきった企業もある。その背景には従来手法の限界という問題がある。

フォーカスグループやデプスインタビューでは対象者は意識していようがいまいが，与えられた質問に対して偽ることなく自分のニーズを言葉によって説明することを前提としている。しかしながら消費者は知らずしらずのうちに嘘をついたり，他人の意見に流されたりする[3)]。直接消費者に聞いても本当のニーズを知り得ることの限界を認識しているからである。

この手法は消費者の香りへのニーズを探る上でも有効であり，これまで捉えられなかった消費者インサイトが得られるブレークスルー的な手段になる可能性も秘めている。

ここまで香料会社にとって必要とされる消費者調査を中心に議論してきたが，消費者調査の是非については言うまでもなく，過去においてもこれからも戦略的ツール，消費者インサイトを読み解くツールとして大変有益で有効な手段であることに変わりはない。消費者の嗜好を読み解く，消費者のニーズやウォンツを読み解くために今後も更に発展した調査手法が開発されていくものと推測する。ただ消費者調査はその結果をどのように使うかという使い手の裁量に大きく左右されるものであることも十分理解する必要がある。

3.2　ニューロ・マーケティング

最後にマーケティングリサーチ，消費者調査の域からやや外れてしまう内容になるが消費者心理をより正確に理解する上で今後発展する可能性のあるニューロ・マーケティングについて簡単に取り上げる。

ニューロ・マーケティングも昨今よく耳にする言葉である。消費者心理を読み解く定性・定量の消費者調査の重要性はこれまで述べてきた通りであるが，様々な消費者調査により良い結果が得られた事実を基に製品設計を施し製品化しても必ずしも良い結果が得られる，売れるとは限らないのである。原因としてはプロモーション，価格，売り場，売り方の問題などいろいろな要因が考えられるが，製品そのものの受入れ性についても当初考えていた製品設計の際に得られた受容度とは異なる結果が製品開発後に得られることもある。前述の消費者が意識的・無意識的に嘘をつくことがあることに起因していると考えられている。そこで究極の選択肢として人間の脳に聞いてみようという試みがニューロ・マーケティングである。機器分析を使った計測により人間の嗜好などを測ろうとするもので，これを利用した製品開発もアメリカでは既に行われている。これが香り開発に応用できる日が来るのか大変興味深い。また，この技法と現状実施されている様々な消費者調査との融合により消費者の深層心理を読み解く技術は更に進化し，消費者調査は新たな時代に突入するのかもしれない。

文　献

1）　増山英太郎，小林茂雄，センソリーエバリュエーション，P. 40，垣内出版（1993）
2）　石井栄造，図解ビジネス実務事典マーケティングリサーチ，P. 12，日本能率協会マネジメントセンター（2006）
3）　白根英昭，エスノグラフィック・マーケティング，Harvard Business Review，**265**，P. 46（2010）

参考文献

• Kathleen Cameron，高砂香料時報，125号，P. 23-25，高砂香料工業
• 渡辺洋三，香料第240号香料用語集，P. 18，日本香料協会（2010）
• ロバート・R・カルキン，J・シュテファン・イェリネック，香りの創造，P. 17-21，179，239-241，フレグランスジャーナル社（1996）
• 藤巻正生，服部達彦，林和夫，荒井綜一，香料の辞典，P. 10-12，29-30，71-73，朝倉書店（1980）
• 中島基貴，香料と調香の基礎知識，P. 4-5，29，81-84，産業図書（1995）
• 上野啓子，マーケティングリサーチの実践教科書，P. 34，日本効率協会マネジメントセンター（2008）
• 上田拓治，マーケティングリサーチの論理と技法第4版，P. 191，日本評論社（2010）
• 関根崇泰，茂木健一郎，佐々木厚，田中理絵，ニューロ・マーケティングの可能性，Harvard Business Review，**265**，P. 58-71（2010）
• 菅野之彦，マーケティングリサーチはこう使え！，日本実業出版社（2006）
• 梅澤伸嘉，消費者心理のわかる本，同文舘出版（2009）
• 梅澤伸嘉，グループダイナミックインタビュー，同文舘出版（2005）

第15章　素材開発と香料の安定性

丸山賢次*

1　素材開発

次世代の「香り」開発に新しい香料素材（原料）は欠かせないものである。「香り」の創作（Creation）においては，素材からのアイデアが基本になるからである。現在では調合香料を構成する香料素材は，以下の３つに分類される。

- 天然香料
- アロマケミカル
- Sub Base

ここでいうSub Baseとは天然香料とケミカル，あるいは別のベース香料で組み立てられた調合香料で，香料素材に分類されるとはいえ調合香料のひとつといえる。Sub Baseは「香り」の特徴がやや強いという点を除けば，組み立て方も素材の使用方法も一般的な調合香料と変わりはなく，「香り」を組み立てる際の最も基本的な香料素材は，天然香料とアロマケミカルである単品香料といえる。

先に述べたように，Creationの発想の原点は素材である。アロマケミカルにせよ，天然香料にせよ，「香り」を組み立てる材料がそのアイデアを左右する一番大きな要素であることは間違いない。次世代の心地よい「香り」を創作することは，調和の取れた新しい「香り」をデザインすることである。「香り」を組み立てる基本は，その調和，ハーモニーにあり，この調和のことをアコードと呼ぶ。一般には２つ以上の調香素材の組み合わせで生み出された「香り」が，調和の取れたものになっているときに，アコードが取れているという。いくつかのアコードの組み合わせで，全体的な「香り」のバランスを取ることが，最も重要なポイントになる。Creationとは新しいアコードを創り上げることであるともいえ，調和の取れた素材の新しい組み合わせを見つけ出すことが，新しいアコードを取るということになる。そのアコードを作り出す材料が香料素材であるので，「香り」開発の中で新規素材開発の重要性はいうまでもない。

1.1　天然原料

天然香料は，調合のための原料（調合素材）としては非常に重要で，キーとなる素材である。以前は調合香料を組み立てる基本アイデアであり，最も完成された「香り」のお手本であった。しかしながら，「香り」の骨格の中心的役割を成す素材であった天然香料は，時代と共にその役割

---

*　Kenji Maruyama　高砂香料工業㈱　上海高砂鑑臣香料有限公司　開発本部　本部長

を変えてきている。現在ではコスト面など様々な要因により，「香り」に艶と彩りを与える“隠し味”としての役割が大きくなっていて，天然香料を中心に組み立てる処方がなくなってきているのも事実である。製品に使用される一般的な調合香料の価格が急激に下がってきた中で，天然香料の価格は相対的に値上がりし，ファイン・フレグランスにさえも天然香料をふんだんに使用することが困難になっている。安定供給や品質の面からも，天候に左右されやすく価格やロット差に大きな違いが生まれる天然香料を，主成分として調合香料に組み込むのはリスクが大きい。それらの要因から，ケミカルやSub Base中心に処方を組み立てる調合香料が現在では大半を占めている。また逆に，ケミカルのアコードを骨格に組み立てる現代の「香り」には，香調的にも天然香料をメインの素材として使えなくなってしまっている。天然香料は「香り」の強さや拡散性などの機能面からも，ケミカルに主役の座を譲ってしまった面がある。

ところがこの数年，ヨーロッパを中心にした天然志向の広がりによって，100％天然香料やEcocert，オーガニックなど天然香料の重要性は見直され，その需要も徐々に増えている。CO_2（二酸化炭素）抽出で作られる「香り」は同じ植物からの従来の精油（Essential Oil）とはまったく異なり，新しい素材としても注目されている。このように役割は変化しても天然香料の重要性と存在感は依然として大きい。

1.1.1　現状と環境

現在の天然香料を取り巻く環境は，以下の価格高騰，供給量の低下，種類の減少の問題に集約される。

(1)　価格高騰

天然物の価格上昇は以下の理由で起こるといわれている。

①世界的なインフレ
②景気の好転（需要増大）
③通貨や税金制度の変化
④自然災害や植物の不作
⑤投機的な施策
⑥株式の下落

この中で大きな影響を及ぼすのが②，④と⑤である。それぞれ単独に発生するのではなく，ひとつが起こると次々に関連しあって，相乗効果によりさらに事態は悪化する。最近の顕著な例は，2010年７月以降のORANGE PERA OILを中心とした柑橘系，ミント関連，CLOVE，GERANIUM OILなどの異常な値上がりである。これは世界中で需要の大きかったブラジルのORANGEが不作になったことが発端となった。それに同調するように中国産の天然香料の価格も軒並み高騰し，Terpene系アロマケミカルの出発原料であるTERPENTINEの供給が不足し，安価なTerpeneアルコールであったTERPINEOLなどの価格が高騰した。従来最も安価とされ，処方中に多量に使用されているORANGE OILやTERPINEOLが２倍以上の価格になってしまうと，低価格の製品向けの香料に多大な損害が及び，利益が減少するだけでなく赤字になってしまう調合香料も出てくる。今後も安価な天然香料やアロマケミカルに依存する処方には十分な配慮が必要である。

(2) 供給量の低下

供給量の低下は価格の高騰の原因のみならず，生産や得意先への最終調合香料の供給自体に影響を及ぼす大きな問題である。この問題は天候や災害だけでなく，原料となる植物資源の枯渇にも起因する。白檀（SANDALWOOD）など成長の遅い樹木などを伐採して採取する精油は，需要の増大に樹木の成長が間に合わず供給量が不足する。このSANDALWOOD OILに置き換わるアロマケミカルやReconstitution Baseの開発も，次世代の素材開発のひとつのテーマといえる。供給量の低下は資源の枯渇だけでなく，植物を栽培する生産者（農家）がいなくなることからも起きている。たとえば，小さな農家では香料になる花や植物を小規模の畑で生産するよりも，より付加価値の高い野菜や果物を作る方が儲かるからである。

(3) 種類の減少

IFRAなどの規制によって天然香料の種類も減ってきた。MUSKやAMBERGRISといった動物由来の天然香料はすでに皆無に等しいが，OAKMOSS ABS, TREE MOSS ABSなども使えるタイプのものがなくなってきている。PERU BALSAMやTORU BALSAM, OPOPONAXといったBalsam系の天然香料の数も減っている。特にOAKMOSSはシプレータイプの骨格には不可欠な原料であったので，ナチュラル感のあるOAKMOSSの「香り」を再現できる新素材は，これからも望まれていくであろう。

1.1.2 新しいトレンド

これまで述べてきたように天然香料の置かれている環境は非常に厳しいものが多いが，反面，今後の方向性を示唆してくれる新しいトレンドも見出されている。

(1) CO_2抽出（SFE）

二酸化炭素による超臨界流体抽出（Supercritical Fluid Extraction）のことで，一般的な水蒸気蒸留とはまったく異なり，実物とまったく同じようなフレッシュでナチュラル感あふれる「香り」になる。現在の品揃えはWHITE PEPPER, GINVER, CARDAMOM, NUTMEG OILなどスパイス系が主体となるが，GINGER OILなどは本当におろしたての生姜の「香り」が漂ってくるようである。ファイン・フレグランス向けの素材としては今後，主流になっていると思われる。その他には，VANILLAのようなフレーバーとして利用できるものもある。

(2) オーガニック（Organic）

オーガニック化粧品向けに有機栽培された（化学肥料や農薬を使わない）植物から採取された天然香料のことである。日本ではまだオーガニックコスメの認定基準がないが，ヨーロッパでは95％以上の原料が天然であることや植物原料の50％以上がオーガニックであることなど明確な基準されており，香料素材としては以下のような原料が使用されている。NEROLI, CINNAMON BARK, TONKA BEANS, VANILLAなど。今後，オーガニックコスメの市場がどれくらい拡大していくのかは不明だが，次世代の天然素材のひとつの可能性として考えられる。

(3) フレーバー素材

近年の「香り」の傾向としてフレーバー的なナチュラル感が注目され多くの製品に利用されてきたが，実際に天然香料としてもフレーバーの素材は多く使用されてきている。具体的には，GREEN Tea，BLACK Tea，COFFEEなど嗜好飲料の「香り」がユニークである。コスト的にはファイン・フレグランスやスキン・ケアの用途に限られるが，需要が広がれば単価が下がりトイレタリーにも使用できるようになるかもしれない。

1.1.3 中国の天然香料

天然香料の産地といえば，南仏，東欧からトルコへの西アジア，アフリカ，それにインドというイメージを持つが，中国の天然香料も注目されている。既存のものだけでなく，新しいタイプの天然香料も含め，中国産の天然香料に今後の可能性を見出せる。現状で最も広く知られる天然香料は，雲南省のEUCALPTUS OILである。雲南省は非常に気候に恵まれた地域で，園芸の分野でも花卉の生産地として有名である。その他，GERANIUM, CITRONELLA OILも雲南で収穫される。

以前から福建省などでDAI DAI FLOWER OIL, DAI DAI LEAF OILと呼ばれているものはNEROLI OILとPETITGRAIN OILと同じ品種のオレンジから取れる精油で，量産体制に向けて投資が進んでいる。ROSE OILも西安近郊や蘭州で生産量が増えてきている。ROSE OILはCITRONELLOL含有量の多い中国品種のものとDamascena種の2タイプが主流である。

中国には独自の天然香料も多く，まだまだ未知な素材がたくさん埋もれていることは確かである。MICHELIA FLOWER OIL，MICHELIA LEAF OILは*Michelia alba*「白蘭」から取れる精油で，古くから中国南部で生産され中国では多くの製品に使用されてきたが世界的にはまだ知られていない。

1.1.4 今後の方向性

フレーバーの素材や中国の独自の天然香料をGlobalに広めていくことがひとつの流れとして考えられる。そのためにはターゲットとなる植物の栽培量を増やし，効率的な生産システムを構築して安定供給ができる環境にしていく必要がある。候補となるのはDAI DAI OILやMICHELIA OILなどであろう。

既存の種類の中では，CO_2抽出など，抽出技術の進歩によりさらにナチュラル感のある精油が数多く作られてゆくのではないだろうか。Terpenlessタイプや一部のフラクションのみを利用した高濃縮型の天然香料も魅力的であるが，コスト面から見ると使用できるアプリケーションはファイン・フレグランスや一部のスキン・ケア製品に限られる。

個人的には複数の天然香料を混ぜ合わした後に，水蒸気蒸留などで分画し“ハイブリッド天然香料”の開発を期待したい。複数の天然物の組み合わせで生まれる“ハイブリッド天然香料”はこれまでにない味わい深い香調を持つものになるはずである。

1.2　アロマケミカル

アロマケミカルは，「香り」のバリエーションと安定した品質と価格で供給が可能なため，現在では調合香料の骨格を成す中心素材となっている。通常の調合香料中に頻繁に認められ量的にも多く使用されるものは，汎用ケミカルあるいはコモディティ（Commodity）と呼ばれる。反対に，少量で効果を示すアロマケミカルをスペシャリティ・ケミカル（Specialty Chemical）と呼んで区別する。スペシャリティ・ケミカルは調合香料中のキーとなることが多く，分析による同定や定量も難しく，その使用法が香料会社や調香師のノウハウとなる。さらに，トップレベルの香料会社は，キャプティブ（Captive）と呼ばれ一般には公開しない特殊なアロマケミカルを有し，そのキャプティブの特性によって独自のキャラクターを持った「香り」を創り出している。また，そのキャプティブがLong-Lastingなどの機能を持っていれば，さらに機能面でも差別化できる香料になる。優れたキャプティブは，その会社にしかできない「香り」というと付加価値を生み出せる。キャプティブとしてでなくても，オリジナルのスペシャリティ・ケミカルを持つ会社は，それらを競合他社に外販する際に，社内での実質コストに大きく利益を乗せることで，他社とのコスト競争でも有利な立場を取れる。アロマケミカルの開発能力が香料会社の競争力，つまり真の実力といっても過言ではない。次世代の「香り」開発には，付加価値の高いスペシャリティ・ケミカルやキャプティブの開発が最も重要な戦略といえる。

1.2.1　現状

今，最も期待されるアロマケミカルのキーワードはLong-Lastingである。ファブリック・ソフナーやシャンプーの「香り」には心地よい清潔感ある残香性が強く求められるようになってきた。従来のWoody NoteやPowdery Note, Musk, Amber Noteではなく，よりフレッシュで爽やかなGreenやFloralのタイプが望まれているが，実際には分子量の大きい化合物の中で，フレッシュな「香り」を持つアロマケミカルを探し出す道のりはとても険しい。

アレルゲンは，欧米のメーカーや一部のアプリケーションで規制されている，皮膚アレルギーを引き起こすとされる26種類のアロマケミカルを指す。しかし実際には，天然香料に大量に含まれているD-LIMONENE, LINALOOLやGERANIOLなど天然成分が多い。これらのアレルゲンに置き換わるアロマケミカルもニーズは大きい。アレルゲンに指定されている原料はすべて汎用ケミカルで価格も安いものなので，それらに代わるアロマケミカルもコストパフォーマンスの高いものが望まれる。特にLILIALと呼ばれるMuguet Noteのコモディティの置き換え品に対する需要は大きく，ポストLILIALの開発はビジネスとしても重要である。ただし，新規アロマケミカルの開発には，様々な規制や新規化合物に対する厳しい安全基準をクリアすることが必須条件になり，REACHや化審法など各国の法律に従ってニューアロマケミカルを登録するには，莫大な費用と時間が必要になる。大手化学メーカーや中国など途上国の参入による競争激化に加え香料価格の低下など，新規アロマケミカル開発の道は厳しくなる一方である。開発経費の割に利益率の低いコモディティの開発は少なくなってきている。

1.2.2　新規アロマケミカルの方向性

最近のニューアロマケミカル開発の傾向は，まったく新しい分子構造を追いかけるよりも，既存の化合物の光学活性体（Chiral）や立体異性体を見出す方向にシフトしている。NI（Nature Identical）のアロマケミカルについては，天然型のChiralを選択的に合成し，よりナチュラル感や閾値の低いものを見つけ出す作業が進められている。その中でラセミ体に対し，はっきりと「香り」の差別化ができるものを製品化していく。既存のNIのChiralはニューケミカルとしての新規登録も必要ないため経済性にも優れ，使用方法もラセミ体と近い既存の処方組みを参考にできる。また，NIでなくても閾値の低いN化合物やS化合物の場合，L−体とD−体では香調だけでなく閾値にも大きな違いがあり，非常に微量でも効果を発揮する。これらのスペシャリティ・ケミカルは大半がキャプティブとして使用される。

先に述べたアレルゲンのLILIAL代替アロマケミカルに加え，LINALOOL，CITRONELLOL，GERANIOLに置き換わる素材の探索も広く行われている。しかしながら，これらのコモディティはコストが安く，同じ価格帯の代替ケミカルを開発するのは容易ではない。他には，環境問題で規制の多いPCM（Poly Cyclic Musk）に代わる新しいMuskケミカルもいろいろと開発されている。ここのところの傾向はよりライトで拡散性のあるタイプが求められ，FruityやFloral Noteとうまくマッチするもの新しい構造のMuskケミカルが生まれてきている。

以前は安定性が難しいブリーチ（塩素系漂白剤）やパーマ剤，ヘア・カラー向け専用のアロマケミカル開発にも需要があったが，登録コストの問題などで特定のアプリケーションだけにしか利用できないものは回避される方向にある。

1.3　Sub Base

Sub Baseは，天然香料やアロマケミカルの“Reconstitution Base”と競合会社のSpecialty Base（アロマケミカルと同じように，少量で効果を発揮する特徴の強いもの）の自社置き換え品である“Replacement Base”，さらに自社独自の新規創作“Original Specialty Base”の３種類に分類される。

“Reconstitution Base”と呼ばれるものは，高価な天然精油や現在はほとんど使用されなくなった動物性香料の代用品として使用される。また他にも，安全性や規制により使用できないアロマケミカルの置き換えBaseとしても開発されている。天然香料の代替に利用されるSub Baseは，それらの天然香料に含まれる成分を微量成分まで分析した結果を基に，ケミカルやその他の天然物を使って，できるだけ香りの質や効果が同じになるように再現される。

“Original Specialty Base”を構成するキー成分は，一般的には公開していない特殊な天然物やキャプティブである。それぞれのキー成分の特徴を最大限に活かして，使いやすく組み立てられた調合香料が創作型のSpecialty Baseといえる。近年の高度な調香技術では，このSpecialty Baseをどう使いこなすかが，重要なポイントとなっている。

1.3.1　Sub Baseの今後

Sub Baseは必要不可欠なものであるが，以下のような理由で，今後，減少していく傾向にあるといえる。

IFRA規制が毎年のように改正され，メーカー側の自主規制がより複雑になってきている現状では，他社のSpecialty Baseの安全性データをアップデートしていくのは大変な作業になる。そのため，他社のSpecialty Baseをできるだけ自社のSub Baseで置き換えていかなければならなくなり，“Replacement Base”は増え続けてきた。しかし，そうした規制のために新しく他社品のSpecialty Baseを採用することはないので，既存のものを置き換えた後は“Replacement Base”は増えることはない。新規処方に利用されない“Replacement Base”は既存の製品が新規香料に変わった時点で，その“Replacement Base”も消滅することになる。

“Reconstitution Base”も天然香料の代替品としてある程度いいものが出揃った後は，新規に作成する必要はなく，一部の禁止されたアロマケミカルの置き換え用のSub Baseも同じように増えていく可能性は少ない。コスト削減のため，原料の数を減らしていく方針の中では，“Reconstitution Base”もいいものだけを残して，新規開発品にはできるだけ数を限定して使用することになる。

“Original Specialty Base”については，新しい「香り」のための調合素材として，常に新規タイプのものを開発することが望まれるが，処方の簡略化や生産の効率化が問われる環境では，安易に数を増やして乱用するわけにはいかない。

1.4　機能性素材

機能性素材の定義は幅広いが，ここでは冷感，温感剤と，虫などの忌避，誘引剤，それに化粧品向けの素材のみを取り上げる。冷感，温感剤，さらに忌避，誘引剤などは香料素材として，調合香料中に利用されることも多い。その意味では機能性素材と機能性香料との定義と分類は難しいが，「香り」としての役割よりも機能を重視したものが機能性素材という考え方で捉える。

1.4.1　冷感剤，温感剤

冷感剤，温感剤については本書の第2編の第11章でも詳細に説明されていると思うので，ここでは簡単に次世代に望まれる冷感剤と温感剤について述べてみる。

L-MENTHOLは最も有名で効果的な冷感剤であるが，特有の刺激臭のためにアプリケーションによっては使用量が制限され，効果が十分に発揮できない場合もある。さらに，即効性は高いが持続性に欠けるのも，L-MENTHOLの欠点である。今後の課題は，持続性が高く限りなく無臭に近く，L-MENTHOLと同等以上の冷感を感じさせるものを見つけ出し，工業生産できるまでにたどり着くことである。

また冷感剤は単独で使用するよりも，冷感カクテルと呼ばれる混合系にした方が幅広い効果が得られる。当然，L-MENTHOLがその中心となるが，持続性を補助する冷感剤や皮膚への浸透性を高める成分などが使用される。この際，少量の温感剤の加える点がキーとなる。冷感剤と温感剤の関係は，味覚における砂糖と塩のように微量でお互いの存在を高め合う効果を持つ。相性のいい冷感剤と温感剤の組み合わせを見つけ出すことも，これからの開発テーマのひとつである。

温感剤はカプサイシンなど天然タイプのものが多く，合成されるケミカルは数も少ない。温感剤の問題点は，皮膚に対する刺激や感作性をどのように抑えるかがポイントとなる。これからの温感剤は，冷感剤と同様，皮膚刺激の少ない無臭のものが望まれている。

1.4.2　忌避・誘引剤

香料原料には蚊やダニなどの忌避，誘引効果を持つものが多い。実際にGERANIUM OILなどは蚊の忌避剤として古くから利用されている。また，BENZHYL BENZOATEなどはダニの忌避剤として有名だが，同じような骨格を持つアロマケミカルは同様の効果を持つものが多く特許になっている。

MINT OILやROSEMARY OILも虫除け効果があるとされており，すでにその精油を活用した製品も商品化されている。台所など食べ物のある場所では，特にナチュラルタイプのものが好まれる。天然志向はこのような虫除け製品でも主流になっており，今後はますます精油や天然型のアロマケミカルが使用されていくであろう。同じようにBASIL，PENNYROYAL，WORMWOOD，TANSY OILなどにも蚊の忌避効果があるとされている。それらの精油は高価なものであるが，METHYL CHABICOL，L-CARVONEなどの主成分を活用すればナチュラルタイプの製品に利用できると思われる。

1.4.3　化粧品向け素材

化粧品の素材は完全にナチュラル志向で，ヒアルロン酸やセラミドなどの保水，保湿剤についても，天然由来のものか天然型のものが求められている。実際にセラミドは天然型の光学活性体でなければ効果も弱い。次世代の機能性素材は，天然由来のものでないと評価されない傾向にある。

美白化粧品に使用されるホワイトニング素材については，安全性のチェックや効果の検証などに多大な時間を要し，各化粧品メーカーが特許で独占使用するため一社一素材という非常に効率の悪い開発になっている。こちらも自然界に存在するNIの物質を見つけ出し，工業生産する方向が主流である。

世界トップ３の香料会社の趨勢は，香料原料の開発に特化する方向にシフトしており，このような化粧品素材を開発していく香料会社は減っていく流れである。

2　香料の安定性

調合香料の安定性に関しては，以下のような外観上の変化とGCによる成分変化，それに「香り」の違いなどが指摘される。

- 香料色の変化（着色，脱色）
- 再結晶化や澱などの不純物
- GCなどによる成分変化
- 「香り」の差異や劣化

各原料の安定性は様々で，条件によって大きく変化する。アロマケミカルの場合には，基本的にその安定性は化学構造に関係する。一般的にアルコールは安定で，アルデヒドや２重結合を有するものは不安定なものが多い。GCで見られる成分変化も，調合香料中でのアルデヒドのアセタール化などが，主な原因になることが多い。天然香料はWoody NoteやHerbal Noteは比較的安定で，CitrusやFloral Noteのものは変化しやすい傾向にある。特にORANGE OILなどは時間の経過や紫外線によって色が抜ける問題が起こりやすい。

香料自体の安定性については，各香料会社の中で長い時間をかけて検証が終わっており，それぞれデータベースも完備されている。香料の製品化にあたっては，調合香料や単品原料ともに酸化防止剤の利用など適切な対応がなされているので，今後も大きな課題にはならないであろう。

2.1　製品に及ぼす香料の影響

ファイン・フレグランスや芳香剤を除けば，香料は製品中に通常１％以下のレベルで使用され，その「香り」で製品の付加価値を高め，商品にアイデンティティや魅力を与えるものである。１％未満というごくわずかな添加量でその役割を果たすということは，逆に考えると，微量でも製品の安定性に及ぼす影響は大きいということになる。調合香料中に含まれる微量成分でさえも，製品の外観などに多大な影響を及ぼすことがある。

香料が製品に及ぼす影響も香料自体の変化と同じく，外観に及ぼす影響と「香り」に対するものがある。

a 色への影響

- 色素，基材への着色

b エマルジョンへの影響

- 分離，白濁，粘度の変化

c 「香り」への影響

- 変臭，強さの変化

色素や基材への着色は，単品テストにより原因となる原料をチェックすれば比較的簡単に問題は解決できるが，オリジナルの「香り」にできるだけ近い形で改良することが望まれる。興味深いことに，VANILLINやEUGENOLなど「香り」のキー成分となる原料ほど，色焼けなどの問題を起こす可能性が高い。特にMETHYL ANTHRANILATE，INDOLといった含窒素化合物は製品に着色を起こすケースが多いので，使用量やアプリケーションが制限される。

エマルジョンへの影響は調合香料が混合系であるゆえに，単純に単品試験だけでは解明できない。極性の低い油溶性の香料が入ることにより基材の成分バランスが変わり，２層に分離したり，粘度が低下したりする。こうした基材のエマルジョンへの影響は，処方中の原料を1,2点変更しただけでは解決しない。根本的な骨格から作り直すか，溶剤などの主成分を適切なものに変える必要がある。この課題は香料の可溶化にも関連して，次世代の「香り」の応用には非常に重要なテーマになってくる。

2.2　製品中での香料の安定性

香料の安定性に関して最も難しいアプリケーションは，pH値が非常に高いレベルのものと低い領域の製品である。つまり，ヘア・カラーやパーマ剤のアルカリ性が強いものとリンスやコンディショナーなど酸性サイドのアプリケーションである。そしてブリーチ（塩素系漂白剤）は塩素と強アルカリの両方で厳しい条件に置かれる。ヘア・カラーやパーマ剤に使用される原料は安定性だけでなく，アンモニアや還元剤などチオール臭のマスキング力にも優れたものでなくてはならない。そのため，この分野の研究には多くの特許も出願されている。

2.2.1　ヘア・カラーとパーマ剤

ヘア・カラー基材に安定でマスキングに優れる香料は，cis-3-Hexenol[1)]，BACDANOLなどのアルコールやROSEPHENONE[2)]などケトン類である。アロマケミカルの官能基別にヘア・カラーにおける安定性を見てみると，図１に示されるようにエステルやアルデヒドは不安定で，特にラクトン類は４週間後にはほとんど分解されてしまう。ヘア・カラーに安定な「香り」の設計にはこうしたデータは非常に有用であるが，最近は安定性やマスキングに加え，さらなる要求も加わっている。ヘア・カラーの１液には香料とアンモニア，それに染料の前駆体とカップラーが含まれている。使用される香料は高いpHに対しての安定性だけではなく，こうした染料前駆体やカップラーを犯さないことも求められる。最新の研究では，チオール類が染料の安定性を高める効果を持つことが知られている[3)]。チオール類はある種の香料原料でもある。こうした原料をヘア・カラー用香料の一成分として利用すれば，安定性やマスキングだけでなく，製品本来の染毛効果を高めるというプラスの付加価値を持った香料開発が可能になる。

パーマ剤に安定な香料もヘア・カラーと同じ傾向にある[4)]。パーマ用香料に求められる条件は，

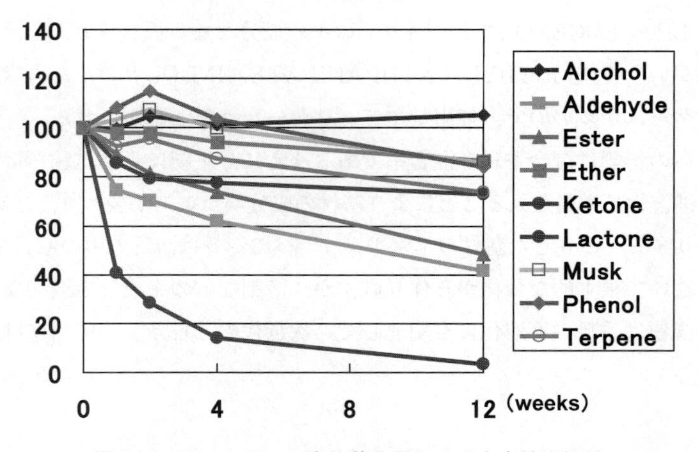

図１　ヘア・カラー：官能基分類による安定性の比較

アンモニアやチオール臭のマスキング，還元剤（チオグリコール酸やシステイン）やアルカリ剤（主にアンモニア）に対する安定性，さらには嗜好性や拡散性のコントロール，使用感など幅広い。香料の安定性や拡散性などは機器分析からも検証できるが，使用感や嗜好性については官能評価が不可欠である。分析的には不安定と見なされるアロマケミカルでも，官能的には十分に「香り」を感じられる場合もある。

ヘア・カラーやパーマ用の香料開発は，官能での結果と分析データをうまく組み合わせて活用する必要がある。

2.2.2　ブリーチ

ブリーチ（塩素系漂白剤）は香料にとって最も過酷なアプリケーションである。活性成分である水酸化ナトリウムと次亜塩素酸ソーダによる酸化反応と塩基触媒反応によって，ほとんどの有機化合物が分解されてしまう。ブリーチに安定なアロマケミカルの検証には次亜塩素酸ソーダ溶液中の塩素残存量を用いるが，反応は次亜塩素酸ソーダとのみではなく，酸化作用によって官能基変換や分解も起こっているので判定が難しい。官能評価を組み合わせて判断する必要がある。

ブリーチに安定な香料素材はいくつかの特許にも縛られ，使える素材が極端に少なくなっている。そのためブリーチ用調合香料の「香り」は，香調にも厳しい制限が生まれる。特に現状では，フレッシュで心地よいCitrusやFruity Noteの「香り」の開発は不可能と思えるほどに困難である。コモディティでは対応できないため，各香料会社が社内だけで利用しているキャプティブなど特殊なアロマケミカルの存在がキーとなっている。ブリーチにも安定な新しいアロマケミカルの開発を期待したい。

2.2.3　リンス，コンディショナー

低いpH値の代表となるアプリケーションがリンス，コンディショナーである。一般的に，リンスやコンディショナー用香料はシャンプーと同じ香料を使用することが多い。しかしながら，シャンプーでは安定な香料もコンディショナー基材の酸性下で劣化することがある。Citrus NoteやFruityなエステルなどの素材が要因となる。CitrusもFruity NoteもTop Noteであるため，劣化した場合にはリンスやコンディショナーのTop Noteが変化する傾向にある。これからのヘア・ケアの「香り」はMarine NoteやMelon的なFruityなTop Noteがさらに広く受け入れられるようになると思われる。リンスやコンディショナーの「香り」を重視するメーカーや製品コンセプトの商品には，シャンプー用香料とは別にリンスやコンディショナーの基材に適した香料を開発するケースもある。

ヘア・ケアの「香り」を開発する際には，シャンプーの「香り」を基準に考えることが多いため，まず，シャンプー用の香料が決定して，それからリンスやコンディショナーの「香り」を検討することになる。実際，シャンプーの後に必ずリンスかコンディショナーを使う場合には，それらの香りが髪に残る「香り」として認識されるはずであるから，残香に関してはリンスやコンディショナーの香料の方が，寄与度は高いはずである。つまり，シャンプー用の香料はTopやMiddle Noteに注目度が高く，髪に残るBase Noteはリンスとコンディショナーの「香り」を重

視するという形になる。同じ香料を使うかどうかは別としても，キーとなるポイントはpH値が低い領域において，安定性が高く，フレッシュで心地よいTop Noteの「香り」を開発することにある。今後は，酸性下でも安定なMarine NoteやFruityの素材を見つけ出すことも大切になってくる。

文　　献

1) 特開2002-097122
2) 特開2003-277246
3) 特開2008-074760
4) 特開2003-277239

次世代香粧品の「香り」開発と応用《普及版》 (B1247)

2011年12月26日　初　版　第1刷発行
2018年 7 月10日　普及版　第1刷発行

監　修　丸山賢次　　Printed in Japan
発行者　辻　賢司
発行所　株式会社シーエムシー出版
東京都千代田区神田錦町 1-17-1
電話 03 (3293) 7066
大阪市中央区内平野町 1-3-12
電話 06 (4794) 8234
http://www.cmcbooks.co.jp/

〔印刷　株式会社遊文舎〕

ISBN978-4-7813-1284-2 C3047 ¥4300E